临床急救技术与常规护理

主编 王加梅 崔洪美 杨 燕 李 静
　　　韩丽丽 张 雪 程丽鹏 马秀连

上海科学技术文献出版社
Shanghai Scientific and Technological Literature Press

图书在版编目（CIP）数据

临床急救技术与常规护理 / 王加梅等主编 .-- 上海：
上海科学技术文献出版社,2023
ISBN 978-7-5439-8925-2

Ⅰ.①临… Ⅱ.①王… Ⅲ.①急救②护理学 Ⅳ.
①R459.7②R47

中国国家版本馆CIP数据核字（2023）第165035号

组稿编辑：张　树
责任编辑：王　珺
封面设计：宗　宁

临床急救技术与常规护理

LINCHUANG JIJIU JISHU YU CHANGGUI HULI

主　　编：王加梅　崔洪美　杨　燕　李　静　韩丽丽　张　雪　程丽鹏　马秀连
出版发行：上海科学技术文献出版社
地　　址：上海市长乐路746号
邮政编码：200040
经　　销：全国新华书店
印　　刷：山东麦德森文化传媒有限公司
开　　本：787mm×1092mm　1/16
印　　张：19.5
字　　数：496千字
版　　次：2023年8月第1版　2023年8月第1次印刷
书　　号：ISBN 978-7-5439-8925-2
定　　价：198.00元

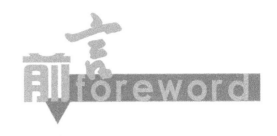

　　护理人员的工作主要是在临床科室中协助医师诊疗、救治患者生命,以达到共同促进患者康复的目的。随着临床医学的快速发展,护理新理念、新知识、新技术层出不穷,护理模式已由过去的简单操作发展到生活护理、治疗护理、心理护理、社会支持等多个层面。这就要求护理人员不仅要拥有扎实的护理知识,还要能够运用护理程序为患者提供整体性护理,从而快速且全面地解决患者的健康问题。

　　为了普及和更新基础护理学的知识,进一步满足护理相关专业人员的临床需要,帮助广大临床护理工作人员在工作中更好地认识、了解相关疾病,从而正确进行护理诊断和提供相应的护理措施,并最终提高临床常见疾病和多发疾病的治愈率,我们特组织多位护理学专家编写了《临床急救技术与常规护理》一书,希望对护理工作人员、护理教育人员有所帮助。

　　本书从临床护理实践出发,先介绍了护理学基本理论、护理工作方法等内容;后论述了临床各科室疾病,针对每种疾病简单概述了其病因、发病机制、临床表现、辅助检查、鉴别诊断等知识,着重讲解了护理常规、护理措施等。本书内容充实、结合实例、联系实际、重点突出、资料翔实、前后呼应,注重科学性和实用性的统一,并尽可能将国内外护理学的新进展、新技能、新成果提供给读者,力求让护理工作人员及基层医务人员在临床工作中可以通过查阅本书解决实际问题。

　　由于各位编者的学识和经验水平有限,书中难免存在疏漏或欠妥之处,敬请广大护理人员提出宝贵意见和建议。

《临床急救技术与常规护理》编委会

2023 年 6 月

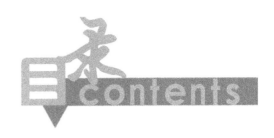

第一章

护理学基本理论

第一节 系 统 理 论

一、系统理论的产生

系统作为一种思想,早在古代就已萌芽,但作为科学术语使用,还是在现代。系统论的观点起源于 20 世纪 20 年代,由美籍奥地利理论生物学家家路·贝塔朗菲提出,1932—1934 年,他先后发表了《理论生物学》和《现代发展理论》,提出用数学和模型来研究生物学的方法和机体系统论概念,可视为系统论的萌芽。1937 年,贝塔朗菲第一次提出一般系统论的概念。1954 年,以贝塔朗菲为首的科学家们创办了"一般系统论学会"。1968 年,贝塔朗菲发表了《一般系统论——基础、发展与应用》。系统论主要解释了事物整体及其组成部分间的关系及这些组成部分在整体中的相互作用。其理论框架被广泛应用到许多科学领域,如物理、工程、管理及护理等,并日益发挥重大而深远的影响。

二、系统的基本概念

(一)系统的概念

系统是由相互联系、相互依赖、相互制约、相互作用的事物和过程组成的,具有整体功能和综合行为的统一体。各种系统,尽管它的要素有多有少,具体构成千差万别,但总有两部分组成:一部分是要素的集合;另一部分是各要素间相互关系的集合。

(二)系统的基本属性

系统是多种多样的,但都具有共同的属性。

1.整体性

组成系统的每个部分都具有各自独特的功能,但这些组成部分不具有或不能代表系统总体的特性。系统整体并不是由各组成部分简单罗列和相加构成的,各部分必须相互作用、相互融合才能构成系统整体。因此,系统整体的功能大于并且不同于各组成部分的总和。

2.相关性

系统的各个要素之间都是相互联系、相互制约,若任何要素的性质或行为发生变化,都会影响其他要素,甚至系统整体的性质或行为。如人是一个系统,作为一个有机体,由生理、心理、社会文化等各部分组成,其整体生理功能又由血液循环、呼吸、消化、泌尿、神经肌肉和内分泌等不同系统和组织器官组成。当一个人神经系统受到干扰,就会影响他的消化系统、心血管系统的功能。

3.层次性

对于一个系统来说,它既是由某些要素组成,同时,它自身又是组成更大系统的一个要素。系统的层次间存在着支配与服从的关系。高层次支配低层次,决定系统的性质,低层次往往是基础结构。

4.动态性

系统是随时间的变化而变化。系统进行活动,必须通过内部各要素的相互作用,能量、信息、物质的转换,内部结构的不断调整以达到最佳功能状态。此外,系统为适应环境,维持自身的生存与发展,需要与环境进行物质、能量、信息的交流。

5.预决性

系统具有自组织、自调节能力,可通过反馈适应环境,保持系统稳态,这样就呈现某种预决性。预决性程度标志系统组织水平高低。

三、系统的分类

自然界或人类社会存在千差万别的各种系统,可从不同角度对它们进行分类。分类方法如下。

(一)按组成系统的要素性质分类

系统可分成自然系统与人造系统。自然系统如生态系统、人体系统等;人造系统如机械系统、计算机软件系统等。自然系统与人造系统的结合,称为复合系统,如医疗系统、教育系统。

(二)按组成系统的内容分类

系统可分为物质系统与概念系统。物质系统如动物、仪器等;概念系统如科学理论系统、计算机程序软件等。多数情况下,实物系统与概念系统是相互结合、密不可分的。

(三)按系统与环境的关系分类

系统可分为开放系统与封闭系统。封闭系统是指与环境间不发生相互作用的系统,即与环境没有物质、信息或能量的交换,事实上绝对的封闭系统是不存在的。与封闭系统相反,开放系统是指通过与环境间的持续相互作用,不断进行物质、能量和信息交流的系统,如生命系统、医院系统等。在开放系统中,按系统有无反馈可分为开环系统与闭环系统。没有反馈的系统称为开环系统,有反馈的系统称为闭环系统。

(四)按系统运动的属性分类

系统可分为动态系统与静态系统。动态系统如生物系统、生态系统;静态系统如一个建筑群、基因分析图谱等。

四、系统理论的基本原则及在护理实践中的应用

(一)整体性原则

整体性原则是系统理论最基本的原则,也是系统理论的核心。

1.从整体出发,认识、研究和处理问题

护理人员在处理患者健康问题时,要以整体为基本出发点,深入了解,把握整体,找出解决问题的有效方法。

2.注重整体与部分、部分与部分之间的相互关系

从整体着眼,从部分入手,把护理工作的重点放在系统要素的各种联系上。如医院的护理系统是指从护理部到病区助理护士,若任何一个要素薄弱,都会影响医院护理的整体效应。

3.注重整体与环境的关系

整体性原则要求护理人员在护理患者时,要考虑系统对环境的适应性,通过调整人体系统内部结构,使其适应周围环境,或是改变周围环境,使其适应系统发展的需要。

(二)优化原则

系统的优化原则是通过系统的组织和调节活动,达到系统在一定环境下最佳状态,发挥最好功能。

1.局部效应应服从整体效应

系统的优化是与系统整体性紧密联系的,当系统的整体效应与局部效应不一致时,局部效应服从整体效应。护理人员在实施护理计划时,要善于抓主要矛盾,追求整体效应,实现护理质量、效率的最优化。

2.坚持多极优化

优化应贯穿系统运动的全过程。护理人员在护理患者时,为追求最佳护理活动效果,在确定患者健康问题、确定护理目标、制订护理措施、实施护理计划、建立评价标准时都要进行优化抉择。

3.优化的绝对性与相对性相结合

优化本身的“优”是绝对的,但优化的程度是相对的。护理人员在工作中选择优化方案时,应从实际出发、科学分析、择优而从,如工作中常会遇到病情复杂的患者或复杂研究问题,往往会出现这方面问题解决较好,而那方面问题却未能很好解决,且难找到完善的方案。这就要在相互矛盾的需求之中,选择一个各方面都较满意的相对优化方案。

(三)模型化原则

预先设计一个与真实系统相似的模型,通过对模型的研究来描述和掌握真实系统的特征和规律的方法称为模型化。在模型化过程中应遵循的原则称为模型化原则。在护理研究领域中应用的模型有多种,如形态上可分为具体模型与抽象模型,从性质上可分为结构模型与功能模型。在设计模型进行护理研究时,必须遵循模型化原则。模型化原则有以下 3 个方面。

1.相似性原则

模型必须与原型相似,这样建立的模型才能真正反映原型的某些属性、特征和运动规律。

2.简化原则

模型既应真实,又应是原型的简化,如无简化性,模型就失去它存在的意义。

3.客观性原则

任何模型总是真实系统某一方面的属性、特征、规律性的模仿,因此建模时,要以原型作为检验模型的真实性客观依据。

（李　军）

第二节 需 要 理 论

一、需要概述

每个人都有一些基本的需要,包括生理的、心理的和社会的。这些需要的满足使人类得以生存和发展。

(一)需要的概念

需要是人脑对生理与社会要求的反应。人类的基本需要具有共性,在不同年代、不同地区或不同人群,为了自身与社会的生存与发展,必须对一定的事物产生需求,如食物、睡眠、情爱、交往等,这些需求反映在个体的头脑中,就形成了他的需要。当个体的需要得到满足时,就处于一种平衡状态,这种平衡状态有助于保持个体健康。反之,当个体的需要得不到满足时,个体则可能陷入紧张、焦虑、愤怒等负性情绪中,严重者可导致疾病的发生。

(二)需要的特征

1.需要的对象性

人的任何需要都是指向一定对象的。这种对象既可以是物质性的,也可以是精神性的。无论是物质性的还是精神性的需要,都必须有一定的外部物质条件才可获得满足。

2.需要的发展性

需要是个体生存发展的必要条件,如婴儿期的主要需要是生理需要,少年期则产生了尊重的需要。

3.需要的无限性

需要不会因暂时满足而终止,当某些需要满足后,还可产生新的需要,新的需要就会促使人们去开展新的满足需要的活动。

4.需要的社会历史制约性

人的各种需要的产生及满足均可受到所处环境条件与社会发展水平的制约。

5.需要的独特性

人与人之间的需要既有相同,也有不同,其需要的独特性是由个体的遗传因素、环境因素所决定。在临床工作中,护理人员应细心观察患者需要的独特性,及时给予合理的满足。

(三)需要的分类

常见的分类有两种。

1.按需要的起源分类

需要可分生理性需要与社会性需要。生理性需要如饮食、排泄等;社会性需要如劳动、娱乐、交往等。生理性需要主要作用是维持机体代谢平衡;社会性需要的主要作用是维持个体心理与精神的平衡。

2.按需要的对象分类

需要可分物质需要与精神需要。物质需要如衣、食、住、行等;精神需要如认识的需要、交往的需要等。物质需要既包括生理性需要,也包括社会性需要;精神需要是指个体对精神文化方面的要求。

(四)需要的作用

需要是个体从事活动的基本动力,是个体行为积极性的源泉。根据需要的作用,护理人员在护理患者时,既要满足患者的基本需要,又要激发患者依靠自己的力量恢复健康的需要。

二、需要层次理论

许多哲学家和心理学家试图将人的需要这一概念发展成理论,并用以解释人的行为。心理学家亚伯拉罕·马斯洛于1943年提出了人类基本需要层次论,这一理论已被广泛应用于心理学、社会学和护理学等许多学科领域。

(一)需要层次论的主要内容

马斯洛将人类的基本需要分为5个层次,并按照先后次序,由低向高依次排列,包括生理的需要、安全的需要、爱与归属的需要、尊敬的需要和自我实现的需要。

1.生理的需要

生理的需要是人类最基本的需要,包括食物、空气、水、温度(衣服和住所)、排泄、休息和避免疼痛。

2.安全的需要

人需要一个安全、有秩序、可预知、有组织的世界,以使其感到有所依靠,不被意外的、危险的事情所困扰,即包括安全、保障、受到保护及没有焦虑和恐惧。

3.爱与归属的需要

人渴望归属于某一群体并参与群体的活动和交往,希望在群体或家庭中有一个适当的位置,并与他人有深厚的情感,即包括爱他人、被爱和有所归属,以免遭受遗弃、拒绝、举目无亲等痛苦。

4.尊敬的需要

尊敬的需要是个体对自己的尊严和价值的追求,包括自尊和被尊两方面。尊敬需要的满足可使人感到自己有价值、有能力、有力量和必不可少,使人产生自信心。

5.自我实现的需要

自我实现的需要是指一个人要充分发挥自己才能与潜力的要求,是力求实现自己可能之事的要求。

马斯洛在晚年时,又把人的需要概括为三大层次:基本需要、心理需要和自我实现需要。

(二)各需要层次之间的关系

马斯洛不仅将人的需要按照不同层次进行了划分,而且十分强调各层次之间的关系。他指出以下几点。

(1)必须首先满足较低层次的需要,然后再考虑满足较高层次的需要。生理需求是最低层次的,也是最重要的,人在最基本的生理需要满足后,才得以维持生命。

(2)通常一个层次的需要被满足后,更高一层的需要才会出现,并逐渐明显和强烈。例如,人的生理需要得到满足后,会争取满足安全的需要;同样,在安全的需要满足之后,才会提出爱和更高层次的需要。但是,有些人在追求满足不同层次的需要时会出现重叠,甚至颠倒。例如,有的科研工作者为探求科学真理(自我实现),不顾试验场所可能存在危害生命的因素(安全的需要);有的运动员为夺冠军,为祖国争光(自我实现),不考虑自己可能会受伤甚至致残(生理和安全的需要),也要勇往直前。

(3)维持生存所必需的低层次需要是要求立即和持续予以满足的,如氧气;越高层次的需要越可被较长久地延后,如性的需要、尊敬的需要等。但是,这些可被暂时延缓或在不同时期有所变化的需要是始终存在的,不可被忽视。

(4)人们满足较低层次需要的活动基本相同,如对氧的需要,都是通过呼吸运动来满足。而越是高层次的需要越为人类所特有,人们采用的满足方式越具有差异性,如满足自我实现需要的需要时,作家从事写作,科学家做研究,运动员参加竞赛等。同时,低层次需要比高层次需要更易确认、更易观测、更有限度,如人只吃有限的食物,而友爱、尊重和自我实现需要的满足则是无限的。

(5)随着需要层次向高层次移动,各种需要满足的意义对每个人来说越具有差异性。这是受个人的愿望、社会文化背景及身心发展水平所决定的。例如,有的人对有一个稳定的职业、受他人尊敬的职位就很满意了,而有的人还要继续学习,获得更高的学位,不断改革和创新。

(6)各需要层次之间可相互影响。例如,有些较高层次需要并非生存所必需,但它能促进生理功能更旺盛,使人的健康状态更佳、生活质量更高,如果不被满足,会引起焦虑、恐惧、抑郁等情绪,导致疾病的发生,甚至危及生命。

(7)人的需要满足程度与健康成正比。当所有的需要被满足后,就可达到最佳的健康状态。反之,基本需要的满足遭受破坏,会导致疾病。人若生活在高层次需要被满足的基础上,就意味着有更好的食欲和睡眠、更少的疾病、更好的心理健康和更长的寿命。

(三)需要层次论对护理的意义

需要层次论为护理学提供了理论框架,它是护理程序的理论基础,可指导护理实践有效进行。

(1)帮助护理人员识别患者未满足的需要的性质,以及对患者所造成的影响。

(2)帮助护理人员根据需要层次和优势需要,确定需要优先解决的健康问题。

(3)帮助护理人员观察、判断患者未感觉到或未意识到的需要,给予满足,以达到预防疾病的目的。

(4)帮助护理人员对患者的需要进行科学指导,合理调整需要间关系,消除焦虑与压力。

三、影响需要满足的因素

当人的需要大部分被满足时,人就能处于一种相对平衡的健康状态。反之,会造成机体环境的失衡,导致疾病的发生。因此,了解可能引起人的需要满足的障碍因素十分必要。

(一)生理的障碍

生理的障碍包括生病、疲劳、疼痛、躯体活动有障碍等,如因腹泻而影响水、电解质的平衡及食物摄入的需要。

(二)心理的障碍

人处于焦虑、恐惧、愤怒、兴奋或抑郁等状态时会影响基本需要的满足,如引起食欲缺乏、失眠、精力不集中等。

(三)认知的障碍和知识缺乏

人要满足自身的基本需要是要具备相关知识的,如营养知识、体育锻炼知识和安全知识等。人的认知水平较低时会影响对有关信息的接受、理解和应用。

(四)能力障碍

一个人具备多方面能力,如交往能力、动手能力、创造能力等。当个体某方面能力较差,就会导致相应的需要难以满足。

(五)性格障碍

一个人性格与他的需要产生和满足有密切关系。

(六)环境的障碍

如空气污染、光线不足、通风不良、温度不适宜、噪声等都会影响某些需要的满足。

(七)社会的障碍

缺乏有效的沟通技巧、社交能力差、人际关系紧张、与亲人分离等都会导致缺乏归属感和爱,也可影响其他需要的满足。

(八)物质的障碍

需要的满足需要一定的物质条件,当物质条件不具备时,以这些条件为支撑的需要就无法满足。如生理需要的满足需要食物、水;自我实现的需要的满足需要书籍、实验设备等。

(九)文化的障碍

如地域习俗的影响、信仰、观念的不同、教育的差别等,都会影响某些需要的满足。

四、患者的基本需要

一个人在健康状态下能够由自己来满足各类需要,但在患病时,情况就发生了变化,许多需要不能自行满足。这就需要护理人员作为一种外在的支持力量,帮助患者满足需要。

(一)生理的需要

1.氧气

缺氧、呼吸道阻塞、呼吸道感染等。

2.水

脱水、水肿、电解质紊乱、酸碱失衡。

3.营养

肥胖、消瘦、各种营养缺乏、不同疾病(如糖尿病、肾脏疾病)的特殊饮食需要。

4.体温

过高、过低、失调。

5.排泄

便秘、腹泻、大小便失禁等。

6.休息和睡眠

疲劳、各种睡眠形态紊乱。

7.避免疼痛

各种类型的疼痛。

(二)刺激的需要

患者在患病的急性期,对刺激的需要往往不很明显,当处于恢复期时,此需要的满足日趋重要。如长期卧床的患者,如果他心理上刺激的需要、生活上活动的需要不能得到满足,那就意味着其心理上、生理上都在退化。因此,卧床患者需要翻身、肢体活动,以减轻或避免皮肤受损、肌肉萎缩等。

长期单调的生活不但会引起体力衰退、情绪低落,而且智力也会受到影响,故应注意环境的美化,安排适当的社交和娱乐活动。对于长期住院的患者,更应注意满足其刺激的需要,如布置优美、具有健康教育性的住院环境,病友之间的交流和娱乐等。

(三)安全的需要

患病时由于环境的变化、舒适感的改变,安全感会明显降低,如担心自己的健康没有保障;寂寞和无助感;怕被人遗忘和得不到良好的治疗和护理;对各种检查和治疗产生恐惧和疑虑;对医护人员的技术不信任;担心经济负担问题等。具体护理内容包括以下两点。

1.避免身体伤害

应注意防止发生意外,如地板过滑、床位过高或没有护栏、病室内有噪声、院内发生交叉感染等均会对患者造成伤害。

2.避免心理威胁

应进行入院介绍和健康教育,增强患者自信心和安全感,使患者对医护人员产生信任感和信赖感,促进治疗和康复。

(四)爱与归属的需要

患病住院期间,由于与亲人的分离和生活方式的变化,这种需要的满足受到影响,就变得更加强烈,患者常常希望得到亲人、朋友和周围人的亲切关怀、理解和支持。护理人员要通过细微、全面的护理,与患者建立良好的护患关系,允许家属探视,鼓励亲人参与患者护理的活动,帮助患者之间建立友谊。

(五)自尊与被尊敬的需要

在爱和所属的需要被满足后,患者也会感到被尊敬和被重视,因而这两种需要是相关的。患病会影响自尊需要的满足,患者会觉得因生病而失去自身价值或成为他人的负担,护理人员在与患者交往中,应始终保持尊重的态度、礼貌的举止。

注意帮助患者感到自己是重要的、是被他人接受的,如礼貌称呼患者的名字,而不是床号;初次与患者见面时,护士应介绍自己的名字;重视、听取患者的意见;让患者做力所能及的事,使患者感到自身的价值。

在进行护理操作时,应注意尊重患者的隐私,减少暴露,为患者保密,理解和尊重患者的个人习惯、价值观、宗教信仰等,不要把护士自己的观念强加给患者,以增加其自尊和被尊感。

(六)自我实现的需要

个体在患病期间最受影响且最难满足的需要是自我实现的需要。特别是能力严重丧失时,如失明、耳聋、失语、瘫痪、截肢等。但是,疾病也会对某些人的成长起到促进作用,从而对自我实现有所帮助。此需要的满足因人而异,护理的功能是切实保证低层次需要的满足,使患者意识到自己有能力、有潜力,并加强学习,为自我实现创造条件。

五、满足患者需要的方式

护理人员满足患者需要的方式有 3 种。

(一)直接满足患者的需要

对于暂时或永久丧失自我满足某方面需要能力的患者,护理人员应采取有效措施来满足患者的基本需要,以减轻痛苦,维持生存。

（二）协助患者满足需要

对于具有或恢复一定自我满足需要能力的患者,护理人员应有针对性地给予必要的帮助和支持,提高患者自护能力,促进早日康复。

（三）间接满足患者的需要

可通过卫生宣教、健康咨询等多种形式为护理对象提供卫生保健知识,避免健康问题的发生或恶化。

（王加梅）

第三节　自　理　理　论

奥瑞姆是美国著名的护理理论学家之一。她在长期的临床护理、教育和护理管理及研究中,形成和完善了自理模式。强调护理的最终目标是恢复和增强人的自护能力,对护理实践有着重要的指导作用。

一、自理理论概述

奥瑞姆的自理模式主要包括自理理论、自理缺陷理论和护理系统理论。

（一）自理理论

每个人都有自理需要,而且因不同的健康状况和生长发育的阶段而不同。自理理论包括自我护理、自理能力、自理的主体、治疗性自理需要和自理需要等五个主要概念。

(1)自我护理是个体为维持自身的结构完整和功能正常,维持正常的生长发育过程,所采取的一系列自发的调节行为。人的自我护理活动是连续的、有意义的。完成自我护理活动需要智慧、经验和他人的指导与帮助。正常成人一般可以进行自我护理活动,但是婴幼儿和那些不能完全自我护理的成人则需要不同程度的帮助。

(2)自理能力是指人进行自我护理活动的能力,也就是从事自我照顾的能力。自理能力是人为了维护和促进健康及身心发展进行自理的能力,是一个趋于成熟或已成熟的人的综合能力。人为了维持其整体功能正常,根据生长发育的特点和健康状况,确定并详细叙述自理需要,进行相应的自理行为,满足其特殊需要,比如人有预防疾病和避免损伤的需要,在患病或受损伤后,有减轻疾病或损伤对身心损害的需要。奥瑞姆认为自理能力包括十个主要方面。①重视和警惕危害因素的能力:关注身心健康,有能力对危害健康的因素引起重视,建立自理的生活方式。②控制和利用体能的能力:人往往有足够的能量进行工作和日常生活,但疾病会不同程度地降低此能力,患病时人会感到乏力,无足够的能量进行肢体活动。③控制体位的能力:当感到不适时,有改变体位或减轻不适的能力。④认识疾病和预防复发的能力:患者知道引发疾病的原因、过程、治疗方法及预后,有能力采取与疾病康复和预防复发相关的自理行为,如改善或调整原有的生活方式、避免诱发因素、遵医嘱服药等。⑤动机:是指对疾病的态度。若积极对待疾病,患者有避免各种危险因素的意向或对恢复工作回归社会有信心等。⑥对健康问题的判断能力:当身体健康出现问题时,能作出决定,及时就医。⑦学习和运用与疾病治疗、康复相关的知识及技能的能力。⑧与医护人员有效沟通,配合各项治疗和护理的能力。⑨安排自我照顾行为的能力,能解释自理活动的内容和益处,并合理安排自理活动。⑩从个人、家庭和社会各方面,寻求支持和帮助的能力。

(3)自理的主体是指完成自我护理活动的人。在正常情况下,成人的自理主体是本身,但是儿童、患者或残疾人等的自理主体部分是自己、部分为健康服务者或是健康照顾者,如护士等。

(4)治疗性自理需要:在特定时间内,以有效的方式进行一系列相关行为以满足自理需要,包括一般生长发育的和健康不佳时的自理需要。

(5)自理需要:为了满足自理需要而采取的所有活动,包括一般的自理需要,成长发展的自理需要和健康不佳的自理需要。

一般的自理需要:与生命过程和维持人体结构和功能的整体性相关联的需求。①摄取足够的空气、水和食物。②提供与排泄有关的照料。③维持活动与休息的平衡。④维持孤独及社会交往的平衡。⑤避免对生命和健康有害因素。⑥按正常规律发展。

发展的自理需要:与人的成长发展相关的需求;不同的发展时期有不同的需求;有预防和处理在成长过程中遇到不利情况的需求。

健康不佳时的自理需要:个体在身体结构和功能、行为和日常生活习惯发生变化时出现的自理需要,包括以下几方面:①及时得到治疗。②发现和照顾疾病造成的影响。③有效地执行诊断、治疗和康复方法。④发现和照顾因医护措施引起的不适和不良反应。⑤接受并适应患病的事实。⑥学习新的生活方式。

(6)基本条件因素:反映个体特征及生活状况的一些因素,包括年龄、健康状况、发展水平、社会文化背景、健康照顾系统、家庭、生活方式、环境和资源等。

(二)自理缺陷理论

自理缺陷理论是奥瑞姆理论的核心,是指人在满足其自理需要方面,在质或量上出现不足。当自理需要小于或等于自理主体的自理能力时,人就能进行自理活动。当自理主体的自理能力小于自理需要时,就会出现自理缺陷。这种现象可以是现存的,也可以是潜在的。自理缺陷包括两种情况:一种是当自理能力无法全部满足治疗性自理需要时,即出现自理缺陷;另一种是照顾者的自理能力无法满足被照顾者的自理需要。自理缺陷是护理工作的重心,护理人员应与患者及其家属进行有效沟通,保持良好的护患关系,以确定如何帮助患者,与其他医疗保健专业人士和社会教育性服务机构配合,形成一个帮助性整体,为患者及其家属提供直接帮助。

(三)护理系统理论

护理理论系统是在人出现自理缺陷时护理活动的体现,是依据患者的自理需要和自理主体的自理能力制定的。

护理力量是受过专业教育或培训的护士所具有的护理能力,即了解患者的自理需要及自理力量,并作出行动、帮助患者,通过执行或提高患者的自理力量来满足治疗性自理需要。

护理系统也是护士在护理实践中产生的动态的行为系统,奥瑞姆将其分为三个系统:即全补偿护理系统、部分补偿系统、辅助教育系统。各护理系统的适用范围、护士和患者在各系统中所承担的职责如下所述。

1.全补偿护理系统

患者没有能力进行自理活动;患者神志和体力上均没有能力;虽然神志清楚,知道自己的自理需要,但体力上不能完成;虽然体力上具备,但存在精神障碍无法对自己的自理需要作出判断和决定,对于这些患者需要护理给予全面的帮助。

2.部分补偿护理系统

这是满足治疗性自理需要,既需要护士提供护理照顾,也需要患者采取自理行动。

3.辅助教育系统

患者能够完成自理活动,同时也要求其完成;需要学习才能完成自理,没有帮助就不能完成。护士通过对患者提供教育、支持、指导,提高患者的自理能力。

这三个系统类似于我国临床护理中一直沿用至今的分级护理制度,即特级护理和一级护理、二级护理和三级护理。

奥瑞姆理论的特征:其理论结构比较完善且有新意;相对简单而且易于推广;奥瑞姆的理论与其他已被证实的理论、法律和原则也是一致的;奥瑞姆还强调了护理的艺术性及护士应具有的素质和技术。

二、自理理论在护理实践中的应用

奥瑞姆的自理理论被广泛应用在护理实践中,她将自理理论与护理程序有机地联系在一起,通过设计好的评估方法和工具评估患者的自理能力及自理缺陷,以帮助患者更好地达到自理。她将护理程序分为以下三步。

(一)评估患者的自理能力和自理需要

在这一步中,护士可以通过收集资料来确定病种存在哪些自理缺陷及引起自理缺陷的原因,评估患者的自理能力与自理需要,从而确定患者是否需要护理帮助。

1.收集资料

护士收集的资料包括患者的健康状况,患者对自身健康的认识,医师对患者健康的意见,患者的自理能力,患者的自理需要等。

2.分析与判断

在收集自理能力资料的基础上,确定以下问题:①患者的治疗性自理需要是什么。②为满足患者的治疗性自理需要,其在自理方面存在的缺陷有哪些。③如果有缺陷,由什么原因引起的。④患者在完成自理活动时具备的能力有哪些。⑤在未来一段时间内,患者参与自理时具备哪些潜在能力,如何制订护理目标。

(二)设计合适的护理系统

根据患者的自理需要和能力,在完全补偿系统、部分补偿系统和辅助教育系统中选择一个合适的护理系统,并依据患者智力性自理需要的内容制订出详细的护理计划,给患者提供生理和心理支持及适合于个人发展的环境,明确护士和患者的角色功能,以达到促进健康、恢复健康、提高自理能力的目的。

(三)实施护理措施

根据护理计划提供适当的护理措施,帮助和协调患者恢复和提高自理能力,满足患者的自理需要。

(马秀连)

第四节　健康系统理论

贝蒂·纽曼1970年提出了健康系统模式,后经两年的完善于1972年在《护理研究》杂志上发表了"纽曼健康系统模式"一文。经过多次修改,于1988年再版的《纽曼系统模式在护理教育与实践中的应用》中阐述了纽曼的护理观点,并被广泛地应用于临床护理及社区护理实践中。

一、健康系统理论概述

纽曼健康系统模式主要以格式塔特心理学为基础,并应用了贝塔朗菲的系统理论,席尔压力与适应理论及凯普兰三级预防理论。主要概念如下。

(一)个体

个体是指个体的人,也可为家庭、群体或社区,是与环境持续互动的开放系统,称为服务对象系统。

1.正常防御线

正常防御线是指每个个体经过一定时间逐渐形成对外界反应的正常范围,即通常的健康/稳定状态。它是由生理的、心理的、社会文化的、发展的、精神的技能组成,用来对付应激源的。这条防御线是动态的,与个体随时需要保持稳定有关。一旦压力源入侵正常防线,个体发生压力反应,表现为稳定性减低和产生疾病。

2.抵抗线

抵抗线是防御应激源的一些内部因素,其功能是使个体稳定并恢复到健康状态(正常防御线)。它保护的是基本结构,并且当环境中的应激源侵入或破坏正常防御线时,抵抗线会被激活,例如:免疫机制,如果抵抗线的作用(反应)是有效的,系统可以重建;但如果抵抗线的作用(反应)是无效的,其结果是能量耗尽,系统灭亡。

3.弹性防御线

为外层的虚线,也是动态的,能在短期内迅速发生变化。当环境施加压力时,它是正常防御线的缓冲剂,而当环境给以支持并有助于成长和发展时,它是正常防御线的过滤器。其功能会因一些变化如失眠、营养不良或其他日常生活变化而降低。

当这个防御线的弹性作用不能再保护个体对抗应激源时,应激源就会破坏正常防御线而导致疾病。当弹性防御线与正常防御线之间的距离增加时,表明系统保障程度增强。

以上三种防御机制,既有先天赋予的,又有后天习得的,抵抗效能取决于心理、生理、社会文化、生长发育、精神等五个变量的相互作用。三条防御线的相互关系是弹性防御线保护正常防御线,抵抗线保护基本结构。当个体遇到压力源时,弹性防御线首先激活以防止压力源入侵。若弹性防御线抵抗不消,压力源侵入正常防御线,人体发生反应,出现症状。此时,抵抗线被激活。当抵抗有效时,个体又恢复到正常防御线未遭受入侵时的健康状态。

(二)应激源

纽曼将应激源定义为能够产生紧张及潜在地引起系统失衡的刺激。系统需要应对一个或多个刺激。纽曼系统模式中强调的是确定应激源的类型、本质和强度。

1.个体外的

这是发生在个体以外的力量。如失业,是受同事是否接受(社会文化力量)、个人对失业的感受(心理的)及完成工作的能力(生理的、发展的、心理的)的影响。

2.个体间的

发生在一个或多个个体之间的力量。如夫妻关系,常受不同地区和时代(社会文化)、双方的年龄和发展水平(生理和发展的)和对夫妻的角色感觉和期望(心理的)的影响。

3.个体内的

发生在个体内部的力量。如生气,是一种个体内部力量,其表达方式是受年龄(发展的)、体力(生理的)、同伴们的接受情况(社会文化的)及既往应对生气的经历(心理的)的影响。

应激源可以对此个体有害,但对另一个体无害。因而仔细评估应激源的数量、强度、相持时间的长度及对该系统的意义和既往的应对能力等,对护理干预是非常重要的。

(三)反应

纽曼认为保健人员应根据个体对应激源反应情况进行以下不同的干预。

1.初级预防

初级预防是指在只有怀疑有或已确定有应激源而尚未发生反应的情况下就开始进行的干预。初级预防的目的是预防应激源侵入正常防御线或通过减少与应激源相遇的可能性,以及增强防御线来降低反应的程度。如减轻空气污染、预防免疫注射等。

2.二级预防

如果反应已发生,干预就从二级预防开始。其主要是早期发现病例、早期治疗症状以增强内部抵抗线来减少反应,如进行各种治疗和护理。

3.三级预防

三级预防是指在上述治疗计划后,已出现重建和相当程度的稳定时进行的干预。其目的是通过增强抵抗线维持其适应性以防止复发,如进行患者教育,提供康复条件等。

二、纽曼系统模式在护理中的应用

纽曼系统模式自正式发表以来得到了护理学术界的一致认同,已被广泛用于护理教育、科研和临床护理实践中。

纽曼系统模式的整体观、三级预防概念及对于个人、家庭、群体、社区护理的广泛适应性,为中专、大专、本科、硕士等不同层次护理专业学生的培养提供了有效的概念框架。除了用于课程设置,此系统模式还可作为理论框架设计护理评估、干预措施和评价工具供学生在临床实习使用,且具有可操作性。

在护理科研方面,纽曼系统模式既已用于指导对相关护理现象的定性研究,又已作为对不同服务对象预防性干预效果的定量研究理论框架,而此方面报道最多的是应用纽曼系统模式改善面对特定生理、心理、社会、环境性压力源患者的护理效果研究。

在临床护理实践方面,大量文献报道,纽曼系统模式可用于从不同生长发育阶段人的护理。它既在精神科使用,也在内外科、重症监护室、急诊、康复病房、老年护理院等使用。纽曼系统模式已被用于对多种患者的护理,如慢性阻塞性肺疾病、多发性硬化、高血压、肾脏疾病、癌症、急慢性脊髓损伤、矫形整容手术等患者,甚至也用于对艾滋病和一些病情非常危重复杂的患者,如多器官衰竭、心肌梗死患者的护理。

(李　军)

第五节 应激与适应理论

一、应激及其相关内容

(一)应激

应激又称压力或紧张,是指内、外环境中的刺激物作用于个体而使个体产生的一种身心紧张状态。应激可降低个体的抵抗力、判断力和决策力,如面对突如其来的意外事件或长期处于应激状态,可影响个体的健康甚至致病;但应激也可促使个体积极寻找应对方法、解决问题,如面临高考时紧张复习、护士护理患者时遇到疑难问题设法查阅资料、请教他人等。人在生活中随时会受到各种刺激物的影响,因此应激贯穿于人的一生。

(二)应激源

又称压力源或紧张源,任何对个体内环境的平衡造成威胁的因素都称为应激源。应激源可引起应激反应,但并非所有的应激源对人体均产生同样程度的反应。常见的应激源分为以下3类。

1.一般性应激源

(1)生物性:各种细菌、病毒、寄生虫等。

(2)物理性:温度、空气、声、光、电、外力、放射线等。

(3)化学性:酸、碱、化学药品等。

2.生理病理性应激源

(1)正常的生理功能变化:如月经期、妊娠期、更年期,或基本需要没有得到满足,如饮食、性欲、活动等。

(2)病理性变化:各种疾病引起的改变,如缺氧、疼痛、电解质紊乱、乏力等,以及手术、外伤等。

3.心理和社会性应激源

(1)一般性社会因素:如生离死别、搬迁、旅行、人际关系纠葛及角色改变,如结婚、生育、毕业等。

(2)灾难性社会因素:如地震、水灾、战争、社会动荡等。

(3)心理因素:如应付考试、参加竞赛、理想自我与现实自我冲突等。

(三)应激反应

应激反应是对应激源的反应,可分为两大类。

1.生理反应

应激状态下身体主要器官系统产生的反应包括心率加快、血压升高、呼吸深快、恶心、呕吐、腹泻、尿频、血糖增加、伤口愈合延迟等。

2.心理反应

如焦虑、抑郁、使用否认、压抑等心理防卫机制等。

一般来说,生理和心理反应经常是同时出现的,因为身心是持续相互作用的。应激状态下出现的应激反应常具有以下规律：①一个应激源可引起多种应激反应的出现，如当贵重物品被窃后，个体可能出现心悸、头晕，同时感觉愤怒、绝望，此时，头脑混乱无法作出正确决定。②多种应激源可引起同一种应激反应。③对极端的应激源，如灾难性事件，大部分人都会以类似的方式反应。

二、有关应激学说

汉斯·塞尔耶是加拿大的生理学家和内分泌学家，也是最早研究应激的学者之一。早在1950年，塞尔耶在《应激》一书中就阐述了他的应激学说。他的一般理论对全世界的应激研究产生了影响。他认为应激是身体对任何需要作出的非特异性反应，例如，不论个人是处于精神紧张、外伤、感染、冷热、X线侵害等任何情况下，身体都会发生反应，而这些反应是非特异性的。

塞尔耶还认为，当个体面对威胁时，无论是什么性质的威胁，体内都会产生相同的反应群，他称之为全身适应综合征(GAS)，并提出这些症状都是通过神经内分泌途径产生的(图1-1)。

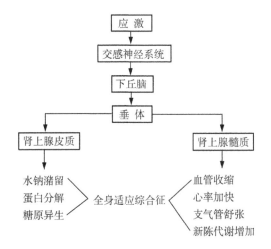

图1-1 应激反应的神经内分泌途径

全身适应综合征解释了为什么不同的应激源可以产生相同的应激反应，尤其是生理应激的反应。此外，塞尔耶还提出了局部适应综合征(LAS)的概念，即机体对应激源产生的局部反应，这些反应常发生在某一器官或区域，如局部的炎症、血小板聚集、组织修复等。

无论GAS还是LAS，塞尔耶认为都可以分为3个独立的阶段(图1-2)。

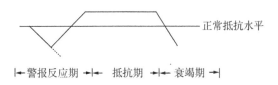

图1-2 应激反应分期

(一)警报反应期

这是应激源作用于身体的直接反应。应激源作用于人体，开始抵抗力下降，如果应激源过强，可致抵抗力进一步下降而引起死亡。但绝大多数情况下，机体开始防御，如激活体内复杂的神经内分泌系统功能，使抵抗水平上升，并常常高于机体正常抵抗水平。

(二)抵抗期

若应激源仍然存在,机体将保持高于正常的抵抗水平与应激源抗衡。此时机体也处于对应激适应的阶段。当机体成功地适应了应激之后,GAS将在此期结束,机体的抵抗力也将使原有的水平有所提高。相反则由此期进入衰竭期。

(三)衰竭期

发生在应激源强烈或长期存在时,机体所有的适应性资源和能力被耗失殆尽,抵抗水平下降。机体表现为体重减轻,肾上腺增大,随后衰竭,淋巴结增大,淋巴系统功能紊乱,激素分泌先增加后衰竭。这时若没有外部力量如治疗、护理的帮助,机体将产生疾病甚至死亡。

由此可见,为防止应激源作用于机体产生衰竭期的后果,运用内部或外部力量及时去除应激源、调整应激源的作用强度,保护和提高机体的抵抗水平是非常重要的。

塞尔耶认为,不仅GAS分为以上三期,MS也具有这样三期的特点,只是当LAS的衰竭期发生时,全身适应综合征的反应将开始被激活和唤起。

三、适应与应对

(一)适应

适应是指应激源作用于机体后,机体为保持内环境的平衡而作出改变的过程。适应是生物体区别于非生物体的特征之一,而人类的适应又比其他生物更为复杂。适应是生物体调整自己以适应环境的能力,或促使生物体更能适于生存的一个过程。适应性是生命最卓越的特性,是内环境平衡和对抗应激的基础。

(二)应对

即个体对抗应激源的手段。它具有两方面的功能:一个是改变个体行为或环境条件来对抗应激源,另一个是通过应对调节自身的情绪情感并维持内环境的稳定。

(三)适应的层次

人的适应层次不同于其他生物体,除生理层次的适应外,还有心理、社会文化、知识技术层次的适应。

1.生理层次

生理层次是指发生在体内的代偿性变化。如一个从事脑力劳动的人进行跑步锻炼,开始会感到肌肉酸痛、心跳加快,但坚持一段时间后,这些感觉就会逐渐消失,这是由于体内的器官慢慢地增加了强度和功效,适应了跑步对身体所增加的需求。

2.心理层次

心理层次是指当人们经受心理应激时,如何调整自己的心态去认识情况和处理情况。如癌症患者平静接受自己的病情,并积极配合治疗。

3.社会文化层次

社会文化层次是调整个人的行为,使之与各种不同群体,如家庭、专业集体、社会集团等信念和习俗及规范相协调。如遵守家规、校规、院规。

4.知识技术层次

知识技术层次是指对日常生活或工作中涉及的知识及使用的设备、技术的适应。如电脑时代年轻人应学会使用电脑,护士应学会使用先进监护设备、掌握护理技术的方法等。

(四)适应的特性

所有的适应机制,无论是生理的、心理的、文化的或技术的,都有共同特性。

(1)所有的适应机制都是为了维持最佳的身心状态,即内环境的平衡和稳定。

(2)适应是一种全身性的反应过程,可同时包括生理、心理、社会文化甚至技术各个层次。如医学生在病房实习时,不仅要有充足的体力和心理上的准备,还应掌握足够的专业知识和操作技能,遵守医院、病房的规章制度,并与医师、护士、患者和其他同学做好沟通工作。

(3)适应是有一定限度的,这个限度是由个体的遗传因素如身体条件、才智及情绪的稳定性决定的。如人对冷热不可能无限制的耐受。

(4)适应与时间有关,应激源来得越突然,个体越难以适应;相反,时间越充分,个体越有可能调动更多的应对资源抵抗应激源,适应得就越好,如急性失血时,易发生休克,而慢性失血则可以适应,一般不发生休克。

(5)适应能力有个体差异,这与个人的性格、素质、经历、防卫功能的使用有关。比较灵活和有经验的人,能及时对应激源作出反应,也会应用多种防卫机制,因而比较容易适应环境而生存。

(6)适应功能本身也具有应激性。如许多药物在帮助个体对付原有疾病时,药物产生的不良反应又成为新的应激源给个体带来危害。

(五)应对方式

面对应激源个体所使用的应对方式、策略或技巧是多种多样的。常用的应对方式如下。

1.去除应激源

避免机体与应激源的接触,如避免食用引起变态反应的食物,远离过热、过吵及不良气味的地方等。

2.增加对应激的抵抗力

适当的营养、运动、休息、睡眠、戒烟、酒,接受免疫接种,定期做疾病筛查等,以便更有效地抵抗应激源。

3.运用心理防卫功能

心理上的防卫能力决定于过去的经验、所受的教育、社会支持系统、智力水平、生活方式、经济状况及出现焦虑的倾向等。此外,坚强度也应作为对抗应激源的一种人格特征。因为一个坚强而刻苦耐劳的人相信:人生是有意义的;人可以影响环境;变化是一种挑战。这种人在任何困境下都能知难而进,尽快适应。人的一生都在学习新的应对方法,用来对抗和征服应激源。

4.采用缓解紧张的方法

缓解紧张的方法包括以下几种:①身体运动,可使注意力从担心的事情上分散开来而减轻焦虑。②按摩。③松弛术。④幽默等。

5.寻求支持系统的帮助

一个人的支持系统是由那些能给予他物质上或精神上帮助的人组成的,常包括其家人、朋友、同事、邻居等,此外,曾有过与其相似经历并很好应对过的人,也是支持系统中的重要成员。当个体处于应激状态时,非常需要有人与他一起分担困难和忧愁,共同讨论解决问题的良策,支持系统在对应激的抵抗中起到了强有力的缓冲剂的作用。

6.寻求专业性帮助

专业性帮助包括医师、护士、理疗师、心理医师等专业人员的帮助。人一旦患有身心疾病,就必须及时寻找医护人员的帮助。由医护人员提供针对性的治疗和护理,如药物治疗、心理治疗、物理疗法等,并给予必要的健康咨询和教育来提高患者的应对能力,以利于疾病的痊愈。

四、应激与适应在护理中的应用

应激源作用于个体,使其处于应激状态时,个体会选择和采取一系列的应对方法对应激进行适应。若适应成功,则机体达到内环境的平衡;若适应失败,则会导致机体产生疾病。为帮助患者提高应对能力,维持身心平衡,护理人员应协助住院患者减轻应激反应,措施如下。

(1)评估患者所受应激的程度、持续时间、过去个体应激的经验等。

(2)分析患者的具体情况,协助患者找出应激源。

(3)安排适宜的住院环境。减少不良环境因素对患者的影响。

(4)协助患者适应实际的健康状况,应对可能出现的心理问题。

(5)协助患者建立良好的人际关系,并与家属合作减轻患者的陌生、孤独感。

(李 军)

第二章

护理工作方法

第一节　系统化整体护理

系统化整体护理是于 20 世纪 90 年代早期发展的一种新的护理模式,是以现代护理观为指导,以护理程序为核心,将临床护理服务与护理管理科学地结合起来,其特点是按照护理程序的科学工作方法,以患者为中心,为患者解决问题,系统地实施整体护理的临床护理组织管理模式。

一、系统化整体护理产生和发展

20 世纪 70 年代,世界范围内的医学思想发生了巨大的变化,世界卫生组织对健康赋予了新的含义,而生物-心理-社会医学模式的诞生,使以疾病为中心的护理模式向以患者和人的健康为中心的系统化整体护理转变。1994 年护理博士袁剑云教授把系统化整体护理引入我国。自此,我国护理界掀起了一场改革的浪潮——从功能制护理向系统化整体护理的转变。它是一项提高护理质量、改善护士形象,促进护理事业发展的新举措。系统化整体护理在我国的发展大致经历了以下 3 个阶段。

(一)引进学习阶段

1994 年在原卫生部医政司和中华护理学会的协助下,袁剑云博士先后在北京、山东、上海等十多个省市举办"系统化整体护理与模式病房建设"研习班,帮助大家学习和理解系统化整体护理的内涵和实质。

(二)模式病房试点阶段

受过培训的护理管理者及护理骨干们回院后纷纷以不同的方式、最快的速度宣传、推广系统化整体护理。1995－1996 年整体护理模式病房的试点工作在全国各大医院相继开展起来。

(三)模式病房全面推广阶段

模式病房的试点工作取得了显著成效后,原卫生部加大了对模式病房建设的支持,成立了全国整体护理协作网及全国整体护理专家指导组,对具体工作进行指导,以确保整体护理的顺利进行。

二、系统化整体护理的内涵

系统化整体护理是以现代护理观为指导,以护理程序为核心将护理临床业务和护理管理的各个环节系统化的工作模式。核心是护理程序,以"整体性、系统化"为基础,为患者解决问题的一种科学方法。

(一)整体性

狭义的整体性是指护理应把服务对象视为生物、社会的、文化的、发展的人,强调以"人"为中心,护理就是要解决人的整体的健康问题。广义的整体性是指护理专业的整体性,指护理行政与业务、护理管理与品质保证、护理教育与研究及临床护理业务等各个环节都应紧密联系,相互配合,协调一致,以保证整体护理水平的提高。其内涵包括以下4点:①应把患者作为一个整体。②人的一生的整体。③社会的人的整体。④护理制度、护理管理、服务质量、护士素质等是一个整体。

(二)系统化

护理本身是由一些相互关联和相互作用的部分组成的一个系统的整体。护理业务和护理管理的各个环节、护理程序的各个步骤及护理人员之间的沟通网络的协调一致,连续且环环相扣的完整统一。系统化可分3个层次来理解。第一个层次是临床的工作上,护理程序必须系统化,护士对每个工作环节都要做到以护理程序为框架,环环相扣。第二个层次是在医院管理上系统化,在确立护理管理制度、护理职责与护士行为考核标准、考虑护理人员调配与组织、进行护理质量评价都应以护理程序为框架。第三层次是在实施系统化整体护理时,为使中国护理改革向前推进,必须在国家政策法规和各级行政管理方面的系统化,有国家层面、省市层面、机构层面和个人层面。

三、系统化整体护理的影响

(一)转变了护士单纯执行医嘱的从属地位

系统化整体护理是以护理程序为核心,护理程序包括评估、诊断、计划、实施和评价5个步骤。它的出现标志着护理人员从单纯的"操作者"转变为"思考者"。实施整体护理后,护士有了自己的护理诊断,有了自己的工作模式——护理程序,除了执行医嘱外,把更多的时间用于患者的诊断和健康问题的解决上。

(二)将健康教育纳入护士的日常工作,密切了护患关系

系统化整体护理要求护理人员把健康教育贯穿于护理操作的全过程。通过健康教育使护理人员更好地了解患者,正确地评估、照顾患者,建立良好的护患关系。

(三)规范了护理表格,便于评价护理效果

系统化整体护理以护理程序为框架设计各种护理表格,如患者入院评估表、健康教育表、住院评估表等。每一份表格都有自己的作用,各表格相互联系,环环相扣。它不仅详细地记录了患者住院期间的护理全过程,及时准确地反映了患者情况,而且在护理记录中把患者的问题、护理措施与结果评价联系起来,以体现出患者经护理后的最终效果。

四、责任制护理与系统化整体护理异同点

(一)共同点

责任制护理与系统化整体护理均以现代护理观为指导,按照护理程序的理论与方法开展工作。它们强调护士不是被动的执行者,而是主动的思想者;护士应对患者负责,而不是仅对医师负责;护理不是单纯的技术操作和疾病护理,而是涉及生理、心理、社会等各层面的整体护理;恢

复健康的过程不是医护人员单方面的活动,而是医护及其亲属共同参与和合作的活动过程。

(二)区别点

1.责任制护理的特点

强调责任护士应由业务水平高、临床经验丰富的护士承担;强调对患者的护理应有连续性。

2.系统化整体护理的特点

认为每个护士都可以做责任护士;重视健康教育,视护理为护患合作性活动;采用标准化护理表格,以减少护士用于病历书写工作时间。

(王加梅)

第二节　临床护理路径

临床护理路径是一种科学高效的医学护理管理模式,是综合多学科的医疗护理管理计划,属于临床路径的范畴。临床护理路径和临床路径两者是相辅相成的,对临床路径的全面理解和学习能更好地促进对临床护理路径的掌握。

一、临床路径

临床路径的概念最早起源于美国。20世纪70年代早期,美国高速发展的医疗技术和政府服务项目收费的医疗体制及不断增加的慢性疾病和老年人口等因素,导致医疗高费用和健康服务资源的不适当利用。美国政府为了降低医疗费用的增长,采用了一系列控制医疗资源适当利用的措施。在工业生产中应用广泛的关键路径技术遂被引入到临床工作中,临床路径因而诞生。其基本原则是根据疾病严重程度的标准和医疗护理强度的标准,政府根据相应的疾病只对医院提供的适当的临床健康服务项目补偿医疗费用,以调控医院临床服务的适当性,控制过度利用。其基础是由耶鲁大学研发的"诊断关联群(DRGS)"。因此,医院只能改变内部结构和运作方式,不断寻求提高医院的营运效率,提高医疗服务质量,降低医疗成本的措施。

临床路径是经过医护人员仔细地调查、核准,经医疗专家科学论证并经多学科组成员共同商讨制定的疾病康复路径图,是针对某一个病种(或手术),以时间为横轴,以入院指导、诊断、检查、治疗、护理、教育和出院计划等手段为纵轴,制订标准化的治疗护理流程(临床路径表)。它以缩短平均住院日,减少医疗费用支出,节约医疗资源为目的,增强了诊疗活动的计划性,从而有效地降低医疗成本和有效运用资源;同时也有利于医疗服务质量的控制和持续改进。

医院拥有领导的重视和支持,并且做好充分的思想动员与培训后方可开展临床路径。开展临床路径应遵循以下步骤:①充分尊重患者的意见。②选择要推行的疾病或手术。③选择开展临床路径的团队人员。④制订临床路径图。⑤确定预期目标、建立评价标准。⑥资料的收集与记录。⑦阶段评估与分析。

随着中国医疗卫生事业的发展,以患者为中心的整体医疗与整体护理正在作为一种先进的服务理念广为应用。我国已于2009年12月试点启动临床路径,2010年1月至2011年10月组织开展试点实施,现已完成了评估总结工作,获得了丰富的经验。

二、临床护理路径

临床护理路径(CNP)是患者住院期间的护理模式,是有计划、有目的、有预见性的护理工作。它通过依据每天护理计划标准,为患者制订从入院到出院的一整套医疗护理整体工作计划和健康教育的路线图或表格,使护理工作更加标准化、规范化。

(一)CNP 的产生和发展

1985 年美国波士顿新英格兰医疗中心的护士 Karen Zander 和助手们最先运用护理程序与工业中关键路径的概念。之后,CNP 逐渐在欧美等国家地区得以应用和推广,到 20 世纪 80 年代末,CNP 已经成为美国开发的护理标准化工具。虽然 CNP 已于 20 世纪 90 年代传入中国大陆,但直到 2002 年在北京召开了"临床路径研讨会"后,临床路径才开始应用于医疗护理服务。随着 CNP 在国内许多医院不断推广和研究,CNP 作为医院医疗质量与服务质量管理改革的一项重要工具,已取得了明显的效果。

(二)CNP 的实施

1.CNP 的制订

CNP 是指导临床护理工作的有效工具,它的制订必须满足以下条件:①体现以患者为中心的原则。②由多学科组成的委员会共同制订护理路径。③以取得最佳护理效果为基本水准。④依据现有的国际、国内疾病护理标准。⑤有委员会签署发布的文字资料,能结合临床实践及时予以修改。⑥由委员会定期修订,以保证符合当前的护理标准。

2.CNP 的内容

CNP 通常包括:查看前一天护理路径记录、实验室检查,实施治疗护理措施、用药、饮食、健康教育等。

3.CNP 的步骤

(1)患者入院后由主管医师、责任护士对患者进行评估,建立良好的护患关系,解释 CNP 的有关内容、目的和注意事项等,患者和家属同意实施后与之签订知情同意书。

(2)护理小组长协同责任护士 24 小时内制订护理计划。

(3)CNP 护理篇放于护理病历中,便于当班护士按照 CNP 上的参考时间落实措施,将 CNP 护理篇悬挂于患者床尾,告知患者在各时间段医师和护士将要为他们做的治疗和护理。

(4)护理小组长按每阶段内容认真执行和评估,病区医师、护士共同参与 CNP 实施,并得到科主任的指导。

(5)护士长通过每天的护理查房督查是否达到预期目标并进行指导,科护士长不定时检查与指导。对不能达到预期目标者,质量控制小组人员共同分析,给予修改、补充或重新制订护理计划和措施,完善和更新 CNP。

(6)出院前护士长对 CNP 成效指标进行总结评价。

(三)CNP 的作用

CNP 作为一种提高医疗护理质量,降低医疗护理成本的全新医疗护理服务模式,现已受到越来越多的医院管理者和医护人员的青睐并接受。CNP 主要有以下几个作用。

1.有利于健康教育的规范化,显著地提高护理效果

CNP 实施之后,使护士有更多的时间深入病房,按设置好的程序有序执行,保证临床护理工作持续改进和提高,使健康教育做到有章可循,明显提高了整体护理质量。和以往对患者单纯的

灌输式的单一教育不同,CNP教育方式是通过个别指导、讲解、操作示范、观看录像等方法,使健康教育模式向多向式交流转化。

2.有利于提高患者的生活质量

CNP的制订须遵循以患者为中心的原则,在具体的临床工作中护理人员也应以患者为中心指导、协调护理工作。CNP以严格的时间框架为指导,使患者明确自己的护理目标,充分尊重了患者的知情权和监督权。不同的护理人员在CNP的帮助下也能很好地交流、传递信息,保证患者的护理工作的延续性。

3.有利于护理工作的标准化,提高护理质量

CNP是经多学科委员会审定的科学、实用、表格化的护理路线图。护理人员有预见性、计划性、主动性、连续性地实施护理,帮助患者以最快的速度完成各项检查、诊疗,掌握好相关健康知识,对疾病发展、转归、预后进一步了解,使患者变被动为主动地配合治疗和护理,并能有效地减少护理疏漏。CNP使记录简单、一目了然,减少了护理文件书写记录的时间,护士有更多的时间,按设置好的程序有序执行。CNP克服了部分护理人员知识的缺陷,有章可循,明显提高了整体护理质量。

4.有利于增强医护人员团结协作的精神

CNP让护理人员能够全面、准确地观察患者病情,能及时向医师提供患者的全面、准确分析的信息,从而减少不必要的医疗处置,避免资源浪费,同时减少病患住院时因医护人员处理程序不同而产生的各种变异情况。医护人员团结协作精神得到增强,保证了患者住院期间医护工作的连续性和协调性,从而提高了服务质量和工作效率。

5.有利于有效地减少护理差错,提高患者对医院工作满意度

CNP可使单病种的诊疗过程更加标准化、规范化、程序化,医护人员可以按照规程指导为患者提供医疗服务,以此来规范医疗行为。由于患者在住院期间能得到最有效、最有利的医疗护理服务,因此在很大程度上能杜绝护理人员由于遗忘或个人疏忽造成的护理差错,从而避免医疗纠纷或医疗事故的发生。

CNP已在我国很多地区进行了尝试,不少患者在其中接受人性化的护理服务,能真切感受到护士的关爱与亲情,无论从生理还是心理上均能使其获得极大的满足感和安全感,充分体现了"以人为本"的护理内涵。

三、变异的处理

患者在住院期间不一定完全都能按照预先设计好的路径接受诊疗和护理,个别患者在假设的标准中出现偏差或在沿着标准临床路径接受医疗照护的过程中有所变化的现象称为变异。

根据引起变异因素的来源不同,临床路径研究人员将变异分为三类,即与医院系统相关的变异、与医护人员相关的变异和与患者相关的变异。

一旦出现负性变异,医护人员应迅速分析其原因,科学而全面地分析变异原因,结合客观实际,找出解决变异的最佳措施,不断修改、完善临床路径,积累经验。变异处理的成效如何,很大程度上取决于所有医疗服务人员对变异的认识和接受程度及医院各个系统和部门的合作与协调。需特别强调的是,对于变异的处理应因人而异、因地制宜,任何情况下都不能偏离科学的论据与论断,只有这样,才能使临床路径得到不断的完善和发展。

(王加梅)

第三章

护 理 指 标

第一节 护 患 比

一、概述

护患比反映护理服务需求和护理人力的匹配关系。计算护患比能够帮助管理者了解当前护理人力配备状况,进而建立一种以护理服务需求为导向的科学调配护理人力的管理模式,让需要照护的患者获得护理服务,保障患者的安全和护理服务质量。

二、指标的定义和意义

(一)指标定义

1.护患比

统计周期内当班责任护士人数与其负责照护的住院患者数量之比。

2.当班责任护士人数

统计期间内在岗直接看护患者的责任护士总人数,不包括治疗护士(配药护士)、办公班(主班)护士、护士长等其他岗位护士。

(二)指标的意义

患者护理结局的好坏,与护理人力的配备有直接关系。护患比反映护理服务的有效人力投入,反映执业护士直接照护患者数量情况,而护理人力的合理配置,是护理服务的规范化的基本保障,属于护理质量的结构指标。无论是从逻辑还是实证研究的结果上看,合理护理人力配备与护理质量密切相关。如护患比过高,代表每个护士照护患者数量增加,护士的护理工作量超负荷,将影响护理质量、患者结果及护理队伍稳定。患者安全隐患、医患矛盾、护理质量、护理人员因工作压力而离职等问题,都与护理人力配备不足密切相关。

然而,何为"合理",却一直困扰着国内护理管理者。到目前为止,能够指引管理者配备护理人力的工具依旧十分缺乏。对于护理人力配置而言,我们也一直在探求以患者需要为导向的指标,"护患比"便是其中之一。国内有些医院已经开始探索使用这一指标进行护理人力的调配。本节通过研讨护患比的测算和应用方法,为管理者提供一种从完善人力配备出发提升护理质量的参考路径。

从护患比的定义可以看出,如果需要接受照护的患者数固定,提供护理服务的执业护士人数越多,护患比越高。例如,国家卫生计生委颁布的"三级医院评审标准"主张每个责任护士平均看护患者数量不超过 8 个。假定某个护理单元通过实践表明,当护患比达到 1∶8 时,护理服务质量能够得到保障,那么,其他类似的护理单元若护患比低于此值,应当考虑增加护理人力的配置。再如,当管理者发现不同班次之间护患比的差异很大,夜班的护患比明显低于此值,则应根据患者护理工作量需求配备护士人数,达到合适护患比。

值得注意的是,不同护理单元收治的患者类型不同,所以,即便患者数量相同,护理工作量的差异可能很大。管理者应该监控全院各护理单元护患比情况,根据患者疾病严重程度和护理依赖度合理调配护理人员,必要时增加护士人数。同时,考量各护理单元、各班次患者护理需求的差异性,保持护士与患者的合适比例。重症监护病房(ICU)、母婴同室收治危重患者的护理工作服务强度明显高于普通病房的护理单元,则需配备的护理人力也较多。故此,测量护患比时,可以计算一个医院各个时段平均的护患比,也可以根据管理的需要,计算不同护理单元、不同时段的护患比,如各护理单元护患比、白班护患比、夜班护患比等。

三、测量方法

(一)计算公式

平均每天护患比=1×(统计周期内每天各班次责任护士数之和/同期每天各班次患者数之和)。

"统计周期"是质量管理者关注的时间段,如某年、某月、某一天或某个班次等。其中,每个班次或每天"收治患者总数"包含统计时期起始收治在院患者总数与新转入患者数之和,例如,该班次起始时点在院患者 20 人,到该班次结束,转出 2 人,转入 3 人,则"收治患者总人数"为 23 人。

(二)数据及来源

1.涉及的变量

统计周期、统计周期内收治患者总人数及在岗责任护士人数。

2.数据来源及采集方式

某一班次及每一天在岗责任护士的总人数,通常可以从各专业临床科室护理单元排班表中获得;收治患者总人数可以从统计报表中获得。

四、指标的使用方法

从护理质量管理的角度出发,护患比至少可以应用于护理人力配置的预判和护理质量与护理人力配置关联推断这两个方面。无论应用在哪个方面,只要应用得当,都有助于一线护理服务规范、有序地开展,进而有助于防范护理不良事件的发生,提升护理质量。

(一)护理人力配置的预判

如前所述,护患比是一个引导管理者"基于患者的护理需要"配置护理人力的工具。管理者根据不同护理单元收治患者的情况,从患者安全出发,应当对这些护理单元最低并合理的护患比之"理论值"做到心中有数。管理者通过采集相关的变量信息,计算当前不同护理单元实际的护患比,与护患比的"理论值"对比,便可以预先判断护理单元人力配置是否恰当、尚可、不足、过多。继而,便可以考虑护理人力的增减和/或存量调配。即便短期内无法改进人力配置,至少让管理者明了潜在的风险。

事实上,每当护理对象发生显著变化时,管理者都可以通过护患比的计算来指引护理人力的配置。另一方面,管理者有必要定期分析各个护理单元护患比(有条件的医疗机构,甚至可以把护患比作为一个日常监测的指标),通过护患比的变化识别护理人力的配置是否合理,进而提前进行护理质量风险的预判,做好应对和预案,以保障患者的安全和护理质量。

(二)护理质量与护理人力配置关联的推断

当管理者同时掌握护理单元护患比和该护理单元其他护理质量指标的情况,或者同时掌握多个护理服务内容和强度相似的护理单元的这两类信息。那么,管理者就可以通过分析护患比与另外一个或几个护理质量指标值的关联,来推断护患比与其他护理质量指标的关联特性,甚至得出护患比与其他指标的关联规律(如护患比每提高1%,某指标值升高或降低2%等)。

关联推断的方法,假定管理者除了护患比以外还掌握另一个护理质量结局指标的数值(图 3-1),随着护患比的增加,另一个指标值也随之增加,说明两者之间为正相关关系;如果随着护患比的增加,另一个指标值随之下降,说明两者之间为负相关关系;如果随着护患比的增加,另一个指标值并无显著的变化或变化趋势不明朗,说明两者之间无相关关系。如果分析结果发现护患比与某一护理结局指标关联密切,那么,一线护理人力配置的问题很可能就是导致这个不良事件的原因,管理者应当考虑通过人力调配进行质量改善。

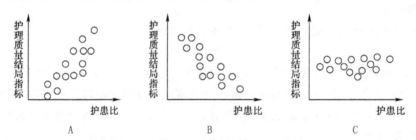

图 3-1 推断护理人力配置与护理结局关系

A.表示护理结局指标值与护患比呈正相关关系;B.表示护理结局指标值
与护患比呈负相关关系;C.表示护理结局指标值与护患比没有相关关系

可见,关联分析能够给管理者直接的证据,把通过关联分析获得的证据及时反馈给院长、护理部主任、科主任、护士长、人力资源部门或其他护理单元的决策者,有助于他们快速把握问题,有理有据地进行决策。

五、评述

护患比之所以能够作为护理质量的敏感指标,是因为患者能否获得与其病情相应的规范的护理服务,取决于有多少一线护理人员能够为患者提供服务。如若人手不足,护理服务的数量和质量都会大打折扣,继而有损患者的安全和护理结局。

世界上有些地区甚至对护患比进行了法律上的强制规定。例如,美国的加利福尼亚州早在1999 年就强制执行最低护患比,规定 ICU 的最少护患比为 1:2、分娩及产后综合病房为 1:3、儿科为 1:4、普通专科病房为 1:5(2008 年调整为 1:4)等。许多研究对加利福尼亚州强制执行最小护患比的政策进行了评估,结果发现此项政策的实施确实有助于降低护理不良事件和提升护士工作满意度。到 2010 年,美国已有 15 个州和哥伦比亚地区采用了这种“最低护患比”规定或者签署了相关法案。

澳大利亚的维多利亚州是另一个较早实行"最小护患比"制度的地区。初期,维多利亚州要求辖区内的公立医院最小护患比达到 1∶4。近年来,在澳大利亚护士联盟的推动下,维多利亚州政府将最小护患比调整为"5∶20"。尽管从数值上看,5∶20=1∶4,但在操作层面,政策调整后,护理单元的人力配备较过去灵活了。这是因为一个护理单元有多个护士时,有些护士护理患者病情严重,从绝对数量上看,这些护士人均护理的患者可能不到 4 个,而另一些护士护理的患者病情较轻,他们人均护理的患者可能超过 4 个。但只要从总体上看,这个护理单元不违反5∶20的护患比,便不会违规。因此,新的模式把护士人力配置的决定权交回给了病区管理者,使他们可以根据患者的病情和护士的能级情况来决定护士数量,再次强调了护理工作是一个团队的工作,护理工作是由整个病区的护理团队来共同承担的。

日本针对床位数计算出 24 小时内平均护士人数,还明确规定了夜班护士配置的最低比例。如果患者病情突然变化或有紧急入院等情况而引起护理工作量突然增加时,护理人员的呼叫制度可以保证迅速调集在家备班的护士前来补充;如果配置的护理人力超过了实际工作需要,也可随时安排部分上班护士回家,以减少当班的剩余人力。

目前,我国已经在三级医院评审时引入了护患比的概念,对三级医院提出了"每位责任护士照护患者不超过 8 人"的基本要求,中国台湾地区护士工会联合会发布的数据显示,2011 年中国台湾地区白班护患比为 1∶(6~13),小夜班为 1∶(10~20),大夜班为 1∶(13~20)。

作为护理人力资源配置、护理质量结构性指标,国内更多的采用床护比指标,是把床位数量作为护理人员配置的最主要因素,国内大多数医疗机构实际开放床位比编制床位要多,因此床护比指标的床位计算应以实际开放床位为基数,但床护比并未考虑患者数量、病情变化需要,因此存在一定的人力配备局限性。国外更成熟的是评价护患比。护患比是以患者所需的护理工作量为主要因素的,护患比概念更合理化;护患比更符合国家卫生健康委员会提出的"每名责任护士平均负责患者数量不超过 8 例"的要求。无论是床护比或护患比进行护理人力资源的配备、评价,除与患者的病情、床位使用率有关外,还与病房的条件设施、相关配套设施,如配液中心、护理人员的工作效率及当地的风俗习惯等相关。

六、应用此指标可能遇到的问题和应对方法

(一)统计期间内收治患者总人数
(1)某统计时间点的住院患者人数。
(2)统计期间内收治患者总人次,包括转出、出院、收入患者人数。

(二)护士总人数的确定
统计期间内在岗看护患者的责任护士总人数。

(三)护患比的评价频次
护患比指标主要是评价责任护士与看护患者的比例,评价每位护士看护患者的数量,可测量一段时间的平均护患比,或某班次的平均护患比,或某特定班次的护患比。有条件的医院可利用信息化系统,常规测量每班次护患比。

七、此指标与其他敏感指标的关联和联合应用

(1)护患比与护理时数:护患比是合理护士人力配备指标。合理护患比指标的测算基础是收

治患者所需护理时数。

（2）护患比是根据患者的护理需要而配备护士，更符合患者实际需求。但也应考虑影响护理人力配备的基础设施建设、设备配备等因素。

（王加梅）

第二节　床　护　比

一、概述

床护比反映开放床位和护理人力的匹配关系。计算床护比能够帮助管理者了解当前开放床位所配备的护理人力状况，进而建立一种以开放床位为导向的护理人力配备管理模式，保障一定数量开放床位护理单元的基本护理人力配备，是医疗机构及其护理单元护理人力的配备参考、评价指标。

二、指标的定义和意义

（一）指标定义

1.床护比

统计周期内提供护理服务的单位实际开放床位与所配备的执业护士人数比例，反映平均每张开放床位所配备的执业护士数量。根据护理服务单位的类型，可分为医疗机构总床护比、普通病房护理单元床护比及特殊护理单元床护比等。

2.相关名词定义

（1）实际开放床位数：医疗机构实际收治患者的长期固定床位数，有别于医疗机构执业注册的"编制床位数"。

（2）特殊护理单元床位数和普通病房护理单元床位数：特殊护理单元床位数包括重症医学科、手术室、产房、层流病房、母婴同室床位数。除这些特殊护理单元外，其他护理单元均为普通护理单元，其床位数计为普通病房护理单元床位数。

（3）执业护士总人数：在护理岗位工作的执业护士总人数，含助产士。

（二）指标的意义

患者护理结局的好坏，与护理人力的配备有直接关系。床护比正是反映护理服务的人力投入。床护比过低，表明护理人力不足，而当受到护理人力不足的掣肘时，护理服务的规范化便失去了基础的保障。护理人员的工作强度很可能超负荷，进而影响护理队伍的稳定。

护理服务的需要是配置护理人力的准绳。不同护理单元收治的病例类型不同，需要的护理服务内容和强度也有区别，故此，应用床护比作为人力配置或护理质量结构性指标时，有必要对不同护理单元区别对待。重症医学科（各类重症）、手术室、产房、层流病房、母婴同室等护理单元的护理工作服务强度通常明显高于普通病房，这些单元的床护比一般也比较高。

三、测量方法

(一)计算公式

床护比＝1×(统计周期内实际开放床位数/同期执业护士人数)

(1)根据测量不同类别床护比,护士总人数为统计周期内相应医疗机构或护理单元的总执业护士人数(包含所有护理岗位注册执业护士),但如果某护理单元有非开放床位配置的全院性专科护士,则在测算护理单元床护比时应排除。

(2)统计周期可根据质量管理评价部门的要求确定统计周期时间,如月、某季、某年等,也可以测量某个时点的床护比。为了便于统计,统计周期内执业护士总人数可以通过期初和期末的执业护士人数算得。

(二)数据及来源

计算床护比涉及全院及各护理单元的实际开放床位数和在岗的执业护士数。从"医院统计报表"可以获得实际开放床位数;从医院的人事部门或护理部可以获得在护理岗位的执业护士人数。从临床科室的执业护士名单和排班表,也可以获得各护理单元的在岗护士人数。

数据采集方式:医院的统计和病案部门通常每天都会统计当天实际开放床位。通过医院人力资源管理信息系统和/或护理排班信息系统,可以提取统计期间内医院或各病区护理单元护理岗位的执业护士人数,依据这些信息可以计算医院和各护理单元的床护比。如果医院的信息系统尚不能便利地采集和汇总上述信息,可以通过病案科、人事部门、护理部采集上述开放床位和护理人力信息,汇总成"报表"(表 3-1),进行医院和各护理单元床护比的计算。

表 3-1　医疗机构和护理单元床护比信息报表举例

统计单位	统计周期(统计时间)	实际开放床位数	执业护士总数
医院			
普通病房			
手术室			
重症监护室			
母婴同室			
层流病房			
产房			
某护理单元			

四、指标的使用方法

床护比是一个引导管理者基于开放床位数配置护理人力的工具。管理者应当对这些护理单元最低和合理的床护比的"理论值"做到心中有数。理论值可以参考国家卫生行政部门或行业组织的相关推荐,也可以参考国外权威机构发布的推荐值。区域医护服务管理者和医院的管理者还可以结合收治患者的类型、医院的定位和发展方向等因素,拟定自身的床护比标准值。

管理者通过采集相关的变量信息,计算当前不同护理单元实际的床护比,比对床护比的"理论值",可以预先判断护理单元人力配置是否恰当、尚可、不足、过多。继而管理者可以考虑护理人力的增减和/或存量调配。即便短期内无法改进人力配置,至少让管理者了解潜在的风险。

事实上,每当开放床位数发生显著变化时,管理者都可根据床护比的计算来指引护理人力的配置。另外,管理者可以定期分析各个护理单元床护比,通过床护比的变化识别护理人力的配置是否合理,进而提前进行护理质量风险的预判,做好应对和预案,以保障患者的安全和护理质量。

医院质量管理通常是医院(质控办)、护理部、护理单元三级管理。护理单元床护比不达标时,及时向护理部汇报,护理部首先进行人力资源调配。如无法完成人力资源调配,护理部应向医院人事部门和质控部门汇报,提交院委会解决。医院院委会在质控办、护理部、人力资源部汇报的数据和目标基础上,给予政策支持,督促执行干预措施,保证最低床护比配备,并实施床护比指标质量持续保持方案。

五、评述

在很长一段时间内,床护比几乎是我国卫生行政部门指导医疗机构配置护理人力的唯一一个量化指标。1978 年,原卫生部发布的《综合医院组织编制原则试行草案》便提出了不同床位规模医疗机构床护比的指导意见,例如,床位数为 100～200 张的机构,推荐床护比为1.00∶(0.46～0.49);床位数为 300 张的机构,推荐床护比为 1.00∶(0.50～0.53);床位数达500 张的机构,推荐床护比为 1.00∶(0.58～0.61)。2011 年底,原卫生部颁发的《中国护理事业发展规划纲要(2011－2015 年)》提出,到 2015 年,全国三级综合医院、部分三级专科医院的医院床护比不低于 1.0∶0.8,病区床护比不低于 1.0∶0.6。2014 年,国家原卫生部颁布的《优质护理服务评价细则》,也使用床护比作为护理质量的结构性指标。

以床护比作为指标,最大的优势是涉及的变量和计算方法简单,便于操作。这也是这一指标得到广泛应用的原因。然而,值得注意的是,床护比实际上是以"实际开放床位数"代表护理服务的需要,以"执业护士数"代表护理服务的提供。这既忽略了床位使用率对护理服务需要的影响,也没有细致区分护士中有多少人是真正从事护理相关工作、有多少人是从事非护理工作。可见,床护比无论是对护理服务的需要还是提供的测量,都比较粗糙。

作为护理质量的结构性指标,护患比和护理时数要比床护比敏感。国内有学者研究了国内外护理人力资源的配置现状与方法,其中包括以护理时数推算护理人力配备,然后评判目前业内流行的床护比标准的恰当性。

此外,影响护理服务需要和提供的因素复杂,应用床护比时应当结合患者的病情、病房的条件设施、相关配套设施(如是否设有配液中心)、护理人员的工作效率及当地的风俗习惯等进行综合考虑。翁卫群等根据收治患者病情危重程度、临床专业、护理工作量不同,将各临床专业病区分为 A、B、C 三类,测算得出 A 类病区床护比为 1.00∶0.75,B 类病区 1.00∶0.68,C 类病区1.00∶0.57。也有学者以医院等级代表医院收治患者的护理服务需要,提出三级综合医院床护比为 1.00∶(0.63～0.77),二级医院床护比为 1.00∶(0.49～0.51),一级医院床护比为1.00∶(0.40～0.44)。

总而言之,应用床护比时,应综合考虑床位使用率、平均住院日、危重患者占比等影响护理实际工作量的因素。如能结合护患比、护理时数、基础设施建设、设备配备等做全面分析,则能更好地控制偏差。

(王加梅)

第四章

生命体征的观察与护理

第一节 体 温

体温由三大营养物质糖、脂肪、蛋白质的氧化分解而产生。50%以上迅速转化为热能,50%贮存于三磷酸腺苷(ATP)内,供机体利用,最终仍转化为热能散发到体外。正常人体的温度是由大脑皮质和丘脑下部体温调节中枢所调节(下丘脑前区为散热中枢,下丘脑后区为产热中枢),并通过神经、体液因素调节产热和散热过程,保持产热与散热的动态平衡,所以正常人有相对恒定的体温。

一、正常体温及生理性变化

(一)正常体温

通常说的体温是指机体内部的温度,即胸腔、腹腔、中枢神经的温度,又称体核温度,较高且稳定。皮肤温度称体表温度。临床上通常用测量口温、肛温、腋温来衡量体温。在这三个部位测得的温度接近身体内部的温度,且测量较为方便。三个部位测得的温度略有不同,口腔温度居中,直肠温度较高,腋下温度较低。同时在三个部位进行测量,其温度差一般不超过 1 ℃。这是由于血液在不断地流动,将热量很快地由温度较高处带往温度较低处,因而机体各部的温度一般差异不大。

体温的正常值不是一个具体的点,而是一个范围。机体各部位由于代谢率的不同,温度略有差异,常以口腔、直肠、腋窝的温度为标准,个体体温可以较正常的平均温度增减 0.3～0.6 ℃,健康成人的平均温度波动范围见表 4-1。

表 4-1 健康成人不同部位温度的波动范围

部位	波动范围
口腔	36.2～37.2 ℃
直肠	36.5～37.5 ℃
腋窝	36.0～37.0 ℃

(二)生理性变化

人的体温在一些因素的影响下,会出现生理性的变化,但这种体温的变化,往往是在正常范围内或是一闪而过的。

1.时间

人的体温24小时内的变动范围为0.5~1.5 ℃,呈周期性变化一般清晨2~6时体温最低,下午2~6时体温最高。这种昼夜的节律波动,与机体活动代谢的相应周期性变化有关。如长期从事夜间工作的人员,可出现夜间体温上升,日间体温下降的现象。

2.年龄

新生儿因体温调节中枢尚未发育完全,调节体温的能力差,体温易受环境温度影响而变化;婴幼儿由于代谢率高,体温可略高于成年人;老年人代谢率较低,血液循环变慢,加上活动量减少,因此体温略低于成年人。

3.性别

一般来说,女性比男性有较厚的皮下脂肪层,维持体热能力强,故女性体温较男性高约0.3 ℃。并且女性的基础体温随月经周期出现规律变化,即月经来潮后逐渐下降,至排卵后,体温又逐渐上升。这种体温的规律性变化与血中孕激素及其代谢产物的变化有关。

4.环境温度

在寒冷或炎热的环境下,机体的散热受到明显的抑制或加强,体温可暂时性的降低或升高。另外,气流、个体暴露的范围大小亦影响个体的体温。

5.活动

任何需要耗力的劳动或运动活动,都使肌肉代谢增强,产热增加,体温升高。

6.饮食

进食的冷热可以暂时性地影响口腔温度,进食后,由于食物的特殊动力作用,可以使体温暂时性地升高0.3 ℃左右。

另外,强烈的情绪反应、冷热的应用以及个体的体温调节机制都对体温有影响,在测量体温的过程中要加以注意并能够做出解释。

(三)产热与散热

1.产热过程

机体产热过程是细胞新陈代谢的过程。人体通过化学方式产热,即食物氧化、骨骼肌运动、交感神经兴奋、甲状腺素分泌增多,以及体温升高均可提高新陈代谢率,而增加产热量。

2.散热过程

机体通过物理方式进行散热。机体大部分的热量通过皮肤的辐射、传导、对流、蒸发来散热;一小部分的热量通过呼吸、尿液、粪便而散发于体外。当外界温度等于或高于皮肤温度时,蒸发就是人体唯一的散热形式。

(1)辐射:是热由一个物体表面通过电磁波的形式传至另一个与它不接触物体表面的一种形式。在低温环境中,它是主要的散热方式,安静时的辐射散热所占的百分比较大,可达总热量的60%。其散热量的多少与所接触物质的导热性能、接触面积和温差大小有关。

(2)传导:是机体的热量直接传给同它接触的温度较低的物体的一种散热方法,如冰袋、冰帽的使用。

(3)对流:是传导散热的特殊形式。是指通过气体或液体的流动来交换热量的一种散热方法。

(4)蒸发:由液态转变为气态,同时带走大量热量的一种散热方法,分为不显性出汗和发汗两种形式。

二、异常体温的观察

人体最高的耐受热为40.6～41.4 ℃,低于34 ℃或高于43 ℃,则极少存活。升高超过41 ℃,可引起永久性的脑损伤;高热持续在42 ℃以上24小时常导致休克及严重并发症。所以对于体温过高或过低者应密切观察病情变化,不能有丝毫的松懈。

(一)体温过高

体温过高又称发热,是由于各种原因使下丘脑体温调节中枢功能障碍,产热增加而散热减少,导致体温升高超过正常范围。

1.原因

(1)感染性:如病毒、细菌、真菌、螺旋体、立克次体、支原体、寄生虫等感染引起的发热最多见。

(2)非感染性:无菌性坏死物质的吸收引起的吸收热、变态反应性发热等。

2.发热分类

以口腔温度为例,按照发热的高低将发热分为以下几种。

(1)低热:37.5～38 ℃。

(2)中等热:38.1～39 ℃。

(3)高热:39.1～41 ℃。

(4)超高热:41 ℃及以上。

3.发热过程

发热的过程常根据疾病在体内的发展情况而定,一般分为三个阶段。

(1)体温上升期:特点是产热大于散热。主要表现为皮肤苍白、干燥无汗,患者畏寒、疲乏,体温升高,有时伴寒战。方式有骤升和渐升。骤升指体温在数小时内升至高峰,如肺炎球菌导致的肺炎;渐升指体温在数小时内逐渐上升,数天内达高峰,如伤寒。

(2)高热持续期:特点是产热和散热在较高水平上趋于平衡。主要表现为体温居高不下,皮肤潮红,呼吸加深加快,脉搏增快并有头痛、食欲缺乏、恶心、呕吐、口干、尿量减少等症状,甚至惊厥、谵妄、昏迷。

(3)体温下降期:特点是散热增加,产热趋于正常,体温逐渐恢复至正常水平。方式有骤降和渐降。主要表现为大量出汗、皮肤潮湿、温度降低为体温骤降。老年人易出现血压下降、脉搏细速、四肢厥冷等循环衰竭的休克症状。骤降指体温一般在数小时内降至正常,如大叶性肺炎、疟疾;渐降指体温在数天内降至正常,如伤寒、风湿热等。

4.热型

将不同的时间测得的体温绘制在体温单上,互相连接就构成体温曲线。各种体温曲线形状称为热型。有些发热性疾病有特殊的热型,通过观察体温曲线可协助诊断。但需注意,药物的应用可使热型变得不典型。常见的热型有以下几种。

(1)稽留热:体温持续在39～40 ℃,达数天或数周,24小时波动范围不超过1 ℃。常见于大叶性肺炎、伤寒等急性感染性疾病的极期。

（2）弛张热：体温 39 ℃以上，24 小时体温波动幅度可超过 2 ℃，但最低温度仍高于正常水平。常见于化脓性感染、败血症、浸润性肺结核、风湿热等疾病。

（3）间歇热：体温骤然升高达高峰后，持续数小时又迅速降至正常，经过一天或数天间歇后，体温又突然升高，如此有规律地反复发作，常见于疟疾。

（4）不规则热：发热不规律，持续时间不定。常见于流行性感冒、肿瘤等疾病引起的发热。

（二）体温过低

体温过低是指由于各种原因引起的产热减少或散热增加，导致体温低于正常范围，称为体温过低。当体温低于 35 ℃时，称为体温不升。体温过低的原因如下。

（1）体温调节中枢发育未成熟：如早产儿、新生儿。

（2）疾病或创伤：见于失血性休克、极度衰竭等患者。

（3）药物中毒。

三、体温异常的护理

（一）体温过高

降温措施有物理降温、药物降温及针刺降温。

1.观察病情

加强对生命体征的观察，定时测量体温。一般每天测温 4 次，高热患者应每 4 小时测温一次，待体温恢复正常 3 天后，改为每天 1～2 次，同时观察脉搏、呼吸、血压、意识状态的变化；及时了解有关各种检查结果及治疗护理后病情好转还是恶化。

2.饮食护理

（1）补充高蛋白、高热量、高维生素、易消化的流质或半流质饮食，如粥、鸡蛋羹、面片汤、青菜、新鲜果汁等。

（2）多饮水，每天补充液量 2 500～3 000 mL，必要时给予静脉滴注，以保证入量。

由于高热时，热量消耗增加，全身代谢率加快，蛋白质、维生素的消耗量增加，水分丢失增多，同时消化液分泌减少，胃肠蠕动减弱，所以宜及时补充水分和营养。

3.使患者舒适

（1）安置舒适的体位让患者卧床休息，同时调整室温和避免噪声。

（2）口腔护理：每天早、晚刷牙，饭前、饭后漱口，不能自理者，可行特殊口腔护理。由于发热患者唾液分泌减少，口腔黏膜干燥，机体抵抗力下降，极易引起口腔炎、口腔溃疡，因此口腔护理可预防口腔及咽部细菌繁殖。

（3）皮肤护理：发热患者退热期出汗较多，此时应及时擦干汗液并更换衣裤和床单等，以保持皮肤的清洁和干燥，防止皮肤继发性感染。

4.心理调护

注意患者的心理状态，对体温的变化给予合理的解释，以缓解患者紧张和焦虑的情绪。

（二）体温过低

（1）保暖：①给患者加盖衣被、毛毯、电热毯等或放置热水袋，注意小儿、老人、昏迷者，热水袋温度不宜过高，以防烫伤。②暖箱。适用于体重小于 2 500 g，胎龄不足 35 周的早产儿、低体重儿。

（2）给予热饮。

（3）监测生命体征：监测生命体征的变化，至少每小时测体温 1 次，直至恢复正常且保持稳定，同时观察脉搏、呼吸、血压、意识的变化。

（4）设法提高室温：维持室温在 22～24 ℃为宜。

（5）积极宣教：教会患者避免接触导致体温过低的因素。

四、测量体温的技术

(一)体温计的种类及构造

1.水银体温计

水银体温计又称玻璃体温计，是最常用的最普通的体温计。它是一种外标刻度为红线的真空玻璃毛细管。其刻度范围为 35～42 ℃，每小格 0.1 ℃，在 37 ℃刻度处以红线标记，以示醒目。体温计一端贮存水银，当水银遇热膨胀后沿毛细管上升；因毛细管下端和水银槽之间有一凹陷，所以水银柱遇冷不致下降，以便检视温度。

根据测量部位的不同可将体温计分为口表、肛表、腋表。口表的水银端呈圆柱形，较细长；肛表的水银端呈梨形，较粗短，适合插入肛门；腋表的水银端呈扁平鸭嘴形。临床上口表可代替腋表使用。

2.其他

如电子体温计、感温胶片、可弃式化学体温计等。

(二)测体温的方法

1.目的

通过测量体温，判断体温有无异常了解患者的一般情况及疾病的发生、发展规律，为预防、诊断、治疗提供依据。

2.用物准备

（1）测温盘内备体温计（水银柱甩至 35 ℃以下）、秒表、纱布、笔、记录本。

（2）若测肛温，另备润滑油、棉签、手套、卫生纸、屏风。

3.操作步骤

（1）洗手、戴口罩，备齐用物，携至床旁。

（2）核对患者并解释目的。

（3）协助患者取舒适卧位。

（4）测体温。根据病情选择合适的测温方法：①测腋温，擦干汗液，将体温计放在患者腋窝，紧贴皮肤屈肘，臂过胸，夹紧体温计。测量 10 分钟后，取出体温计用纱布擦拭，读数。②测口温法，嘱患者张口，将口表汞柱端放于舌下热窝处。嘱患者闭嘴用鼻呼吸，勿用牙咬体温计。测量时间3～5分钟。嘱患者张口，取出口表，用纱布擦拭并读数。③测肛温法，协助患者取合适卧位，露出臀部。润滑肛表前端，戴手套用手垫卫生纸分开臀部，轻轻插入肛表水银端 3～4 cm。测量时间3～5分钟并读数。用卫生纸擦拭肛表。

（5）记录，先记录在记录本上，再绘制在体温单上。

（6）整理床单位。

（7）消毒用过的体温计。

4.注意事项

（1）测温前应注意有无影响体温波动的因素存在，如 30 分钟内有无进食、剧烈活动、冷热敷、坐浴等。

（2）体温值如与病情不符，应重复测量，必要时做肛温和口温对照复查。

（3）腋下有创伤、手术或消瘦夹不紧体温计者不宜测腋温；腹泻、肛门手术、心肌梗死的患者禁测肛温；精神异常、昏迷、婴幼儿等不能合作者及口鼻疾病或张口呼吸者禁测口温；进热食或面颊部热敷者，应间隔30分钟后再测口温。

（4）对小儿、重症患者测温时，护士应守护在旁。

（5）测口温时，如不慎咬破体温计，应：①立即清除玻璃碎屑，以免损伤口腔黏膜。②口服蛋清或牛奶，以保护消化道黏膜并延缓汞的吸收。③病情允许者，进食粗纤维食物，以加快汞的排出。

（三）体温计的消毒与检查

1.体温计的消毒

为防止测体温引起的交叉感染，保证体温计清洁，用过的体温计应消毒。

（1）先将体温计分类浸泡于含氯消毒液内30分钟后取出，再用冷开水冲洗擦干，放入清洁容器中备用。集体测温后的体温计，用后全部浸泡于消毒液中。

（2）5分钟后取出清水冲净，擦干后放入另一消毒液容器中进行第二次浸泡，半小时后取出清水冲净，擦干后放入清洁容器中备用。

（3）消毒液的容器及清洁体温计的容器每周进行2次高压蒸汽灭菌消毒，消毒液每天更换一次，若有污染随时消毒。

（4）传染病患者应设专人体温计，单独消毒。

2.体温计的检查

在使用新的体温计前，或定期消毒体温计后，应对体温计进行校对，以检查其准确性。将全部体温计的水银柱甩至35 ℃以下，同一时间放入已测好的40 ℃水内，3分钟后取出检视。若体温计之间相差0.2 ℃以上或体温计上有裂痕者，取出不用。

（张　雪）

第二节　呼　吸

一、正常呼吸及生理性变化

（一）正常呼吸

机体不断地从外界环境摄取氧气并将二氧化碳排出体外的气体交换过程称为呼吸。它是维持机体新陈代谢和功能活动所必需的生理过程之一。一旦呼吸停止，生命也将终止。

正常成人在安静状态下呼吸是自发的，节律规则，均匀无声且不费力，每分钟16～20次。

（二）生理性变化

呼吸受许多因素的影响，在不同生理状态下，正常人的呼吸也会在一定范围内波动，见表4-2。

表 4-2 各年龄段呼吸频率见表

年龄	呼吸频率(次/分)
新生儿	30～40
婴儿	20～45
幼儿	20～35
学龄前儿童	20～30
学龄儿童	15～25
青少年	15～20
成人	12～20
老年人	12～18

1.年龄

年龄越小,呼吸频率越快。

2.性别

同年龄的女性呼吸频率比男性稍快,如新生儿的呼吸约为 44 次/分。

3.运动

肌肉的活动可使呼吸系统加快,呼吸也因说话、唱歌、哭、笑以及吞咽、排泄等动作有所改变。

4.情绪

强烈的情绪变化,如害怕、恐惧、愤怒、紧张等会刺激呼吸中枢,导致屏气或呼吸加快。

5.其他

如环境温度升高或海拔增加,均会使呼吸加快加深。

二、异常呼吸的观察

(一)频率异常

1.呼吸过速

呼吸过速指呼吸频率超过 24 次/分,但仍有规则,又称气促。多见于高热、疼痛、甲状腺功能亢进的患者。一般体温每升高 1 ℃,呼吸频率增加 3～4 次/分。

2.呼吸过慢

呼吸过慢指呼吸频率缓慢,低于 12 次/分。多见于麻醉药或镇静剂过量、颅脑疾病等呼吸中枢受抵制者。

(二)节律异常

1.潮式呼吸(陈-施呼吸)

潮式呼吸其表现为呼吸由浅慢到深快,达高潮后又逐渐变浅变慢,经过 5～30 秒的暂停,又重复出现上述状态的呼吸,呈潮水般涨落。发生机制是由于呼吸中枢兴奋性减弱,血中正常浓度的二氧化碳不能引起呼吸中枢兴奋,只有当缺氧严重、动脉血二氧化碳分压增高到一定程度,才能刺激呼吸中枢,使呼吸加强;当积聚的二氧化碳呼出后,呼吸中枢失去有效刺激,呼吸逐渐减弱甚至停止。多见于脑炎、尿毒症等患者,常表现呼吸衰竭。一些老年人在深睡时也可出现潮式呼吸,是脑动脉硬化的表现。

2.间停呼吸（比奥呼吸）

有规律地呼吸几次后，突然停止呼吸，间隔一个短时期后又开始呼吸，如此反复交替。其产生机制与潮式呼吸一样，但预后更严重，常在临终前发生。见于颅内病变或呼吸中枢衰竭的患者。

3.点头呼吸

在呼吸时，头随呼吸上下移动，患者已处于昏迷状态，是呼吸中枢衰竭的表现。

4.叹气式呼吸

间断一段时间后作一次大呼吸，伴叹气声。偶然的一次叹气是正常的，可以扩张小肺泡，多见于精神紧张、神经官能征患者。如反复发作叹气式呼吸，是临终前的表现。

(三)深浅度异常

1.深度呼吸

深度呼吸又称库斯莫呼吸，是一种深长而规则的大呼吸。常见于尿毒症、糖尿病等引起的代谢性酸中毒的患者。由于增加的氢离子浓度刺激呼吸感受器引起，有利于排出较多的二氧化碳调节血液中酸碱平衡。

2.浅快呼吸

呼吸浅表而不规则，有时呈叹息样。见于呼吸肌麻痹、胸肺疾病、休克患者，也可见于濒死的患者。

(四)声音异常

1.鼾声呼吸

由于气管或大支气管内有分泌物积聚，呼吸深大带鼾声。多见于昏迷或神经系统疾病的患者。

2.蝉鸣样呼吸

由于细支气管、小支气管堵塞，吸气时出现高调的蝉鸣音，多因声带附近有异物阻塞，使空气进入发生困难所致。多见于支气管哮喘、喉头水肿等患者。

(五)呼吸困难

呼吸困难是指因呼吸频率、节律或深浅度的异常，导致气体交换不足，机体缺氧。患者自感空气不足、胸闷、呼吸费力，表现为焦虑、烦躁、鼻翼翕动、口唇发绀等，严重者不能平卧。

三、呼吸的测量

(一)目的

通过测量呼吸，观察、评估患者的呼吸状况。以协助诊断，为预防、诊断、康复、护理提供依据。

(二)准备

治疗盘内备秒表、笔、记录本、棉签（必要时）。

(三)操作步骤

(1)测量脉搏后，护士仍保持诊脉手势，观察患者的胸、腹起伏情况及呼吸的节律、性质、声音、深浅，呼出气体有无特殊气味，呼吸运动是否对称等。

(2)以胸(腹)部一起一伏为一次呼吸，计数1分钟。正常情况下测30秒。

(3)将呼吸次数绘制于体温单上。

（四）注意事项

（1）尽量去除影响呼吸的各种生理性因素，在患者精神松弛的状态下测量。

（2）由于呼吸受意识控制，所以测呼吸时，不应使患者察觉。

（3）呼吸微弱或危重患者，可用少许棉花置其鼻孔前，观察棉花纤维被吹动的次数，计数1分钟。

（4）小儿、呼吸异常者应测1分钟。

（李　君）

第三节　血　压

血压是指血液在血管内流动时对血管壁的侧压力。一般是指动脉血压，如无特别注明均指肱动脉的血压。当心脏收缩时，主动脉压急剧升高，至收缩中期达最高值，此时的动脉血压称收缩压。当心室舒张时，主动脉压下降，至心舒末期达动脉血压的最低值，此时的动脉血压称舒张压。

一、正常血压及生理性变化

（一）正常血压

在安静状态下，正常成人的血压范围为（12.0～18.5）/（8.0～11.9）kPa，脉压为4.0～5.3 kPa。

血压的计量单位，过去多用mmHg（毫米汞柱），后改用国际统一单位kPa（千帕斯卡）。

两者换算公式：1 kPa＝7.5 mmHg、1 mmHg＝0.133 kPa。

（二）生理性变化

在各种生理情况下，动脉血压可发生各种变化，影响血压的生理因素有以下几种。

1.年龄

随着年龄的增长血压逐渐增高，以收缩压增高较显著。儿童血压的计算公式为：①收缩压＝80＋年龄×2；②舒张压＝收缩压×2/3。

2.性别

青春期前的男女血压差别不显著。成年男子的血压比女性高0.7 kPa（5 mmHg）；绝经期后的女性血压又逐渐升高，与男性差不多。

3.昼夜和睡眠

血压在上午8～10时达全天最高峰，之后逐渐降低，午饭后又逐渐升高，下午4～6时出现全天次高值，然后又逐渐降低；至入睡后2小时，血压降至全天最低值；早晨醒来又迅速升高。睡眠欠佳时，血压稍增高。

4.环境

寒冷时血管收缩，血压升高；气温高时血管扩张，血压下降。

5.部位

一般右上肢血压常高于左上肢，下肢血压高于上肢。

6.情绪

紧张、恐惧、兴奋及疼痛均可引起血压增高。

7.体重

血压正常的人发生高血压的危险性与体重增加成正比。

8.其他

吸烟、劳累、饮酒、药物等都对血压有一定的影响。

二、异常血压的观察

(一)高血压

目前基本上采用1999年世界卫生组织(WHO)和国际抗高血压联盟(ISH)高血压治疗指南的高血压定义,即在未服抗高血压药的情况下,成人收缩压≥18.7 kPa(140 mmHg)和/或舒张压≥12.0 kPa(90 mmHg)者。95%的患者为病因不明的原发性高血压,多见于动脉硬化、肾炎、颅内压增高等,最易受损的部位是心、脑、肾、视网膜。

(二)低血压

一般认为血压低于12.0/6.7 kPa(90/50 mmHg)正常范围且有明显的血容量不足表现如脉搏细速、心悸、头晕等,即可诊断为低血压。常见于休克、大出血等。

(三)脉压异常

脉压增大多见于主动脉瓣关闭不全、主动脉硬化等;脉压减小多见于心包积液、缩窄性心包炎等。

三、血压的测量

(一)血压计的种类和构造

1.水银血压计

水银血压计分立式和台式两种,其基本结构都包括输气球、调节空气的阀门、袖带、能充水银的玻璃管、水银槽几部分。袖带的长度和宽度应符合标准:宽度比被测肢体的直径宽20%,长度应能包绕整个肢体。充水银的玻璃管上标有刻度,范围为0～40.0 kPa(0～300 mmHg),每小格表示0.3 kPa(2 mmHg);玻璃管上端和大气相通,下端和水银槽相通。当输气球送入空气后,水银由玻璃管底部上升,水银柱顶端的中央凸起可指出压力的刻度。水银血压计测得的数值相当准确。

2.弹簧表式血压计

弹簧表式血压计由一袖带与有刻度2.7～4.0 kPa(20～30 mmHg)的圆盘表相连而成,表上的指针指示压力。此种血压计携带方便,但欠准确。

3.电子血压计

电子血压计袖带内有一换能器,可将信号经数字处理,在显示屏上直接显示收缩压、舒张压和脉搏的数值。此种血压计操作方便,清晰直观,不需听诊器,使用方便、简单,但欠准确。

(二)测血压的方法

1.目的

通过测量血压有无异常,了解循环系统的功能状况,为诊断、治疗提供依据。

2.准备

听诊器、血压计、记录纸、笔。

3.操作步骤

(1)测量前,让患者休息片刻,以消除活动或紧张因素对血压的影响;检查血压计,如袖带的宽窄是否适合患者、玻璃管有无裂缝、橡胶管和输气球是否漏气等。

(2)向患者解释,以取得合作。患者取坐位或仰卧,被侧肢体的肘臂伸直、掌心向上,肱动脉与心脏在同一水平。坐位时,肱动脉平第4肋软骨;卧位时,肱动脉平腋中线。如手臂低于心脏水平,血压会偏高;手臂高于心脏水平,血压会偏低。

(3)放平血压计于上臂旁,打开水银槽开关,将袖带平整地缠于上臂中部,袖带的松紧以能放入一指为宜,袖带下缘距肘窝 2～3 cm。如测下肢血压,袖带下缘距腘窝 3～5 cm。将听诊器胸件置于腘动脉搏动处,记录时注明下肢血压。

(4)戴上听诊器,关闭输气球气门,触及肱动脉搏动。将听诊器胸件放在肱动脉搏动最明显的地方,但勿塞入袖带内,以一手稍加固定。

(5)挤压输气球囊打气至肱动脉搏动音消失,水银柱又升高 2.7～4.0 kPa(20～30 mmHg)后,以每秒 0.5 kPa(4 mmHg)左右的速度放气,使水银柱缓慢下降,视线与水银柱所指刻度平行。

(6)在听诊器中听到第一声动脉音时,水银柱所指刻度即为收缩压;当搏动音突然变弱或消失时,水银柱所指的刻度即为舒张压。当变音与消失音之间有差异时,或危重者应记录两个读数。

(7)测量后,驱尽袖带内的空气,解开袖带。安置患者于舒适卧位。

(8)将血压计右倾 45°,关闭气门,气球放在固定的位置,以免压碎玻璃管;关闭血压计盒盖。

(9)用分数式即:收缩压/舒张压 mmHg 记录测得的血压值,如 14.7/9.3 kPa(110/70 mmHg)。

4.注意事项

(1)测血压前,要求安静休息 20～30 分钟,如运动、情绪激动、吸烟、进食等可导致血压偏高。

(2)血压计要定期检查和校正,以保证其准确性,切勿倒置或震动。

(3)打气不可过猛、过高,如水银柱里出现气泡,应调节或检修,不可带着气泡测量。

(4)如所测血压异常或血压搏动听不清时,需重复测量。先将袖带内气体排尽,使水银柱降至"0",稍等片刻再行第二次测量。

(5)对偏瘫、一侧肢体外伤或手术后患者,应在健侧手臂上测量。

(6)排除影响血压值的外界因素,如袖带太窄、袖带过松、放气速度太慢测得的血压值偏高,反之则血压值偏低。

(7)长期测血压应做到四定:定部位、定体位、定血压计、定时间。

（相　云）

第四节 瞳 孔

正常瞳孔双侧等大等圆,直径 2～5 mm。瞳孔的改变在临床上有重要意义,尤其是对神经内、外科患者。瞳孔的变化是人体生理病理状态的重要体征,有时根据瞳孔变化,可对临床某些危重疑难病症做出判断和神经系统的定位分析。

一、异常性瞳孔扩大

(一)双侧瞳孔扩大

两侧瞳孔直径持续在 6 mm 以上,为病理状态。如昏迷患者双侧瞳孔散大,对光反应消失并伴有生命体征明显变化,常为临终前瞳孔表现;枕骨大孔疝患者双侧瞳孔先缩小后散大,直径超过 6 mm,对光反应迟钝或消失;应用阿托品类药物时双侧瞳孔可扩大超过 6 mm,伴有阿托品化的一些表现;另外还见于双侧动眼神经、视神经损害,脑炎、脑膜炎、青光眼等疾病。

(二)一侧瞳孔扩大

一侧瞳孔直径大于 6 mm。常见于小脑幕切迹疝,病侧瞳孔直径先缩小后散大;单侧动眼神经、视神经受损害;艾迪综合征中表现为一侧瞳孔散大,只有在暗处强光持续照射瞳孔才出现缓慢收缩,光照停止后瞳孔缓慢散大(艾迪瞳孔或强直瞳孔);还见于海绵窦综合征,结核性脑膜炎,眶尖综合征等多种疾病。

二、异常性瞳孔缩小

(一)双侧瞳孔缩小

双侧瞳孔直径小于 2 mm。见于有机磷、镇静安眠药物的中毒;脑桥、小脑、脑室出血的患者。

(二)一侧瞳孔缩小

单侧瞳孔直径小于 2 mm。见于小脑幕切迹疝的早期;由脑血管病,延髓、脑桥、颈髓病变引起的霍纳征,表现为一侧瞳孔缩小、眼裂变小、眼球内陷、伴有同侧面部少汗;另外由神经梅毒、多发性硬化眼部带状疱疹等引起的阿罗瞳孔,表现为一侧瞳孔缩小,对光反应消失,调节反射存在。

(三)两侧瞳孔大小不等

两侧瞳孔大小不等是颅内病变指征,如脑肿瘤、脑出血、脑疝等。

(四)瞳孔对光反应改变

瞳孔对光反射的迟钝或消失。常见于镇静安眠药物中毒、颅脑外伤、脑出血、脑疝等疾病,是病情加重的表现。

(杨 燕)

第五章

基础护理操作技术

第一节　休息与睡眠护理

休息与睡眠是人类最基本的生理需要。良好的休息和睡眠如同充分的营养和适度的运动一样,对保持和促进健康起着重要作用。作为护士,必须了解睡眠的分期、影响睡眠的因素及患者的睡眠习惯,切实解决患者的睡眠问题,帮助患者达到可能的最佳睡眠状态。

一、休息

休息是指在一段时间内,通过相对地减少机体活动,使身心放松,处于一种没有紧张和焦虑的松弛状态。休息包括身体和心理两方面的放松,通过休息,可以减轻疲劳和缓解精神紧张。

（一）休息的意义和方式

1.休息的意义

对健康人来说,充足的休息是维持机体身心健康的必要条件;对患者来说,充足的休息是促进疾病康复的重要措施。休息对维护健康具有重要的意义,具体表现如下:①休息可以减轻或消除疲劳,缓解精神紧张和压力。②休息可以维持机体生理调节的规律性。③休息可以促进机体正常的生长发育。④休息可以减少能量的消耗。⑤休息可以促进蛋白质的合成及组织修复。

2.休息的方式

休息的方式是因人而异的,取决于个体的年龄、健康状况、工作性质和生活方式等因素。对不同的人而言,休息有着不同的含义。例如,对从事脑力劳动的人而言,他的休息方式可以是散步、打球、游泳等;而对于从事这些活动的运动员来讲,他的休息反而是读书、看报、听音乐。无论采取何种方式,只要达到缓解疲劳、减轻压力、促进身心舒适和精力恢复的目的,就是有效的休息。在休息的各种形式中,睡眠是最常见也是最重要的一种。

（二）休息的条件

要想得到充足的休息,应满足以下 3 个条件,即充足的睡眠、生理上的舒适和心理上的放松。

1.充足的睡眠

休息的最基本的先决条件是充足的睡眠。充足的睡眠可以促进个体精力和体力的恢复。虽然每个人所需要的睡眠时间有较大的区别,但都有最低限度的睡眠时数,满足了一定的睡眠时数,才能得到充足的休息。护理人员要尽量使患者有足够的睡眠时间和建立良好的睡眠习惯。

2.生理上的舒适

生理上的舒适也就是身体放松,是保证有效休息的前提。因此,在休息之前必须将患者身体上的不适降至最低程度。护理人员应为患者提供各种舒适服务,包括祛除或控制疼痛、提供舒适的体位或姿势、协助患者搞好个人卫生、保持适宜的温湿度、调节睡眠时所需要的光线等。

3.心理上的放松

要得到良好的休息,必须有效地控制和减少紧张和焦虑,心理上才能得到放松。患者由于生病、住院时个体无法满足社会上、职业上或个人角色在义务上的需要,加之住院时对医院环境及医护人员感到陌生,对自身疾病的担忧等,患者常常会出现紧张和焦虑。因此,护理人员应耐心与患者沟通,恰当地运用其知识和技能,提供及时、准确的服务,尽量满足患者的各种需要,才能帮助患者减少紧张和焦虑。

二、睡眠

睡眠是各种休息中最自然、最重要的方式。人的一生中有 1/3 的时间要用在睡眠上。任何人都需要睡眠,通过睡眠可以使人的精力和体力得到恢复,可以保持良好的觉醒状态,这样人才能精力充沛地从事劳动或其他活动。睡眠对于维持人的健康,尤其是促进疾病的康复,具有重要的意义。

(一)睡眠的定义

现代医学界普遍认为睡眠是一种主动过程,是一种知觉的特殊状态。睡眠时,人脑并没有停止工作,只是换了个模式,虽然对周围环境的反应能力降低,但并未完全消失。通过睡眠,人的精力和体力得到恢复,睡眠后可保持良好的觉醒状态。

由此,可将睡眠定义为周期性发生的持续一定时间的知觉的特殊状态,具有不同的时相,睡眠时可相对地不做出反应。

(二)睡眠原理

睡眠是与较长时间的觉醒交替循环的生理过程。目前认为,睡眠由睡眠中枢控制。睡眠中枢位于脑干尾端,它向上传导冲动,作用于大脑皮质(也称上行抑制系统),与控制觉醒状态的脑干网状结构上行激动系统的作用相拮抗,引起睡眠和脑电波同步化,从而调节睡眠与觉醒的相互转化。

(三)睡眠分期

通过脑电图(EEG)测量大脑皮质的电活动,眼电图(EOG)测量眼睛的运动,肌电图(EMG)测量肌肉的状况,发现睡眠的不同阶段脑、眼睛、肌肉的活动处于不同的水平。正常的睡眠周期可分为两个相互交替的不同时相状态,即慢波睡眠和快波睡眠。成人进入睡眠后,首先是慢波睡眠,持续 80~120 分钟后转入快波睡眠,维持 20~30 分钟后,又转入慢波睡眠。整个睡眠过程中有 4~5 次交替,越近睡眠的后期,快波睡眠持续时间越长。两种睡眠时相状态均可直接转为觉醒状态,但在觉醒状态下,一般只能进入慢波睡眠,而不能进入快波睡眠。

1.慢波睡眠

脑电波呈现同步化慢波时相,伴有慢眼球运动,肌肉松弛但仍有一定张力,也称正相睡眠或非快速眼球运动睡眠。在这段睡眠期间,大脑的活动下降到最低,使得人体能够得到完全的舒缓。此阶段又可分为四期。

(1)第Ⅰ期:为入睡期。第Ⅰ期是所有睡眠时相中睡得最浅的一期,常被认为是清醒与睡眠的过渡阶段,仅维持几分钟,很容易被唤醒。此期眼球有着缓慢的运动,生理活动开始减少,同时生命体征和新陈代谢逐渐减缓,在此阶段的人们仍然认为自己是清醒的。

(2)第Ⅱ期:为浅睡期。此阶段的人们已经进入无意识阶段,不过仍可听到声音,仍然容易被唤醒。此期持续 10~20 分钟,眼球不再运动,机体功能继续变慢,肌肉逐渐放松,脑电图偶尔会产生较快的宽大的梭状波。

(3)第Ⅲ期:为中度睡眠期。持续 15~30 分钟。此期肌肉完全放松,心搏缓慢,血压下降,但仍保持正常,难以唤醒并且身体很少移动,脑电图显示梭状波与 δ 波(大而低频的慢波)交替出现。

(4)第Ⅳ期:为深度睡眠期。持续 15~30 分钟。全身松弛,无任何活动,极难唤醒,生命体征比觉醒时明显下降,体内生长激素大量分泌,人体组织愈合加快,遗尿和梦游可能发生,脑电波为慢而高的 δ 波。

2.快波睡眠

快波睡眠也称异相睡眠或快速眼球运动睡眠(rapid eye movement sleep,REM sleep)。此期的睡眠特点是眼球转动很快,脑电波活跃,与觉醒时很难区分。其表现与慢波睡眠相比,是各种感觉功能进一步减退,唤醒阈值提高,极难唤醒,同时骨骼肌张力消失,肌肉几乎完全松弛。此外,这一阶段还会有间断的阵发性表现,如眼球快速运动、部分躯体抽动,同时有心排血量增加、血压上升、心率加快、呼吸加快而不规则等交感神经兴奋的表现。多数在醒来后能够回忆的生动、逼真的梦境都是在此期发生的。

睡眠中的一些时相对人体具有特殊的意义,如在 NREM 第Ⅳ期的睡眠中,机体会释放大量的生长激素来修复和更新上皮细胞和某些特殊细胞,如脑细胞,故慢波睡眠有利于促进生长和体力的恢复。而 REM 睡眠则对于学习记忆和精力恢复似乎很重要。因为在快波睡眠中,脑耗氧量增加,脑血流量增多,且脑内蛋白质合成加快,有利于建立新的突触联系,可加快幼儿神经系统成熟。同时快波睡眠对保持精神和情绪上的平衡最为重要。因为这一时期的梦境都是生动的、充满感情色彩的,此梦境可减轻、缓解精神压力,使人将忧虑的事情从记忆中消除。非快速眼球运动睡眠与快速眼球运动睡眠的比较见表 5-1。

表 5-1　非快速眼球运动睡眠与快速眼球运动睡眠的比较

项目	非快速眼球运动睡眠	快速眼球运动睡眠
脑电图	(1)第Ⅰ期:低电压 α 节律 8~12 次/秒 (2)第Ⅱ期:宽大的梭状波 14~16 次/秒 (3)第Ⅲ期:梭状波与 δ 波交替 (4)第Ⅳ期:慢而高的 δ 波 1~2 次/秒	去同步化快波
眼球运动	慢的眼球转动或没有	阵发性的眼球快速运动
生理变化	(1)呼吸、心率减慢且规则 (2)血压、体温下降 (3)肌肉逐渐松弛 (4)感觉功能减退	(1)感觉功能进一步减退 (2)肌张力进一步减弱 (3)有间断的阵发性表现:心排血量增加,血压升高,呼吸加快且不规则,心率加快
合成代谢	人体组织愈合加快	脑内蛋白质合成加快

续表

项目	非快速眼球运动睡眠	快速眼球运动睡眠
生长激素	分泌增加	分泌减少
其他	第Ⅳ期发生夜尿和梦游	做梦且为充满感情色彩、稀奇古怪的梦
恢复	有利于个体体力的恢复	有利于个体精力的恢复

(四)睡眠周期

对大多数成人而言,睡眠是每 24 小时循环 1 次的周期性程序。一旦入睡,成人每晚经历4～6 个完整的睡眠周期,每个睡眠周期由不同的睡眠时相构成,分别是 NREM 睡眠的 4 个时相和 REM 睡眠,持续60～120 分钟,平均为 90 分钟。睡眠周期各时相按一定的顺序重复出现。这一模式总是从 NREM 第 1 期开始,依次经过第Ⅱ期、第Ⅲ期、第Ⅳ期之后,返回 NREM 的第Ⅲ期然后到第Ⅱ期,再进入 REM 期,当 REM 期完成后,再回到 NREM 的第Ⅱ期(图 5-1),如此周而复始。在睡眠时相周期的任一阶段醒而复睡时,都需要从头开始依次经过各期。

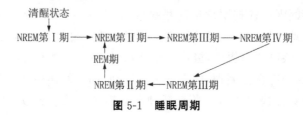

图 5-1 睡眠周期

在睡眠周期中,每一时相所占的时间比例随睡眠的进行而有所改变。一般刚入睡时,个体进入睡眠周期约 90 分钟后才进入 REM 睡眠,随睡眠周期的进展,NREM 第Ⅲ、Ⅳ时相缩短,REM阶段时间延长。在最后一个睡眠周期中,REM 睡眠可达到 60 分钟。因此,大部分 NREM 睡眠发生在上半夜,REM 睡眠则多在下半夜。

(五)影响睡眠的因素

1.生理因素

(1)年龄:通常人睡眠的需要量与其年龄成反比,但有个体差异。新生儿期每天睡眠时间最长,可为 16～20 小时,成人 7～8 小时。

(2)疲劳:适度的疲劳,有助于入睡,但过度的精力耗竭反而会使入睡发生困难。

(3)昼夜节律:"睡眠-觉醒"周期具有生物钟式的节律性,如果长时间频繁地夜间工作或航空时差,就会造成该节律失调,从而影响入睡及睡眠质量。

(4)内分泌变化:妇女月经前期和月经期常出现嗜睡现象,绝经期妇女常失眠,与内分泌变化有关。

(5)寝前习惯:睡前的一些行为习惯,如看报纸杂志、听音乐、喝牛奶、洗热水澡或泡脚等,当这些习惯突然改变或被阻碍进行时,可能使睡眠发生障碍。

(6)食物因素:含有较多 L-色氨酸的食物,如肉类、乳制品和豆类都能促进入睡,缩短入睡时间,是天然的催眠剂;少量饮酒能促进放松和睡眠,但大量饮酒会干扰睡眠,使睡眠变浅;含有咖啡因的浓茶、咖啡及可乐饮用后使人兴奋,即使入睡也容易中途醒来,且总睡眠时间缩短。

2.病理因素

(1)疾病影响:几乎所有疾病都会影响睡眠。例如,各种原因引起的疼痛未能及时缓解时严重影响睡眠,精神分裂症、强迫性神经症等患者常处于过度觉醒状态。生病的人需要更多时间的睡眠来促进机体康复,却往往因为多种症状困扰或特殊的治疗限制而无法获得正常的睡眠。

(2)身体不适:身体的舒适是获得休息与安睡的先决条件,饥饿、腹胀、呼吸困难、憋闷、身体不洁、皮肤瘙痒、体位不适等都是常见的影响睡眠的原因。

3.环境因素

睡眠环境影响睡眠状况,适宜的温湿度、安静、整洁、舒适、空气清新的环境常可增进睡眠,反之则会对睡眠产生干扰。

4.心理因素

焦虑不安、强烈的情绪反应(如恐惧、悲哀、激动、喜悦)、家庭或人际关系紧张等常常影响患者的睡眠。

5.其他

食物摄入多少、体育锻炼情况、某些药物等也会影响睡眠形态。

(六)促进睡眠的护理措施

1.增进舒适

人们在感觉舒适和放松时才能入睡。为了使患者放松,对于一些遭受病痛折磨的患者采用有效镇痛的方法;做好就寝前的晚间护理,如协助患者洗漱、排便;帮助患者处于正确的睡眠姿势,妥善安置身体各部位的导管、引流管,以及牵引、固定等特殊治疗措施。

2.环境控制

人们睡眠时需要的环境条件包括适宜的室温和通风、最低限度的声音、舒适的床和适当的照明。一般冬季室温 18~22 ℃、夏季 25 ℃左右、相对湿度以 50%~60% 为宜;根据患者需要,睡前开窗通风,清除病房内异味,使空气清新;保持病区尽可能地安静,尽量减少晚间交谈;提供清洁、干燥的卧具和舒适的枕头、被服;夜间调节住院单元的灯光。

3.重视心理护理

多与患者沟通交流,找出影响患者休息与睡眠的心理-社会因素,通过鼓励倾诉、正确指导,消除患者紧张和焦虑情绪,恢复平静、稳定的状态,提高休息和睡眠质量。

4.建立休息和睡眠周期

针对患者的不同情况,帮助患者建立适宜的休息和睡眠周期。患者入院后,原有的休息和睡眠规律被打乱,护士应在患者醒时进行评估、治疗和常规护理工作,避免因一些非必需任务而唤醒患者,同时鼓励患者合理安排日间活动,适当锻炼。

5.尊重患者的睡眠习惯

病情允许的情况下,护理人员应尽可能根据患者就寝前的一些个人习惯,选择如提供温热饮料,允许短时间的阅读、听音乐,协助沐浴或泡脚等方式促进睡眠。

6.健康教育

使患者了解睡眠对健康与康复的重要作用,心、身放松的重要意义和一些促进睡眠的常用技巧。与患者一起讨论有关休息和睡眠的知识,分析困扰患者睡眠的因素,针对具体情况给予相应指导,帮助患者建立有规律的生活方式,养成良好的睡眠习惯。

(王加梅)

第二节 清 洁 护 理

清洁是患者的基本需求之一,是维持和获得健康的重要保证,清洁可以清除微生物及污垢,防止细菌繁殖,促进血液循环,有利于体内废物排泄,同时清洁使人感到愉快、舒适。

一、口腔护理

口腔护理的目的有以下几方面。①保持口腔的清洁、湿润,使患者舒适,预防口腔感染等并发症。②防止口臭、口垢,促进食欲,保持口腔的正常功能。③观察口腔黏膜和舌苔的变化、特殊的口腔气味,可提供病情的动态信息,如肝功能不全患者,出现肝臭,常是肝昏迷的先兆。

常用的漱口液有生理盐水、朵贝尔溶液(复方硼酸溶液)、1%～3%过氧化氢溶液、2%～3%硼酸溶液、1%～4%碳酸氢钠溶液、0.02%呋喃西林溶液、0.1%醋酸溶液。

(一)协助口腔冲洗

1.目的

协助口腔术后使用固定器,或对有口腔病变的患者清洁口腔。

2.用物准备

治疗碗、治疗巾、弯盘、生理盐水、朵贝尔溶液、口镜、抽吸设备、压舌板、手电筒、20 mL 空针及冲洗针头。

3.操作步骤

(1)洗手。

(2)准备用物携至患者床旁。

(3)向患者解释。协助患者采取半坐位式,并于胸前铺治疗巾及放置弯盘。①装生理盐水及朵贝尔溶液于溶液盘内,并接上,用 20 mL 注射器抽吸并连接针头。②协助医师冲洗。③冲洗毕,擦干患者嘴巴。④整理用物后洗手。⑤记录。

4.注意事项

为了避免冲洗中弄湿患者,必要时给予手电筒照光,冲洗时需特别注意齿缝、前庭外,若有舌苔,可用压舌板外包纱布予以机械性刮除,冲洗中予以持续性的低压抽吸,必要时协助更换湿衣服。

(二)特殊口腔冲洗

1.用物准备

(1)治疗盘:治疗碗(内盛含有漱口液的棉球 12～16 个,棉球湿度以不能挤出液体为宜;弯血管钳、镊子)、压舌板、弯盘、吸水管、杯子、治疗巾、手电筒,需要时备张口器。

(2)外用药:按需准备,如液状石蜡、冰硼散、西瓜霜、金霉素甘油等,酌情使用。

2.操作步骤

(1)将用物携至床旁,向患者解释以取得合作。

(2)协助患者侧卧,面向护士,取治疗巾,围于颌下,置弯盘于口角边。

(3)先湿润口唇、口角,观察口腔黏膜有无出血、溃疡等现象。对长期应用抗生素、激素者应注意观察有无真菌感染。有活动义齿者,应取下。一般先取上面义齿,后取下面义齿,并放置容器内,用冷开水冲洗刷净,待患者漱口后戴上或浸入清水中备用(昏迷的患者的义齿应浸于清水中保存)。浸义齿的清水应每天更换。义齿不可浸在乙醇或热水中,以免变色、变形和老化。

(4)协助患者用温开水漱口后,嘱患者咬合上下齿,用压舌板轻轻撑开一侧颊部,以弯血管钳夹有漱口液的棉球由内向门齿纵向擦洗。同法擦洗对侧。

(5)嘱患者张口,依次擦洗一侧牙齿上内侧面、上颌面、下内侧面、下颌面,再弧形擦洗一侧颊部。同法擦洗另一侧。洗舌面及硬腭部(勿触及咽部,以免引起恶心)。

(6)擦洗完毕,帮助患者用洗水管以漱口水漱口,漱口后用治疗巾拭去患者口角处水。

(7)口腔黏膜如有溃疡,酌情涂药于溃疡处。口唇干裂可涂擦液状石蜡。

(8)撤去治疗巾,清理用物,整理床单。

3.注意事项

(1)擦洗时动作要轻,特别是对凝血功能差的患者要防止碰伤黏膜及牙龈。

(2)昏迷患者禁忌漱口,需用张口器时,应从臼齿放入(牙关紧闭者不可用暴力张口),擦洗时须用血管钳夹紧棉球,每次1个,防止棉球遗留在口腔内,棉球蘸漱口水不可过湿,以防患者将溶液吸入呼吸道。

(3)传染病患者的用物按隔离消毒原则处理。

二、头发护理

(一)床上梳发

1.目的

梳发、按摩头皮,可促进血液循环,除去污垢和脱落的头发、头屑,使患者清洁舒适和美观。

2.用物准备

治疗巾、梳子、30%乙醇溶液、纸袋(放脱落头发)。

3.操作步骤

(1)铺治疗巾于枕头上,协助患者把头转向一侧。

(2)将头发从中间梳向两边,左手握住一股头发,由发梢逐渐梳到发根。长发或遇有打结时,可将头发绕在示指上慢慢梳理。避免强行梳拉,造成患者疼痛。如头发纠集成团,可用30%乙醇湿润后,再小心梳理,同法梳理另一边。

(3)长发酌情编辫或扎成束,发型尽可能符合患者所好。

(4)将脱落头发置于纸袋中,撤下治疗巾。

(5)整理床单位,清理用物。

(二)床上洗发(橡胶马蹄形垫法)

1.目的

同床上梳发、预防头虱及头皮感染。

2.用物准备

治疗车上备一只橡胶马蹄形垫,治疗盘内放小橡胶单、大、中毛巾各1条,眼罩或纱布、别针、棉球两只(以不吸水棉花为宜)、纸袋、洗发液或肥皂、梳子、小镜子、护肤霜,水壶内盛40~45 ℃热水,水桶(接污水)。必要时备电吹风。

3.操作步骤

(1)备齐用物携至床旁,向患者解释,以取得合作,根据季节关窗或开窗,室温以 24 ℃ 为宜。按需要给予便盆。移开床旁桌椅。

(2)垫小橡胶单及大毛巾于枕上,松开患者衣领向内反折,将中毛巾围于颈部,以别针固定。

(3)协助患者斜角仰卧,移枕于肩下,患者屈膝,可垫膝枕于两膝下,使患者体位安全舒适。

(4)置马蹄形垫垫于患者后颈部,使患者颈部枕于突起处,头在槽中,槽形下部接污水桶。

(5)用棉球塞两耳,用眼罩或纱布遮盖双眼或嘱患者闭上眼。

(6)洗发时先用两手掬少许水于患者头部试温,询问患者感觉,以确定水温是否合适,然后用水壶倒热水充分湿润头发,倒洗发液于手掌上,涂遍头发,用指尖揉搓头皮和头发,用力要适中,揉搓方向由发际向头顶部,使用梳子除去落发,置于纸袋中,用热水冲洗头发,直到冲净为止。观察患者的一般情况,注意保暖,洗发完毕,解下颈部毛巾,包住头发,一手托头,一手撤去橡胶马蹄垫。除去耳内棉球及眼罩,用患者自备的毛巾擦干脸部,酌情使用护肤霜。

(7)帮助患者卧于床正中,将枕、橡胶单、浴巾一起自肩下移至头部,用包头的毛巾揉搓头发,再用大毛巾擦干或电风吹干。梳理成患者习惯的发型,撤去上述用物。

(8)整理床单,清理用物。

4.注意事项

(1)要随时观察患者的病情变化,如脉搏、呼吸、血压有异常时应立即停止操作。

(2)注意室温和水温,及时擦干头发,防止患者受凉。

(3)防止水流入眼及耳内,避免沾湿衣服和床单。

(4)衰弱患者不宜洗发。

三、皮肤清洁与护理

(一)床上擦浴

1.用物准备

治疗车上备面盆两只、水桶两只(一桶盛热水,水温在 50～52 ℃,并按年龄、季节、习惯,增减水温,另一桶接污水)、治疗盘(内置小毛巾两条、大毛巾、浴皂、梳子、小剪刀、50％乙醇、爽身粉)、清洁衣裤、被服。另备便盆、便盆布和屏风。

2.操作步骤

(1)推治疗车至床边,向患者解释,以取得合作。

(2)将用物放在便于操作处,关好门窗调节室温,用屏风或拉布遮挡患者,按需给予便盆。

(3)将脸盆放于床边桌上,倒入热水 2/3 满,测试水温,根据病情放平床头及床尾支架,松开床尾盖被。

(4)将微湿小毛巾包在右手上,为患者洗脸及颈部,左手扶患者头顶部,先擦眼,然后像写"3"字样,依次擦洗一侧额部、颊部、鼻翼部、人中、耳后下颌,直至颈部。同法另一侧。用较干毛巾依次擦洗一遍,注意擦净耳郭,耳后及颈部皮肤。

(5)为患者脱下衣服,在擦洗部位下面铺上浴巾,按顺序擦洗两上肢、胸腹部。协助患者侧卧,背向护士依次擦洗后颈部、背臀部,为患者换上清洁裤子。擦洗中,根据情况更换热水,注意擦净腋窝及腹股沟等处。

(6)擦洗的方法为先用涂肥皂的小毛巾擦洗,再用湿毛巾擦去皂液。清洗毛巾后再擦洗,最后用浴巾边按摩边擦干。动作要敏捷,为取得按摩效果,可适当用力。

(7)擦洗过程中,如患者出现寒战、面色苍白等病情变化时,应立即停止擦浴,给予适当的处理,同时注意观察皮肤有无异常。擦洗毕,可在骨突处用50%乙醇做按摩,扑上爽身粉。

(8)整理床单,必要时梳发、剪指甲及更换床单。

(9)如有特殊情况,需做记录。

3.注意事项

护士操作时,要站在擦浴的一边,擦洗完一边后再转至另一边,站立时两脚要分开,重心应在身体中央或稍低处,拿水盆时,盆要靠近身边,减少体力消耗;操作时要体贴患者,保护患者自尊,动作要敏捷、轻柔,减少翻动和暴露,防止受凉。

(二)压疮的预防及护理

压疮是指机体局部组织由于长期受压,血液循环障碍,造成组织缺氧、缺血、营养不良而致的溃烂和坏死。导致活动受限的因素一般都会增加压疮的发生。常见的因素有压力、剪力、摩擦力、潮湿等。好发部位为枕部、耳郭、肩胛部、肘部、骶尾部、髋部、膝关节内外侧、外踝、足跟。

1.预防措施

预防压疮在于消除其发生的原因。因此,要求做到勤翻身、勤按摩、勤整理、勤更换。交班时要严格细致的交接局部皮肤情况及护理措施。

(1)避免局部长期受压:①鼓励和协助卧床患者经常更换卧位,使骨骼突出部位交替的受压,翻身间隔时间应根据病情及局部受压情况而定。一般2小时翻身1次,必要时1小时翻身1次,建立床头翻身记录卡。②保护骨隆突处和支持身体空隙处,将患者体位安置妥当后,可在身体空隙处垫软枕、海绵垫。需要时可垫海绵垫、气垫褥、水褥等,使支持体重的面积宽而均匀,作用于患者身上的正压及作用力分布在一个较大的面积上,从而降低在隆突部位皮肤上所受的压强。③对使用石膏、夹板、牵引的患者,衬垫应平整、松软适度,尤其要注意骨骼突起部位的衬垫,要仔细观察局部皮肤和肢端皮肤颜色改变的情况,认真听取患者反映,适当给予调节,如发现石膏绷带凹凸不平,应立即报告医师,及时修正。

(2)避免潮湿、摩擦及排泄物的刺激:①保持皮肤清洁干燥。大小便失禁、出汗及分泌物多的患者应及时擦干,以保护皮肤免受刺激。床铺要经常保持清洁干燥,平整无碎屑,被服污染要随时更换。不可让患者直接卧于橡胶单上。小儿要勤换尿布。②不可使用破损的便盆,以防擦伤皮肤。

(3)增进局部血液循环:对易发生压疮的患者,要常检查,用温水擦澡、擦背或用湿毛巾行局部按摩。手法按摩包括以下2种。①全背按摩:协助患者俯卧或侧卧,露出背部,先以热水进行擦洗,再以两手或一手沾上少许50%乙醇按摩。按摩者斜站在患者右侧,左腿弯曲在前,右腿伸直在后,从患者骶尾部开始,沿脊柱两侧边缘向上按摩(力量要能够刺激肌肉组织)至肩部时用环状动作。按摩后,手再轻轻滑至尾骨处。此时,左腿伸直,右腿弯曲,如此有节奏按摩数次,再用拇指指腹由骶尾部开始沿脊柱按摩至第7颈椎。②受压处局部按摩:沾少许50%乙醇,以手掌大、小鱼际紧贴皮肤,压力均匀向心方向按摩,由轻至重,由重至轻,每次3~5分钟。

电动按摩器按摩:电动按摩器是依靠电磁作用,引导治疗器头震动,以代替各种手法按摩,操作者持按摩器根据不同部位选择合适的按摩头,紧贴皮肤,进行按摩。

(4)增进营养的摄入:营养不良是导致压疮的内因之一,又可影响压疮的愈合。蛋白质是身体修补组织所必需的物质,维生素也可促进伤口愈合,因此在病情允许时可给予高蛋白、高维生素膳食,以增进机体抵抗力和组织修复能力。此外,适当补充矿物质,可促进慢性溃疡的愈合。

2.压疮的分期及护理

(1)淤血红润期:为压疮初期,局部皮肤受压或受到潮湿刺激后,开始出现红、肿、热、麻木或有触痛。此期要及时除去致病原因,加强预防措施,如增加翻身次数及防止局部继续受压、受潮。

(2)炎性浸润期:红肿部位如果继续受压,血液循环仍得不到改善,静脉回流受阻,局部静脉淤血,受压表面呈紫红色,皮下产生硬结,表面有水疱形成,对未破小水疱要减少摩擦,以防破裂感染,让其自行吸收,大水疱用无菌注射器抽出泡内液体,涂以消毒液,用无菌敷料包扎。

(3)溃疡期:静脉血液回流受到严重障碍,局部淤血致血栓形成,组织缺血缺氧。轻者,浅层组织感染,脓液流出,溃疡形成;重者,坏死组织发黑,脓性分泌物增多,有臭味,感染向周围及深部扩展,可达骨骼,甚至可引起败血症。

四、会阴部清洁卫生的实施

(一)目的

保持清洁,清除异味,预防或减轻感染、增进舒适、促进伤口愈合。

(二)用物准备

便盆、屏风、橡胶单、中单、清洁棉球、大量杯、镊子、浴巾、毛巾、水壶(内盛50~52 ℃的温水)、清洁剂或呋喃西林棉球。

(三)操作方法

1.男性患者会阴的护理

(1)携用物至患者床旁,核对后解释。

(2)患者取仰卧位。为遮挡患者可将浴巾折成扇形盖在患者的会阴部及腿部。

(3)戴上清洁手套,一手提起阴茎,一手取毛巾或用呋喃西林棉球擦洗阴茎头部、下部和阴囊。擦洗肛门时,患者可取侧卧位,护士一手将臀部分开,一手用浴巾将肛门擦洗干净。

(4)为患者穿好衣裤,根据情况更换衣、裤、床单。整理床单位,患者取舒适卧位。

(5)整理用物,清洁整齐,记录。

2.女性患者会阴部护理

(1)用物至患者床旁,核对后解释。

(2)患者取仰卧位。为遮挡患者可将浴巾折成扇形盖在患者的会阴部及腿部。

(3)先将橡胶单及中单置于患者臀下,再置便盆于患者臀下。

(4)护士一手持装有温水的大量杯,一手持夹有棉球的大镊子,边冲水边用棉球擦洗。

(5)冲洗后擦干各部位。撤去便盆及橡胶单和中单。

(6)为患者穿好衣裤,根据情况更换衣、裤、床单。整理床单位,患者取舒适卧位。

(7)整理用物,清洁整齐,记录。

(四)注意事项

(1)操作前应向患者说明目的,以取得患者的合作。

(2)在执行操作的原则上,尽可能尊重患者习惯。

(3)注意遮挡患者,保护患者隐私。

(4)冲洗时从上至下。

(5)操作完毕应及时记录所观察到的情况。

(程丽鹏)

第三节　铺　床　法

病床是病室的主要设备,是患者睡眠与休息的必须用具。患者尤其是卧床患者与病床朝夕相伴,因此,床铺的清洁、平整和舒适,可使患者心情舒畅,增强治愈疾病的自信心,并可预防并发症的发生。

铺床总的要求为舒适、平整、安全、实用、节时、节力。常用的病床有以下 3 种。①钢丝床:有的可通过支起床头、床尾(二截或三截摇床)而调节体位,有的床脚下装有小轮,便于移动。②木板床:为骨科患者所用。③电动控制多功能床:患者可自己控制升降或改变体位。

病床及被服类规格要求包括以下几项。①一般病床:高 60 cm,长 200 cm,宽 90 cm。②床垫:长宽与床规格同,厚 9 cm。以棕丝制作垫芯为好,也可用橡胶泡沫,塑料泡沫作垫芯,垫面选帆布制作。③床褥:长宽同床垫,一般以棉花作褥芯,棉布作褥面。④棉胎:长 210 cm,宽 160 cm。⑤大单:长 250 cm,宽 180 cm。⑥被套:长 230 cm,宽 170 cm,尾端开口缝四对带。⑦枕芯:长 60 cm,宽 40 cm,内装木棉或高弹棉、锦纶丝绵,以棉布作枕面。⑧枕套:长 65 cm,宽 45 cm。⑨橡胶单:长 85 cm,宽 65 cm,两端各加白布 40 cm。⑩中单:长 85 cm,宽 170 cm。以上各类被服均以棉布制作。

一、备用床

(一)目的

铺备用床为准备接受新患者和保持病室整洁美观。

(二)用物准备

床、床垫、床褥、枕芯、棉胎或毛毯、大单、被套或衬单及罩单、枕套。

(三)操作方法

1.被套法

(1)将上述物品置于护理车上,推至床前。

(2)移开床旁桌,距床 20 cm,并移开床旁椅置床尾正中,距床 15 cm。

(3)将用物按铺床操作的顺序放于椅上。

(4)翻床垫:自床尾翻向床头或反之,上缘紧靠床头。床褥铺于床垫上。

(5)铺大单:取折叠好的大单放于床褥上,使中线与床的中线对齐,并展开拉平,先铺床头后铺床尾。①铺床头:一手托起床头的床垫,一手伸过床的中线将大单塞于床垫下,将大单边缘向上提起呈等边三角形,下半三角平整塞于床垫下,再将上半三角翻下塞于床垫下。②铺床尾:至床尾拉紧大单,一手托起床垫,一手握住大单,同法铺好床角。③铺中段:沿床沿边拉紧大单中部边沿,然后,双手掌心向上,将大单塞于床垫下。④至对侧:同法铺大单。

(6)套被套方法包括以下 2 种。①S 形式套被套法(图 5-2):被套正面向外使被套中线与床中线对齐,平铺于床上,开口端的被套上层倒转向上约 1/3。棉胎或毛毯竖向三折,再按 S 形横向三折。将折好的棉胎置于被套开口处,底边与被套开口边平齐。拉棉胎上边至被套封口处,并将竖折的棉胎两边展开与被套平齐(先近侧后对侧)。盖被上缘距床头 15 cm,至床尾逐层拉平盖被,系好带子。边缘向内折叠与床沿平齐,尾端掖于床垫下。同上法将另一侧盖被整理好。

②卷筒式套被套法(图5-3):被套正面向内平铺于床上,开口端向床尾,棉胎或毛毯平铺在被套上,上缘与被套封口边齐,将棉胎与被套上层一并由床尾卷至床头(也可由床头卷向床尾),自开口处翻转,拉平各层,系带,余同S形式。

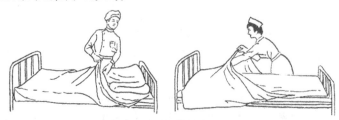

图5-2 S形式套被套法

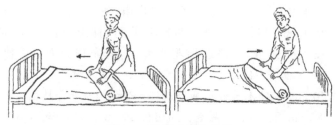

图5-3 卷筒式套被套法

(7)套枕套:于椅上套枕套,使四角充实,系带子,平放于床头,开口背门。

(8)移回桌椅,检查床单,保持整洁。

2.被单法

(1)移开床旁桌、椅,翻转床垫、铺大单,同被套法。

(2)将反折的大单(衬单)铺于床上,上端反折10 cm,与床头齐,床尾按铺大单法铺好床尾。

(3)棉胎或毛毯平铺于衬单上,上端距床头15 cm,将床头衬单反折于棉胎或毛毯上,床尾同大单铺法。

(4)铺罩单,正面向上对准床中线,上端与床头齐,床尾处则折成斜45°,沿床边垂下。转至对侧,先后将衬单、棉胎及罩单同上法铺好。

(5)余同被套法。

(四)注意事项

(1)铺床前先了解病室情况,若患者进餐或做无菌治疗时暂不铺床。

(2)铺床前要检查床各部分有无损坏,若有则修理后再用。

(3)操作中要使身体靠近床边,上身保持直立,两腿前后分开稍屈膝以扩大支持面增加身体稳定性,既省力又能适应不同方向操作。同时手和臂的动作要协调配合,尽量用连续动作,以节省体力消耗,并缩短铺床时间。

(4)铺床后应整理床单及周围环境,以保持病室整齐。

二、暂空床

(一)目的

铺暂空床供新入院的患者或暂离床活动的患者使用,保持病室整洁美观。

（二）用物准备

同备用床,必要时备橡胶中单、中单。

（三）操作方法

（1）将备用床的盖被四折叠于床尾。若被单式,在床头将罩单向下包过棉胎上端,再翻上衬单做 25 cm 的反折,包在棉胎及罩单外面。然后将罩单、棉胎、衬单一并四折,叠于床尾。

（2）根据病情需要铺橡胶中单、中单。中单上缘距床头 50 cm,中线与床中线对齐,床沿的下垂部分一并塞床垫下。至对侧同上法铺好。

三、麻醉床

（一）目的

（1）铺麻醉床便于接收和护理术后患者。

（2）使患者安全、舒适,预防并发症。

（3）防止被褥污染并便于更换。

（二）用物准备

1.被服类

同备用床,另加橡胶中单、中单两条。弯盘、纱布数块、血压计、听诊器、护理记录单、笔。根据手术情况备麻醉护理盘或急救车上备麻醉护理用物。

2.麻醉护理盘用物

治疗巾内置张口器、压舌板、舌钳、牙垫、通气导管、治疗碗、镊子、输氧导管、吸痰导管、纱布数块。治疗巾外放电筒、胶布等。必要时备输液架,吸痰器、氧气筒、胃肠减压器等。天冷时无空调设备应备热水袋及布套各 2 只、毯子。

（三）操作方法

（1）拆去原有枕套、被套、大单等。

（2）按使用顺序备齐用物至床边,放于床尾。

（3）移开床旁桌椅等同备用床。

（4）同暂空床铺好一侧大单、中段橡胶中单、中单及上段橡胶中单、中单,上段中单与床头齐。转至对侧,按上法铺大单、橡胶中单、中单。

（5）铺盖被包括以下内容。①被套式:盖被头端两侧同备用床,尾端系带后向内或向上折叠与床尾齐,将向门口一侧的盖被三折叠于对侧床边。②被单式:头端铺法同暂空床,下端向上反折和床尾齐,两侧边缘向上反折同床沿齐,然后将盖被折叠于一侧床边。

（6）套枕套后将枕头横立于床头,以防患者躁动时头部碰撞床栏而受伤(图 5-4)。

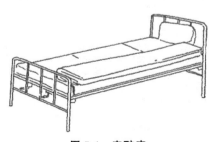

图 5-4　麻醉床

(7)移回床旁桌,椅子放于接受患者对侧床尾。

(8)麻醉护理盘置于床旁桌上,其他用物放于妥善处。

(四)注意事项

(1)铺麻醉床时,必须更换各类清洁被服。

(2)床头一块橡胶中单、中单可根据病情和手术部位需要铺于床头或床尾。若下肢手术者将单铺于床尾,头胸部手术者铺于床头。全麻手术者为防止呕吐物污染床单则铺于床头。而一般手术者,可只铺床中部中单即可。

(3)患者的盖被根据医院条件增减。冬季必要时可置热水袋两只加布套,分别放于床中部及床尾的盖被内。

(4)输液架、胃肠减压器等物放于妥善处。

四、卧有患者床

(一)扫床法

1.目的

(1)使病床平整无皱褶,患者睡卧舒适,保持病室整洁美观。

(2)随扫床操作协助患者变换卧位,又可预防压疮及坠积性肺炎。

2.用物准备

护理车上置浸有消毒液的半湿扫床巾的盆,扫床巾每床1块。

3.操作方法

(1)备齐用物,推护理车至患者床旁,向患者解释,以取得合作。

(2)移开床旁桌椅,半卧位患者,若病情许可,暂将床头、床尾支架放平,以便操作。若床垫已下滑,须上移与床头齐。

(3)松开床尾盖被,助患者翻身侧卧背向护士,枕头随患者翻身移向对侧。松开近侧各层被单,取扫床巾分别扫净中单、橡胶中单后搭在患者身上。然后自床头至床尾扫净大单上碎屑,注意枕下及患者身下部分各层应彻底扫净,最后将各单逐层拉平铺好。

(4)助患者翻身侧卧于扫净一侧,枕头也随之移向近侧。转至对侧,以上法逐层扫净拉平铺好。

(5)助患者平卧,整理盖被,将棉胎与被套拉平,掖成被筒,为患者盖好。

(6)取出枕头,揉松,放于患者头下,支起床上支架。

(7)移回床旁桌椅,整理床单位,保持病室整洁美观,向患者致谢意。

(8)清理用物,归回原处。

(二)更换床单法

1.目的

(1)使病床平整无皱褶,患者睡卧舒适,保持病室整洁美观。

(2)随扫床操作协助患者变换卧位,又可预防压疮及坠积性肺炎。

2.用物准备

清洁的大单、中单、被套、枕套,需要时备患者衣裤。护理车上置浸有消毒液的半湿扫床巾的盆,扫床巾每床1块。

3.操作方法

(1)适用于卧床不起,病情允许翻身者(图 5-5)。①备齐用物推护理车至患者床旁,向患者解释,以取得合作。移开床旁桌椅,半卧位患者,若病情许可,暂将床头、床尾支架放平,以便操作。若床垫已下滑,须上移与床头齐。清洁的被服按更换顺序放于床尾椅上。②松开床尾盖被,协助患者侧卧,背向护士,枕头随之移向对侧。③松开近侧各单,将中单卷入患者身下,用扫床巾扫净橡胶中单上的碎屑,搭在患者身上再将大单卷入患者身下,扫净床上碎屑。④取清洁大单,使中线与床中线对齐。将对侧半幅卷紧塞于患者身近侧,半幅自床头、床尾、中部先后展平拉紧铺好,放下橡胶中单,铺上中单(另一半卷紧塞于患者身下),两层一并塞入床垫下铺平。移枕头并协助患者翻身面向护士。转至对侧,松开各单,将中单卷至床尾大单上,扫净橡胶中单上的碎屑后搭于患者身上,然后将污大单从床头卷至床尾与污中单一并丢入护理车污衣袋或护理车下层。⑤扫净床上碎屑,依次将清洁大单、橡胶中单、中单逐层拉平,同上法铺好。助患者平卧。⑥解开污被套尾端带子,取出棉胎盖在污被套上,并展平。将清洁被套铺于棉胎上(反面在外),两手伸入清洁被套内,抓住棉胎上端两角,翻转清洁被套,整理床头棉被,一手抓棉被下端,一手将清洁被套往下拉平,同时顺手将污棉套撤出放入护理车污衣袋或护理车下层。棉被上端可压在枕下或请患者抓住,然后至床尾逐层拉平后系好带子,掖成被筒为患者盖好。⑦一手托起头颈部,一手迅速取出枕头,更换枕套,协助患者枕好枕头。⑧清理用物,归回原处。

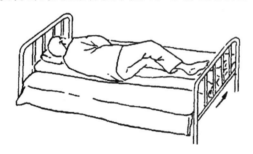

图 5-5 卧有允许翻身患者床换单法

(2)适用于病情不允许翻身的侧卧患者(图 5-6)。①备齐用物推护理车至患者床旁,向患者解释,以取得合作。移开床旁桌椅,半卧位患者,若病情许可,暂将床头、床尾支架放平,以便操作。若床垫已下滑,需上移与床头齐。清洁的被服按更换顺序放于床尾椅上。②2 人操作。一人一手托起患者头颈部,另一人一手迅速取出枕头,放于床尾椅上。松开床尾盖被,大单、中单及橡胶中单。从床头将大单横卷成筒式至肩部。③将清洁大单横卷成筒式铺于床头,大单中线与床中线对齐,铺好床头大单。一人抬起患者上半身(骨科患者可利用牵引架上拉手,自己抬起身躯),将污大单、橡胶中单、中单一起从床头卷至患者臀下,同时另一人将清洁大单也随着污单拉至臀部。④放下上半身,一人托起臀部,一人迅速撤出污单,同时将清洁大单拉至床尾,橡胶中单放在床尾椅背上,污单丢入护理车污衣袋或护理车下层,展平大单铺好。⑤一人套枕套为患者枕好。一人备橡胶中单、中单,并先铺好一侧,余半幅塞患者身下至对侧,另一人展平铺好。⑥更换被套、枕套同方法一,两人合作更换。

(3)盖被为被单式更换衬单和罩单的方法:①将床头污衬单反折部分翻至被下,取下污罩单丢入污衣袋或护理车下层。②铺大单(衬单)于棉胎上,反面向上,上端反折 10 cm,与床头齐。③将棉胎在衬单下由床尾退出,铺于衬单上,上端距床头 15 cm。④铺罩单,正面向上,对准中线,上端和床头齐。⑤在床头将罩单向下包过棉胎上端,再翻上衬单做 25 cm 的反折,包在棉胎和罩单的外面。⑥盖被上缘压于枕下或请患者抓住,在床尾撤出衬单,并逐层拉平铺好床尾,注意松紧,以防压迫足趾。

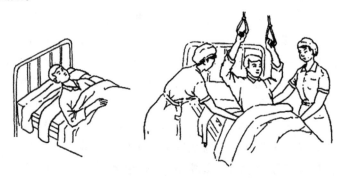

图 5-6　卧有不允许翻身患者床换单法

4.注意事项

(1)更换床单或扫床前,应先评估患者及病房环境是否适宜操作。需要时应关闭门窗。

(2)更换床单时注意保暖,动作敏捷,勿过多翻动和暴露患者,以免患者过劳和受凉。

(3)操作时要随时注意观察病情。

(4)患者若有输液管或引流管,更换床单时可从无管一侧开始,操作较为方便。

(5)撤下的污单切勿丢在地上或他人床上。

(程丽鹏)

第四节　床 上 擦 浴

一、目的

皮肤覆盖于人体表面,是身体最大的器官。完整的皮肤还具有保护机体、调节体温、吸收、分泌、排泄及感觉等功能,是抵御外界有害物质入侵的第一道屏障。皮肤的新陈代谢迅速,其代谢产物如皮脂、汗液及表皮碎屑等能与外界细菌及尘埃结合成污垢,黏附于皮肤表面,如不及时清除,可刺激皮肤,降低皮肤的抵抗力,以致破坏其屏障作用,成为细菌入侵的门户,造成各种感染。因此,去除皮肤污垢,消除令人不快的身体异味,保持皮肤清洁,促进患者机体放松,增进患者舒适及活动度,防止肌肉挛缩和关节僵硬等并发症,刺激皮肤血液循环,增加皮肤的排泄功能,防御皮肤感染和压疮的发生。适用于病情较重、长期卧床或使用石膏、牵引、卧床、生活不能自理及无法自行沐浴的患者。

皮肤的清洁与护理有助于维持机体的完整性,给机体带来舒适感,可预防感染发生,防止压疮及其他并发症。

二、准备

(一)物品准备

1.治疗盘内

浴巾、毛巾各 2 条、沐浴液或浴皂、小剪刀、梳子、50％乙醇、护肤用品(爽身粉、润肤剂)、一次性油布 1 条、手套。

2.治疗盘外

面盆 2 个,水桶 2 个(一桶内盛 50～52 ℃的温水,并按年龄、季节和生活习惯调节水温;另一桶接盛污水用),清洁衣裤和被服,另备便盆、便盆巾和屏风。

(二)患者、操作人员及环境准备

患者了解床上擦浴目的、方法、注意事项及配合要点,根据需要协助患者使用便器排便,避免温水擦洗中引起患者排尿和排便反射,调整情绪,指导或协助患者取舒适体位。操作人员应衣帽整齐,修剪指甲,洗手,戴口罩。环境安静、整洁、关闭门窗,室温控制在 22～26 ℃,必要时备屏风。

三、评估

(1)评估病情、治疗情况、意识、心理状态、卫生习惯及合作度。

(2)患者皮肤情况,有无感染、破损及并发症、肢体活动度、自理能力。

(3)向患者解释床上擦浴的目的、方法、注意事项及配合要点。

四、操作步骤

(1)根据医嘱,确认患者,了解病情。

(2)向患者解释说明目的、过程及方法。解除患者紧张情绪,使患者有安全感,取得合作。

(3)拉布幔或屏风遮挡患者,预防受凉并保护患者隐私,使患者身心放松。

(4)面盆内倒入 50～52 ℃温水约 2/3 处或根据患者的习惯调节水温。

(5)根据病情摇平床头及床尾支架,松开床尾盖被,放平靠近操作者的床挡,将患者身体移向床沿,尽量靠近操作者,确保患者舒适,利用人体力学原理,减少操作过程中机体的伸展和肌肉紧张及疲劳度。

(6)戴手套,托起头颈部,将浴巾铺在枕头上,另一浴巾放在患者胸前(每擦一处均应在其下面铺浴巾,保护床单位,并用浴毯遮盖好擦洗周围的暴露部位),防止枕头和被褥弄湿。

(7)毛巾放入温水中浸透,拧至半干叠成手套状,包在操作者手上,用毛巾不同面,先擦患者眼部按由内眦到外眦依次擦干眼部,再用较干的毛巾擦洗一遍。毛巾折叠能提高擦洗效果,同时保持毛巾的温度。

(8)操作者一手轻轻固定患者头部,用洗面乳或香皂(根据患者习惯选择),依次擦洗患者额部、鼻翼、颊部、耳郭、耳后直至额下、颈部,再用清水擦洗,然后再用较干毛巾擦洗一遍。褶皱部应重复擦洗,如额下、颈部位、耳郭、耳后。

(9)协助患者脱下上衣,置治疗车下层。按先近侧后对侧,先擦洗双上肢(上肢由远心端向近侧擦洗,避免静脉回流),再擦洗胸腹部顺序(腹部以脐为中心,从右向左顺结肠走向擦洗,乳房处环形擦洗)。先用涂浴皂的湿毛巾擦洗,再用湿毛巾擦净皂液,清洗拧干毛巾后再擦洗干,最后用大浴巾边按摩边擦干。根据需要随时调节更换水温。擦洗过程中注意观察患者病情及皮肤情况,患者出现寒战、面色苍白时,应立即停止擦洗,给予适当处理。

(10)协助患者侧卧,背向操作者,浴巾一底一盖置患者擦洗部下及暴露部,依次进行擦洗后劲、背、臀部。背部及受压部位可用50%乙醇做皮肤按摩,促进血液循环,防止并发症发生。根据季节扑爽身粉。

(11)协助患者更换清洁上衣,一般先穿远侧上肢,再穿近侧、患侧,再穿健侧,可减少关节活动,避免引起患者疼痛不适。及时用棉被盖好胸、腹部,避免受凉。

(12)更换水、盆、毛巾,擦洗患者下肢、足部背侧,患者平卧,脱下裤子后侧卧,脱下衣物置治疗车下层,将浴巾纵向垫在下肢,浴巾盖于会阴部及下肢前侧,依次从踝部向膝关节、大腿背侧顺序擦洗。

(13)协助患者平卧,擦洗两下肢、膝关节处、大腿前侧部位。

(14)更换温水、盆、毛巾,擦洗会阴部、肛门处(注意肛门部皮肤的褶皱处擦洗干净,避免分泌物滞留,细菌滋生),撤去浴巾,为患者换上干净裤子。

(15)更换温水、盆、毛巾,协助患者移向近侧床边,盆移置足下,盆下铺一次性油布或将盆放于床旁椅上,托起患者小腿部屈膝,将患者双脚同时或先后浸泡于盆内,浸泡片刻软化角质层,洗清双足,擦干足部。

(16)根据需要修剪指甲,足部干裂者涂护肤品,防止足部干燥和粗糙。

(17)为患者梳头,维护患者个人形象,整理床单位,必要时更换床单。

(18)协助患者取舒适体位后,开窗换气。

(19)整理用物,进行清洁消毒处理,避免致病菌的传播。

(20)洗手、记录。

五、注意事项

(1)按擦浴顺序、步骤和方法进行。

(2)擦洗眼部时,尽量避免浴皂,防止对眼部刺激。

(3)操作过程中注意观察患者的病情变化,保持与患者沟通,询问患者感受。

(4)擦洗动作要轻柔、利索,尽量注意少搬动、少暴露患者,注意保暖。

(5)擦洗时注意褶皱处如额下、颈部、耳郭、耳后、腋窝、指间、乳房下褶皱处、脐部、腹股沟、肛周等要擦洗干净。

(6)肢体有损伤者,应先脱健侧衣裤后脱患侧,穿时应先穿患侧后穿健侧,避免患者关节过度活动,引起疼痛和损伤。

六、压疮的预防及护理

压疮是身体局部组织长期受压,血液循环障碍,局部组织持续缺血、缺氧、营养缺乏引起的组织破损和坏死。压疮可造成从表皮到皮下组织、肌肉,以致引起骨骼和骨关节的破坏,严重者可继发感染,引起败血症导致死亡。因此,护理人员要注意对患者进行压疮危险因素的评估,特别是对高危险人群要早预防、早发现、早治疗。适当的活动是预防压疮的最佳途径。

(一)压疮预防

1.避免局部组织长期受压

经常翻身是卧床患者最简单而有效地解除压力的方法。对能自行翻身的患者,应鼓励和定时督促或协助翻身。当患者不能自主活动时,如昏迷、瘫痪患者,自主活动受到很大限制的患者,如高龄、体衰、多发伤患者及有感觉障碍时,自主进行活动受限,导致个人自理能力下降,使受压部位破溃的可能性增加。通常昏迷、脊髓受伤或糖尿病患者是压疮发生的潜在因素,应做到定时翻身,翻身时必须使患者保持处于稳定平衡的姿势,防止患者倾倒造成摔伤、扭伤及呼吸不畅等。意识的改变及感觉障碍患者在体位变换时的不当体位,造成关节处、骨突隆起处,如股骨的大转子结节更突出于体表,可使骨突起部位承受更多的压力,产生骨突起部位严重的血液循环障碍。所以患者取侧卧位时,应屈髋屈膝,两腿前后分开,身体下面的臂向前略伸,身体上面的臂前伸与腋为30°,增大受压面积的同时,使患者身体下半身处于髂前上棘与股骨大转子及下腿膝外侧所形成的三角平面内,防止体重集中压迫到髂前上棘一点上,保持身体稳定平衡,防止压疮发生。翻身间隔时间可根据病情及受压部位皮肤状况而定,至少每2个小时翻身1次,必要时每30分钟到1小时1次。并建立床头翻身卡,记录翻身时间、患者的体位及皮肤情况。翻身后应采取软枕予以支撑,极度衰弱和肢体瘫痪的患者,可使用肢体架或其他设备架空骨突出部,支持身体空隙处,防止对肢体压迫造成伤害。

2.避免摩擦力和剪切力

在协助患者翻身、更换床单、衣服及搬动患者时,要注意患者身体各个部分的位置,要抬起患者的身体,尤其是臀部要抬高,禁止拖、拉、拽等损伤皮肤。可以用吊架或提床单式的方式使患者变换体位,皮肤与床单之间不发生皮肤摩擦。患者需在床上解决大小便,使用便盆时应把患者臀部抬高,不可硬塞、硬拉,在便盆上垫软纸或布垫。患者取头高或取半卧位时,床头抬高<30°防止患者身体下滑,产生剪切力和骶部受压,同时在骶尾部垫棉垫圈,使骶尾部处于悬空,借助臀部丰富的皮下脂肪代替骶骨承担身体体重。

3.病情危重者

病情危重者及其他原因不宜翻身时,局部可用环形棉垫、海绵垫、枕头、高分子人工脂肪垫等,缓解骨隆突处压力。如压点移动性气垫,就是利用黑白充气囊交替膨胀与收缩,以此来移动压迫点分散体压。此外还有灌水垫、电动式气垫等,气垫床褥通过床垫气囊中的不同气流压力来分散患者身体受压部位,同时在身体空隙处垫海绵垫及软枕,增加受压面积,均能起到分散压力的效应。但都不能完全依赖用具,仍要强调定时翻身,预防受压。同时对局部受压部位按摩,对已压红部位禁止按摩,按摩反而会加重皮肤的损伤。方法为50%乙醇或50%红花乙醇,涂抹患处,用手掌大小鱼肌处贴紧患处,均匀按向心方向,由轻到重,再由重到轻,按摩5分钟左右,加快血液循环,可有效预防压疮的发生。

4.保护组织避免受不良刺激

皮肤经常受到潮湿或排泄物刺激,皮肤表皮保护能力下降,局部剪切力和摩擦力增大,因此增加受压组织发生压疮的概率。老年人皮肤褶皱多,加之汗液、大小便失禁导致皮肤软化,应特别注意防止擦伤、撕裂。保持患者皮肤和床单位清洁、干燥、平整、无皱,直接接触的内衣要柔软,帮患者翻身要用力抬起,不能拖、推,以免擦伤。另外要每天用温水擦浴、擦背或用温热毛巾敷于受压部位,勤洗浴、勤换衣裤,保持皮肤干燥、光滑。皮肤褶皱处扑上一层薄的爽身粉,以减少摩擦力并吸收潮湿。动作要轻柔,防止损伤皮肤。注意不可让患者直接卧于橡胶单或塑料布上,局部皮肤可涂凡士林软膏以保护、润滑皮肤(禁止在溃疡的皮肤上涂抹),经常检查受压部位。

5.补充营养增加机体修复机制

蛋白质是机体组织修复所需的物质,维生素C及锌在伤口愈合中也起着很重要的作用。

高蛋白、高热量、高维生素、富含钙锌的膳食,能保证机体供给,确保正氮平衡,加速疮面愈合。营养供给方式多样,可根据患者病情选择。

(二)压疮护理

1.控制感染,预防败血症

减少或除去伤口不能愈合的局部性因素,高蛋白、高热量、高维生素、富含钙锌的膳食,纠正低蛋白血症,保障疮面愈合。

2.淤血红润期

为压疮的初期,受压部位出现短暂性血液循环障碍,组织缺氧,局部充血,皮肤出现红、肿、热、麻木或有触痛。压力持续30分钟后,皮肤颜色不能恢复正常,若能及时处理,短时间内能自愈,加热可使细胞新陈代谢增加,反而使组织缺氧,促使损伤加重,因而此期不主张局部热疗。增加患者翻身次数,避免局部过度受压,改善局部血液循环(紫外线、红外线照射等);避免摩擦、潮湿及排泄物的不良刺激,阻止压疮继续发展,主要的护理措施:保持床单元干净、平整、无皱、无屑;保持良好体位,避免摩擦力和剪切力;加强营养摄入提高机体抵抗能力。

3.炎性浸润期

损伤延伸到真皮层及皮下组织,由于红肿部位继续受压,血液循环得不到改善,静脉血回流受阻,受压局部表面静脉淤血,呈紫红色,皮下产生硬结,皮肤水肿而变薄,表皮有水疱形成。此时皮肤易破溃,患者有疼痛感,硬结明显。若不采取积极措施,压疮则继续发展。若能及时解除受压,改善血液循环,清洁疮面,仍可以防止压疮进一步发展。保护疮面皮肤,预防疮面感染。除继续加强以上措施,对于有水疱的部位,加强水疱的护理,未破的小水疱要避免摩擦,防止破裂感染,使其自行吸收。水疱较大或吸收较慢时,可在无菌情况下,用无菌注射器抽出水疱内的液体(保护水疱表皮完整性),消毒穿刺部位及周围,然后用无菌敷料覆盖并稍加压进行包扎,防止水疱渗液及感染。此期可继续用紫外线、红外线照射法(紫外线照射,有消炎和干燥作用,对各类细菌感染疮面均有较好的杀菌效果;红外线照射,有消炎、促进血液循环、增强细胞功能等作用,同时可使疮面干燥,减少渗出,有利于组织的再生和修复),遵医嘱每天或隔天照射1次,每次15~20分钟。

4.浅度溃疡期

此期全层皮肤破坏,可深及皮下组织和深层组织。表皮水疱逐渐扩散扩大,水疱破溃后,可显露潮湿红润的疮面,有黄色渗出液流出,感染后表面有脓液覆盖,致使浅层组织坏死,溃疡形成,患者疼痛加剧。主要是清洁疮面,去除坏死组织和促进肉芽组织生长,促使疮面愈合。此期护理原则是清创要彻底,直至出现渗血的新鲜疮面。可使用透明膜、水胶体、水凝胶等敷料覆盖疮面,此类保湿敷料及伤口覆盖膜可使伤口保持湿润,有利于坏死组织和纤维蛋白的溶解,并能保持、促进多种生物因子的活性;有利于细胞增殖分化和移行,加速肉芽组织的形成;还可避免敷料与新生肉芽组织粘连,更换敷料时造成再次机械性损伤,为疮面愈合提供适宜的环境。此期需要特别重视疮面的保护,避免疮面继续受压,应尽量保持局部清洁、干燥。可用鹅颈灯距疮面25 cm处照射疮面,每天1~2次,每次10~15分钟,照射后以外科换药法处理疮面。还可采用新鲜的鸡蛋内膜、纤维蛋白膜、骨胶原膜等贴于疮面治疗。因为此类内膜还有一种溶菌酶,能分解异种生物的细胞壁,杀死细菌,可视为消炎、杀菌剂。同时内膜含有蛋白质,能在疮面表层形成无色薄膜覆盖疮面,防止污染和刺激,减轻疼痛,促进炎症局限化,具有明显的收敛作用。

5.坏死溃疡期

此期是压疮的严重期。坏死组织侵入全层皮肤、肌肉、骨骼及韧带,感染可向周边及深部扩展,可深达骨面,时有窦管形成。坏死组织发黑,脓性分泌物增多,有臭味。严重者若细菌及毒素侵入血液循环可引起败血症及脓毒血症,造成全身感染,甚至危及生命。此护理原则是去除坏死组织,清洁疮面、促进肉芽组织生长,保持引流通畅,促进愈合。可采用清热解毒、活血化瘀、去腐生肌收敛的中成药,如中药生肌膏散、烧烫宁喷雾剂等有促进局部疮面血液循环,促进健康组织生长的作用。如疮面有感染时,先用生理盐水或0.02%呋喃西林溶液清洗疮面,也可采用甲硝唑湿敷或用生理盐水清理疮面,再涂以磺胺嘧啶银粉或选择使用湿润烧伤膏、生肌散等,也可用密闭性、亲水性、自黏性的新型系列敷料。对渗出性伤口可用高度吸收敷料,并保持敷料的密闭性,可促进自溶性清创,有利于焦痂的伤口可用含水胶体、水凝胶和藻酸盐类敷料,有助于腐肉的去除。对于溃疡较深、引流不畅者,应用3%过氧化氢溶液冲洗,以抑制厌氧菌生长,再用非粘连性敷料填塞或水凝胶类敷料对伤口的腔道进行填充,可防止在伤口愈合前窦道的开口闭合。也可采用空气隔绝后局部持续吸氧法治疗压疮,方法是用塑料袋罩住疮面并固定四周通过小孔向袋内吹氧,氧流量为5～6 L/min,每天2次,每次15分钟。治疗完毕,疮面用无菌敷料覆盖或暴露均可。其原理是利用纯氧抑制疮面厌氧菌生长,提高疮面组织供氧,改善局部组织有氧代谢,并利用氧气流干燥疮面,促进结痂,有利于愈合。对长期保守治疗不愈合、创面肉芽老化、创缘有瘢痕组织形成,且合并有骨、关节感染或深部窦道形成者,应考虑进行减张肌皮瓣术、植皮等手术治疗。

（程丽鹏）

第五节　静 脉 输 液

一、准备

（1）仪表:着装整洁,佩戴胸牌,洗手、戴口罩。

（2）用物:注射盘内放干棉球缸、一次性输液器、网套、止血带、橡皮小枕及一次性垫巾、弯盘、0.75%碘酊、棉签、胶布、启盖器、药液瓶外贴输液标签(上写患者姓名、床号、输液药品、剂量、用法、日期、时间、输液架)。

二、操作步骤

（1）根据医嘱备齐用物,携至床旁查对床号、姓名、剂量、用法、时间、药液瓶和面貌,并摇动药瓶对光检查。

（2）做好解释工作,询问大小便,备胶布。

（3）开启铝盖中心部分(如备物时加完药可省去)套网套,消毒瓶塞中心及瓶颈,挂于输液架上,检查输液器并打开,插入瓶塞至针头根部。

（4）排气,排液3～5 mL至弯盘内。

（5）选择血管、置小枕及垫巾,扎止血带、消毒皮肤,待干。

(6)再次查对床号、姓名、剂量、用法、时间、药液瓶和面貌。

(7)再次检查空气是否排尽,夹紧,穿刺时左手绷紧皮肤并用拇指固定静脉,见回血,松止血带及螺旋夹。

(8)胶布固定,干棉球遮盖针眼,调节滴速,开始15分钟应慢,无异常调节正常速度。

(9)交代注意事项,整理床单元及用物。

(10)爱护体贴患者,协助致舒适体位。

(11)洗手、消毒用物。

三、临床应用

(一)静脉输液注意事项

(1)严格执行无菌操作和查对制度。

(2)根据病情需要,有计划地安排轮流顺序,如需加入药物,应合理安排,以尽快达到输液目的,注意配伍禁忌。

(3)需长期输液者,要注意保护和合理使用静脉,一般从远端小静脉开始。

(4)输液前应排尽输液管及针头内空气,药液滴尽前要按需及时更换溶液瓶或拔针,严防造成空气栓塞。

(5)输液过程中应加强巡视,耐心听取患者的主诉,严密观察注射部位皮肤有无肿胀、针头有无脱出、阻塞或移位、针头和输液器衔接是否紧密、输液管有无扭曲受压、输液滴速是否适宜及输液瓶内溶液量等,及时记录在输液卡或护理记录单上。

(6)需24小时连续输液者,应每天更换输液器。

(7)颈外静脉穿刺置管,如硅胶管内有回血,须及时用稀释肝素溶液冲注,以免硅胶管被血块堵塞;如遇输液不畅,须注意是否存在硅胶管弯曲或滑出血管外等情况。

(二)常见输液反应及防治

1.发热反应

(1)减慢滴注速度或停止输液,及时与医师联系。

(2)对症处理,寒战时适当增加盖被或用热水袋保暖,高热时给予物理降温。

(3)按医嘱给抗过敏药物或激素治疗。

(4)保留余液和输液器,必要时送检验室细菌培养。

(5)严格检查药液质量、输液用具的包装及灭菌有效期等,防止致热物质进入体内。

2.循环负荷过重(肺水肿)

(1)立即停止输液,及时与医师联系,积极配合抢救,安慰患者,使患者有安全感和信任感。

(2)为患者安置端坐位,使其两腿下垂,以减少静脉回流,减轻心脏负担。

(3)加压给氧,可使肺泡内压力增高,减少肺泡内毛细血管渗出液的产生;同时给予20%～30%乙醇湿化吸氧,因乙醇能减低肺泡内泡沫的表面张力,使泡沫破裂消散,从而改善肺部气体交换,迅速缓解缺氧症状。

(4)按医嘱给予镇静药、扩血管药物和强心药如洋地黄等。

(5)必要时进行四肢轮流结扎,即用止血带或血压计袖带作适当加压,以阻断静脉血流,但动脉血流仍通畅。每隔5～10分钟轮流放松一侧肢体的止血带,可有效地减少静脉回心血量,待症状缓解后,逐步解除止血带。

(6)严格控制输液滴速和输液量,对心、肺疾病患者及老年、儿童尤应慎重。

3.静脉炎

(1)严格执行无菌操作,对血管壁有刺激性的药物应充分稀释后应用,并防止药物溢出血管外。同时,要有计划地更换注射部位,以保护静脉。

(2)患肢抬高并制动,局部用95%乙醇或50%硫酸镁行热湿敷。

(3)理疗。

(4)如合并感染,根据医嘱给予抗生素治疗。

4.空气栓塞

(1)立即停止输液,及时通知医师,积极配合抢救,安慰患者,以减轻恐惧感。

(2)立即为患者置左侧卧位和头低足高位(头低足高位在吸气时可增加胸内压力,以减少空气进入静脉;左侧位可使肺的位置低于右心室,气泡侧向上漂移到右心室,避开肺动脉口。由于心脏搏动将空气混成泡沫,分次小量进入肺动脉内)。

(3)氧气吸入。

(4)输液前排尽输液管内空气,输液过程中密切观察,加压输液或输血时应专人守护,以防止空气栓塞发生。

（陈岩玲）

第六章

手术室护理

第一节　转运与交换

一、转运者及转运车要求

根据手术通知单,手术室工勤人员通过手术推车或平车的方式,前往病房接手术患者,外出接送手术患者时,必须严格按要求穿外出衣、换外出鞋,检查患者推车的完好性,并保持棉被清洁、整齐无破损。

二、交接内容

到达病房后先核对手术患者的姓名、床号、住院号准确无误后,协助手术患者移动至患者推车上。病区护士应携带病历和手术所需物品护送手术患者至手术室,并与巡回护士在手术室门口半限制区进行交接,具体内容为:①根据病历中的手术知情同意书和身份识别带核对手术患者姓名、病床号、住院号、拟手术名称、药物过敏史和血型。②检查手术标识是否准确无误。③确认禁食情况、肠道准备等术前准备均已完成,检查手术患者手术衣是否穿戴正确,是否已取下义齿、饰物等。④评估手术患者神志、皮肤情况、导管情况。⑤核对带入手术室的药物、影像学资料、腹带等特殊物品。交接核对无误后,病区护士与巡回护士一同填写《手术患者转运交接记录单》并签名。

此外,在转运途中,手术室护士应注意保证手术患者安全,推车者需站于手术患者头部,病历由参与护送的手术室护士或手术医师保管,他人不得随意翻阅,手术团队成员应保护手术患者的隐私。

三、转运注意事项

(1)由病房进入手术室的手术患者须戴好手术帽进入限制区,步行进入手术室的当日手术患者,需在指定区域内更换衣、裤、鞋。

(2)工勤人员和巡回护士共同护送手术患者至指定手术室,分别站于手术床两侧,协助手术患者从患者推车缓慢转移至手术床上,呈仰卧位,垫枕。

(3)给予手术患者膝盖处适当的约束保护,防止意外坠床。

(4)注意给予手术患者保暖措施,冬天可以使用保温毯。

(5)为减轻手术患者的紧张情绪,可根据手术患者的不同需求选择适当的音乐放松心情。

(李 静)

第二节 手术室的感染控制

一、清洁、消毒与隔离

(一)清洁制度

(1)手术室卫生工作应采用湿式清扫。

(2)手术室地面、墙面及各种物品,应随时保持清洁整齐,每天手术前用清洁湿布、湿拖擦拭手术室无影灯、壁柜、器械车、手术床、托盘、地面及走廊等。

(3)每台手术后应立即清除污液、敷料和杂物,污染手术后,室内物品及地面应彻底清洁与消毒。每天术毕再彻底擦拭手术室地面、墙面及物表,特殊感染手术,按要求对手术室进行特殊消毒处理。

(4)每天清洁内外走廊。

(5)每天用消毒液浸泡清洗隔离鞋,每周擦拭鞋柜,外出更换外出服、外出鞋。

(6)每天注意清洁交换车,并及时更换床单、被服。

(7)所有进入手术区的物品、设备,应拆除外包装、擦拭干净方可推入。

(8)每周擦拭、清洗回风口过滤网,定期检查及更换过滤器。

(9)手术当日需提前1小时完成手术室物表清洁,并打开空气净化开关。

(10)严格分离洁、污流线,避免交叉感染。

(11)进入手术室必须更换手术室专用口罩、帽子、衣裤、鞋,患者应穿病员服进入手术室。

(12)每月进行医院感染监测。

(二)洁净手术室的清洁、消毒与保养

1.吊塔的清洁、消毒与保养

(1)进行消毒时,选用以醇类、季铵化合物为基础的溶剂。

(2)不可选用能释放卤素族、强有机酸、释放氧的复合物为基础的消毒剂。

(3)擦拭消毒时,宜先用湿软布擦去大块污渍,再使用消毒剂擦拭,不能让液体进入到终端单元内。

(4)必须将光学传感器上的窗口擦拭干净。

2.手术灯

(1)进行消毒时,选用以酒精、季铵化合物为基础的消毒剂。

(2)不可选用以含苯酚、卤素族的复合物、强有机酸、能释放氧的复合物为基础的消毒剂。

(3)擦拭消毒时,宜用湿布擦除机械杂质粗粒。①可控中心灯柄的消毒、清洗:每次手术后用软布擦拭;灯柄在最高达134℃的蒸汽中灭菌,在灭菌过程中不得使可变中心柄受到机械载荷,

否则可能会永久变形。②灯罩的消毒、清洗：每次手术后对盖进行擦拭消毒，不必卸下灯罩。

3.手术床

(1)清洗手术台及其附件,使用不含氯或氯成分的常用多功能除垢剂,清洗后用软布彻底擦干。

(2)切勿使手术床垫与油性物质接触,需要清洗床垫时先正确卸下垫子,使用肥皂水清洗,然后擦干。

(3)如果需要消毒,不能使用可燃制品,金属部分不能使用腐蚀性强的消毒剂。

4.地面及墙面

(1)每天以中性清洁剂、清水拖抹。

(2)地面每半年彻底清洁打蜡一次,每月抛光维护。

5.电动感应门

(1)一般污染和用手造成的污垢时,先用软布浸中性清洁剂擦拭,然后用干布将水分擦干。难以去除的污物或油性污染时先使用酒精擦拭,然后用干布将水分擦干。

(2)附着尘埃时立即用洁净的干布擦净。

(3)不锈钢门框部分注意定期抛光上油。

6.情报多功能控制面板

(1)手触摸造成污染时,必须切断电源后,以湿软布擦拭,再用干布擦干。

(2)开关、按钮若有松动,须切断电源后重新固定。

7.嵌入式不锈钢药品器械柜、传递柜

(1)湿软布擦拭,干布擦干。

(2)污迹可用酒精擦拭。

8.刷手池

(1)感应器表面脏污时,用软布蘸酒精擦净。

(2)不锈钢刷手池每天以中性清洗剂和水软布擦拭。

9.墙面、台面等手术室物体表面

无明显污染的情况下,采用湿式擦拭。

10.洁净手术部净化空调系统的维护保养

见表6-1。

表6-1　洁净手术部净化空调系统的维护保养

自检、清洁内容		周期
检查、清洁机组内表面		2周
检查皮带松紧程度		2周
粗效过滤器	清洗或清理	阻力已超过额定初阻力60 Pa 1~2个月
	更换	清洗3次后
中效过滤器	更换	阻力已超过额定初阻力80 Pa 2~4个月
亚高效过滤器更换		阻力已超过额定初阻力100 Pa 1年以上
高效过滤器更换		阻力已超过额定初阻力160 Pa 3年或根据更换报警通知
高效送风口送风罩清洁		4周

续表

自检、清洁内容		周期
室内回风口过滤网清洗		1 周
空调机组灭菌灯表面擦洗		2 周
箱门、壁板密封检查		1 周
供水管上过滤器检查、清洗		2 周
电气设备	日常检查	每天
	全面安全检查	1 周
加湿系统检查	1 周	

二、特殊感染手术的处理

(一)特异性感染手术

破伤风、气性坏疽,属于厌氧杆菌芽孢,应实行严密隔离。

1.术前准备

(1)选择负压手术室,并挂上严密隔离标志,注明隔离时间,并保留 3 天。

(2)手术时全部使用一次性敷料,隔离衣可用一次性衣服代替。

(3)术前将手术室内能移动的用物搬到室外,不能移动的仪器、用物用一次性大单遮盖。

(4)备齐手术必须用物,准备手消毒及擦拭物品的有效氯含量为 1 000 mg/L 的含氯制剂溶液 2 桶。

(5)接、送患者的推车不得推出手术室,需进行消毒处理后方可使用。

2.术中配合要点

(1)接触切口的敷料投入黄色医疗垃圾袋内。

(2)由室外专人供应物品,内外人员、用物严格区分,不能相混,以免交叉感染。室内工作人员戴手套、穿隔离衣,手术人员可戴双层手套操作。

(3)手术结束后,所有室内工作人员应更换鞋套、拖鞋、手消毒后才能出手术室,经沐浴更衣后,方可参加其他工作。

(4)由室外人员穿隔离衣、戴手套护送患者回病房。

3.术后处理

(1)手术室空气:启动净化系统,持续消毒 3 天,做空气培养阴性后方能使用。

(2)布敷料:用清洁大单包好,高压灭菌后送洗。

(3)物体表面(包括墙面、地面):用 0.1% 含氯制剂溶液擦拭、拖地,拖布使用后应在0.1% 含氯制剂溶液中浸泡 30 分钟。

(4)器械:用 2 000 mg/L 含氯制剂溶液浸泡消毒 60 分钟后清洗。

(5)其他:一次性用物、纱布、垃圾、标本等,术后必须使用双层包装后及时送焚烧处理。

(6)污水:用 1 000 mg/L 的比例加入含氯制剂 2 小时后排放。

(二)呼吸道传染疾病

如活动性结核、儿科中的流感嗜血杆菌、脑膜炎双球菌、肺炎双球菌、百日咳杆菌等。

1.操作方法

(1)术前在负压手术室悬挂隔离标志。准备擦拭物品的 1 000 mg/L 含氯制剂溶液。

(2)注意关闭房门,工作人员戴专用口罩。

(3)工作人员在操作前后均应严格洗手,尤其在接触其他患者之前。

(4)接触切口的一次性敷料投入焚烧垃圾袋内。

2.术后处理

(1)空气:持续消毒 1 天。

(2)布敷料:用清洁大单包好,高压灭菌后送洗。

(3)墙面、地面:用 0.1% 含氯制剂溶液拖地、擦拭。

(4)器械:用 2 000 mg/L 含氯制剂浸泡 20 分钟。

(5)其他:纱布等小敷料及标本可送焚烧。

(三)传染性疾病

传染性疾病含肝炎、HIV、铜绿假单胞菌。

1.操作方法

(1)术前在手术室悬挂隔离标志。准备擦拭物品的 1 000 mg/L 含氯制剂溶液。

(2)工作人员在操作前后均应严格洗手,尤其在接触其他患者之前。在接触患者体液物质时,可戴手套进行操作。

(3)手术人员可戴双层手套进行手术。

(4)接触伤口的敷料应放入有特殊标记的污物袋内。

2.术后处理

(1)空气:必要时消毒。

(2)布类敷料:放入污衣袋,并贴上污染标志。

(3)墙面、地面:用 0.1% 含氯制剂溶液擦拭、拖地。

(4)物品表面:用 0.1% 含氯制剂溶液擦拭。

(5)器械:用 0.1% 含氯制剂溶液浸泡后、清洗、干燥、上油、打包、压力灭菌。

(6)吸引管、瓶:吸入 0.1% 含氯制剂溶液后,将引流袋、吸引管放入焚烧垃圾袋。

(7)污物:接触到患者体液的垃圾放入焚烧垃圾袋。污水桶内的污水用 0.1% 含氯制剂溶液处理。

(四)一般化脓性感染手术

1.操作方法

(1)准备擦拭物品的 1 000 mg/L 含氯制剂溶液一桶。

(2)工作人员在操作前后均应严格洗手,尤其是在接触其他患者之前。在接触患者体液物质时,可戴手套进行操作。

(3)接触切口的敷料应放入有特殊标记的污物袋。

2.术后处理

(1)敷料:用清洁大单包好,压力灭菌后送洗。

(2)其他:纱布等小敷料及标本可送去焚烧。

三、医院感染的监测

(一)标本采样要点

(1)采样的时间够长,面积够宽,选样和方法要正确。

(2)原则:采样后必须尽快对样品进行相应指标的检测,送检时间不得超过 6 小时;若样品保存于 0~4 ℃条件时,送检时间不得超过 24 小时。

(二)标本采样方法

1.空气采样

(1)采样时间:选择消毒处理后或医疗护理活动前进行采样。

(2)采样方法:使用平皿沉降法进行空气消毒效果监测。室内面积≤30 m²,设一条对角线上取 3 点。室内面积>30 m²,设四角及中央共5点。采样高度为距地面 1.5 m,除中点外距门窗、墙壁 1 m,采样时将平皿盖轻轻扣放于平皿旁,暴露 15 分钟后盖好后及时送检。

(3)标准:细菌数≤4 cfu/m²。

2.无菌物品的微生物监测

(1)采样时间:在消毒灭菌处理后,存放的有效时间内采样。

(2)采样方法:用无菌方法将拟检测的物品分别投入 5 mL 的无菌生理盐水中,大件物品用无菌生理盐水的棉拭子反复涂擦采样,面积不低于25 cm²,并将棉拭子投入 5 mL 无菌生理盐水中送检。

3.物体表面的监测

(1)采样时间:选择消毒处理后 4 小时内进行。

(2)采样面积:被采样面积不少于 25 cm。

(3)采样方法:用5 cm×5 cm 的标准灭菌规格板,放在被检物体表面,用浸有无菌生理盐水采样液的棉拭子 1 支,在规格板内横竖往返各涂 5 次,连续采样 4 个规格板,剪去手接触部分,装入无菌管内送检,门把手等小型物体则采用棉拭子直接涂抹被检物体。

(4)标准:细菌总数≤5 cfu/cm²。

4.医护人员手采样

(1)采样时间:在接触患者从事医疗护理活动之前进行采样。

(2)采样方法:被采人 5 指并拢,将浸有无菌生理盐水的棉拭子 1 支在手指曲面从指根到指端来回涂擦 2 次(一只手的面积大约 30 cm²),随之转动采样棉拭子,剪去手接触部分,放入无菌试管。

(3)标准:①卫生手消毒后细菌菌落总数≤10 cfu/m²。②外科手消毒后细菌菌落总数≤5 cfu/m²。

5.便携式压力灭菌锅效果的监测

(1)工艺监测:主要项目有物品的包装,装放,排气情况,灭菌的温度,压力及时间等。

(2)化学指示剂监测:有指示卡、指示胶带等。指示卡主要用于各种包装中心的监测,指示胶带主要用于包装的表面。

(3)生物指示剂监测:最可靠的方法是对热耐受较强的嗜热脂肪芽孢杆菌的死亡情况来判断灭菌是否成功。

6.消毒液的监测

(1)监测时间:更换前使用中的消毒液。

(2)监测方法:被检消毒液,用无菌吸管取 1 mL 加到 9 mL 的无菌中和剂中,于 1 小时内送检。

(3)指示纸:戊二醛试纸,含氯制剂试纸,对照标准色块,检验浓度是否达标。

（李　静）

第三节　手术室护理中涉及的法律与伦理问题

手术室是外科手术的中心,人员流动量大、工作节奏快、患者病情复杂、护理任务繁重,意外情况发生多。手术既是外科治疗的重要手段,又是一个创伤的过程,会给患者的生理和社会心理方面带来影响。因此与护士相关的法律法规《护士管理办法》《护士条例》等,为依法行医,保护医患双方的合法权益,提供了有力保障。

同时,随着社会进步,生活、文化水平的提高,人们的法律意识也随之提高,国家相继出台了《最高人民法院关于民事诉讼证据的若干规定》《医疗事故处理条例》《侵权责任法》等法律法规。一旦出现医疗护理纠纷,越来越多的患者会用法律武器保护自己的合法权益。因此在日常工作中手术室护士必须学习安全知识及法律知识,严格遵守法律、法规和规章制度,增强责任心和慎独精神,在维护患者合法权益的同时也维护了医护人员自身的合法权益,保障护理安全,防止医疗纠纷的发生。

一、手术室护理中相关的法律问题

(一)手术患者的相关权利

1.生命健康权

生命健康权指患者不仅享有生理健康的权利,同时还享有心理健康的权利。生命面前人人平等,生命对每个人来讲只有一次,维持健康、提高生存质量是每个人的权利。患者在未判定为脑死亡前,医护人员应尽一切可能进行救治,不能放弃抢救,避免产生医疗纠纷。如果忽视医学道德及患者生命权,再好的技术、再先进的设备也是无用的。因此在手术室护理工作中要为手术患者提供规范、快捷、安全、高效率的护理服务,尽最大努力满足患者对健康的需求,尊重每个患者。

2.知情同意权

知情同意权在《医疗机构管理条例实施细则》《医疗事故处理条例》《侵权责任法》中都有相关的说明,法律中规定医疗机构应尊重患者对自己的病情、诊断、治疗的知情权,在实施手术、特殊检查、特殊治疗时医护人员应当向患者做出必要的解释,若因实施保护性医疗措施不宜向患者说明情况,应当将有关情况通知家属。手术患者在术前、术中、术后都有权知道有关自己病情的一切情况、所选手术方式,并有权同意选用何种手术方法以及使用何种特殊耗材。强调患者的知情同意权,主要目的在于通过赋予医疗机构及其医护人员相应的告知义务,体现医师对患者的尊重。

3.平等医疗权

平等医疗权是指任何患者的医疗保健享有权是平等的,医疗中都有得到基本的、合理的诊治及护理权利。患者因身心疾病而就医,希望得到及时、正确的诊治,在医疗护理中,不论患者的权利大小,关系亲疏,地位高低,经济状况好坏等,都应一律平等、一视同仁,最大限度地满足患者需要。而极少数医护人员以貌取人,使贫困、偏远地区患者遭受冷遇,性病患者受到鄙夷和藐视,对待熟人和生人采取不同的服务态度,这种行为可能会激化和加深医患矛盾,导致医疗纠纷的发生。

4.隐私权

一般是指自然人享有的私人生活安宁与私人信息依法受到保护,不被他人非法侵扰、知悉、搜集、利用和公开的一种人格权。隐私权是人类文明进步的重要标志。《侵权责任法》第62条规定:"医疗机构及其医护人员应当对患者的隐私保密。泄露患者隐私或者未经患者同意公开其病历资料,造成患者损害的,应当承担侵权责任。"因此手术团队成员必须维护手术患者的隐私权,不得泄露手术患者的隐私和秘密,包括手术患者个人信息、身体隐私、手术患者不愿告知的内容等;手术团队成员不得长时间注视手术患者的生理缺陷,不得谈论涉及手术患者隐私的话题;进行术前准备时,如导尿、放置体位、手术部位消毒时,减少不必要的裸露,并给予盖被、关门,做好相应的遮蔽,无关人员不可停留于该手术室;手术结束时,及时为手术患者包扎伤口,穿好患者衣裤。

5.身体权

身体权是指自然人保持其身体组织完整并支配其肢体、器官和其他身体组织并保护自己的身体不受他人违法侵犯的权利。医护人员有维护患者权利的责任和义务,即使是非正常的组织、器官在未经患者或法定代理人同意时,不能随意进行处置,否则就侵犯了患者的身体权。

6.选择权

选择权指患者有选择医院、医师、护士进行诊疗、护理操作的权利,也有选择使用医疗设备、仪器、物品的权利。术中可能选择使用的一次性器械、特殊用药、特殊耗材,手术患者有权选用或不用,手术团队成员不能擅作主张,更不能强迫其使用。

(二)针对涉及法律的手术室护理问题管理

手术室易发生差错事故及护理隐患的环节很多,一旦发生,轻者影响手术患者治疗,延误手术时间,消耗人力与财力;重者可导致手术患者残疾或死亡。手术室护理中涉及法律的常见护理问题包括接错手术患者、异物遗留在手术患者体腔或切口内、未执行消毒灭菌制度,将未灭菌用物用上手术台、护理书写不规范、手术部位核对错误、术中仪器,尤其是电外科设备使用不当、手术患者坠床、遗失或混淆手术标本、术中用错药、手术体位放置错误等。

1.强化护理安全与法律知识教育

通过开设法制课等方法进行法律知识的培训,加强手术室护士的法制观念和法律意识,了解手术患者的各项合法权利,依法从事手术室护理,正确履行自己职责,保障手术室护理安全,杜绝医疗差错或事故。

2.严格遵守手术室规章制度,规范护理行为

规章制度是预防和判定差错事故的法律依据,是正常医疗活动的安全保障。建立、健全完整的规章制度,是手术室护理的可靠保证。手术室护士必须严格遵守各项规章制度,遵守无菌操作原则、消毒隔离制度,防止手术部位感染;术前、术中、术后正确清点器械、敷料、缝针及其他物品,

防止异物残留;严格执行手术安全核查制度,防止开错手术部位;正确使用电外科设备,防止电灼伤手术患者;严格执行"三查八对"制度,防止术中用药错误等。同时在工作中不断学习,认真落实各种规章制度,防止医疗纠纷。

3.维护手术患者合法权益,改善服务态度

以人为本,转变护理观念,尊重手术患者权益,对手术患者要有强烈的责任感,诚心实意地为患者服务,具有同情心和耐心,有效地避免有意或无意的侵权行为。手术室护士应严格规范自身的护理行为与自身形象,在医疗护理中,从语言上、行为规范上严格要求自己,杜绝聊天、嬉笑、打闹,杜绝不良的行为和语言;自身形象应举止端正、语言文明、衣帽整洁符合手术室环境要求。当手术患者入手术室时,通过亲切的问候,简短而友好的交谈,对手术患者的痛苦表示安慰并鼓励;在进行护理操作前,要向手术患者解释目的及注意事项,尽量满足患者要求;手术中不谈论与手术无关的事情,尊重手术患者人格。

4.严格管理医疗相关证据

(1)书证:凡是以文字、各种符号、图案等来表达人的思想,其内容对事实具有证明作用的物品都是书证。与手术患者有关的书证包括有手术及麻醉知情同意书、手术护理及麻醉记录单、手术物品清点单、病理申请单、手术收费单、特殊耗材使用登记单等。对各种文字性的资料,在书写时字迹要清晰,不得涂改、缩写、简写,记录要全面、真实,准确无误,规范合理。

(2)物证:物品、痕迹等客观物质实体的外形、性状、质地、规格等证明案件事实的证据为物证。在医疗护理中发生疑似输液、输血、注射药物等引起的不良后果的,医患双方应当共同对现场实物如液体、药瓶、输液器、血袋等进行封存;怀疑医疗器械引起不良后果的,及时保存器械原件等,封存的现场实物由医疗机构保管。

5.实施健康宣教,确保高质量护理

由于手术患者缺乏手术方面相关知识和信息,通常会对手术室及手术有陌生感和恐惧感,手术室护士可以通过术前访视向手术患者介绍手术室环境,术前准备,入手术室后流程等,使其对手术有一个大致的了解;手术医师应向手术患者介绍围术期过程中可能发生的情况及术后注意事项,让患者了解手术的风险性,使其术前对有关情况有全面正确的了解,对术后可能出现的医疗并发症有充分的思想准备和预防方法,避免不属于医护人员技术原因所造成的纠纷。

二、手术室护理中的伦理问题

(一)医学伦理学

1.医学伦理学的基本概念及原则

医学伦理学是研究医学实践中的道德问题的科学,是关于医学道德的学说和理论体系,亦称医德学,是以医护人员的医德意识、医德关系、医德行为为研究对象的科学。医学伦理学基本原则包含了不伤害原则、有利原则、尊重原则和公正原则。

(1)不伤害原则:是指在医学服务中不使患者受到不应有的伤害。

(2)有利原则:是指把有利于患者健康放在第一位,切实为患者谋利益。

(3)尊重原则:是指医患交往时应该真诚地相互尊重,并强调医护人员尊重患者及其家属。

(4)公正原则:是指医学服务中公平、正直地对待每一位患者。

2.护理伦理

护理伦理是指护理人员在履行自己职责的过程中,调整个人与他人,个人与社会之间关系的行为准则和规范的总和。它要求护理人员尊重患者的生命和权利,维护和履行护理职业的荣誉和责任,兢兢业业,不卑不亢,为维护人民的健康做出贡献。

3.护理伦理学的基本概念

(1)支持维护:是指支持维护患者的利益和权利。

(2)行动负责:是指根据患者的实际情况采取行动,护理人员对按照标准提供的服务负有责任,对患者提供的关怀照顾负有责任。

(3)互助合作:鼓励护士为了患者康复共同目标与其他人一起工作,将共同关心的问题置于优先地位,并且为了维持这种互助关系有时甚至须牺牲个人的利益。

(4)关怀照顾:关怀照顾患者的健康、尊严和权利,在关怀照顾中需要提供信息、咨询、药品、技术和服务。

(二)手术过程的伦理要求

1.术前准备的伦理要求

手术医师应严格掌握手术指征,树立正确的手术动机。手术治疗前,必须得到手术患者及家属对手术的真正理解和同意并签订手术协议,这是让手术患者及其家属与医护人员一起承担手术风险;手术团队认真制订手术方案,根据疾病的性质、手术患者的实际情况选择手术方式、麻醉方法,对手术中可能发生的意外制订相应措施,确保手术安全进行。医护人员应帮助手术患者在心理上、生理上做好接受手术治疗的准备。

2.术中的伦理要求

手术进行时,手术团队成员不能只盯住手术视野而不顾及患者的整体情况,一旦观察指标出现异常,要及时冷静地处置,并将情况告诉整个手术团队,以便相互配合,保证手术的顺利进行。手术团队成员的态度决定着手术是否能顺利进展,手术者对手术的全过程要有全盘的考虑和科学的安排,手术操作要沉着果断、有条不紊。手术医师不应过分在意手术时间,其他手术团队成员不应去催促手术医师而影响术者的情绪,破坏手术节奏。每一名手术团队成员应对患者隐私要慎言守密,不能随意将患者的隐私当作谈话笑料,传播扩散。不要因为疲惫或方便把手臂或躯体施压在患者身上。

3.术后的伦理要求

由于患者机体刚刚经历了创伤,虚弱,病情不易稳定。医护人员要严密观察患者病情的变化,发现异常时及时处理,尽可能减少或解除可能发生的意外。患者术后常常会出现疼痛等不适,医护人员应体贴患者尽力解除其痛苦,给予精神上的安慰。

(三)手术知情同意中特殊问题的伦理要求

1.当手术对象为不具备自主选择能力或丧失自主选择能力的患者

医护人员首先参照我国《民法通则》对患者的自主选择能力进行判断。10周岁以下的患者不具备选择能力,应由其父母或监护人知情同意后代其做出选择;对于16～18岁周岁已有劳动收入的手术患者或18岁以上的手术患者,应由他们自行决定是否同意手术;对于10～18周岁、完全靠父母生活的,则应视具体情况而定,一般应征求本人意见,但最终应由其父母或监护人来决定是否同意手术。对病理性自主选择能力丧失,如昏迷患者、精神疾病患者等,应将选择权转移给其家属、单位或监护人,由他们听取医护人员介绍后做出选择。

2.有选择能力的手术患者拒绝手术治疗

对非急诊手术患者,医护人员应先弄清患者拒绝的理由,通过劝说、解释、分析利害关系,如仍无效则应尊重患者选择,放弃或暂时放弃手术,代之以患者可以接受的其他治疗方案,同时做好详细的书面记录,请患者签字。对急诊者,当手术是抢救患者的唯一方案时,则可以不考虑患者的拒绝,在征得其家属或单位的同意后,立即进行手术。这样做虽然违背了当事人的意愿,但不违背救死扶伤的医学人道主义精神,是符合医学道德的。

(四)器官移植中的伦理问题

(1)使用活体器官的伦理问题:活体器官作为供体只限于人体的偶数器官,活体不能提供奇数器官。即使是偶数器官的提供,供体身上被摘除一个器官后的健康是否受到影响,为挽救一个人而去伤害另一个人其价值如何估量,至今仍为专家所争论。

(2)活体器官捐赠的伦理标准:国际移植学会颁布有关活体捐赠者捐献肾脏的准则。①只有在找不到合适的尸体捐赠者,或有血缘关系的捐赠者时,才可接受无血缘关系的捐赠。②接受者(受植者)及相关医师应确认捐赠者系出于利他的动机,而且应有一社会公正人士出面证明捐赠者的"知情同意"不是在压力下签字。同时应向捐赠者保证,若切除后发生任何问题,均会给予援助。③不能为了个人利益,而向没有血缘关系者恳求,或利诱其捐出肾脏。④捐赠者应已达法定年龄。⑤活体无血缘关系之捐赠者应与有血缘关系之捐赠者一样,都应符合伦理、医学与心理方面的捐赠标准。⑥接受者本人或家属,或支持捐赠的机构,不可付钱给捐赠者,以免误导器官是可以买卖的。不过补偿捐赠者在手术与住院期间因无法工作所造成的损失,与其他有关捐赠的开支是可以的。⑦捐赠者与接受者的诊断和手术,必须在有经验有资质的医院中施行,而且希望义务保护捐赠者的权益的公正人士,也是同一医院中的成员,但不是移植小组中的成员。

(3)使用尸体器官的伦理问题:利用尸体器官的伦理问题主要存在于心脏移植之中,心脏移植要求供体的心脏必须正常,而且在移植前还要采取各种措施维持供体的生理血压,以保持心跳。心脏是人体的单一器官,器官的供体只能是尸体,决不能是活体,而这具尸体的心脏又必须还在跳动。这对以心跳来判断生死的人类来说的确是一个悖论。由于心脏移植涉及死亡标准及其道德观念,必然使心脏移植在发展过程中遇到道德阻力。可见,确立科学的脑死亡标准,已成为心脏移植的前提。

(4)器官移植高额费用的伦理问题:器官移植技术在实施过程中需消耗高额费用,费用如此之高,而移植后的患者到底能活多久,有多少社会价值,个人的生活质量又是怎样,这些问题人们在研究与探讨,尚未做出最终定论。

(5)每一次移植手术是否可行,必须通过伦理委员会讨论,同意表决后才能实施。

(李　静)

第四节　手术前患者的护理

从患者确定进行手术治疗,到进入手术室时的一段时间,称手术前期。这一时期对患者的护理称手术前患者的护理。

一、护理评估

(一)健康史

1.一般情况

注意了解患者的年龄、性别、职业、文化程度和家庭情况等;对手术有无思想准备、有无顾虑和思想负担等。

2.现病史

评估患者本次疾病发病原因和诱因;入院前后临床表现、诊断及处理过程;重点评估疾病对机体各系统功能的影响。

3.既往史

了解患者的个人史、宗教史和生活习惯等情况。详细询问患者有无心脏病、高血压、糖尿病、哮喘、慢性支气管炎、结核、肝炎、肝硬化、肾炎和贫血等病史,以及既往对疾病的治疗和用药等。注意既往是否有手术史,有无药物过敏史。

(二)身体状况

1.重要器官功能状况

如心血管功能、肺功能、肾功能、肝功能、血液造血功能、内分泌功能和胃肠道功能状况。

2.体液平衡状况

手术前,了解脱水性质、程度、类型、电解质代谢和酸碱失衡程度,并加以纠正,可以提高手术的安全性。

3.营养状况

手术前,若有严重营养不良,术后容易发生切口延迟愈合、术后感染等并发症。应注意患者有无贫血、水肿,可对患者进行身高、体重、血浆蛋白测定、肱三头肌皮褶厚度、氮平衡试验等检测,并综合分析,以判断营养状况。

(三)辅助检查

1.实验室检查

(1)常规检查:血常规检查应注意有无红细胞、血红蛋白、白细胞和血小板计数异常等现象;尿常规检查应注意尿液颜色、比重,尿中有无红、白细胞;大便常规检查应注意粪便颜色、性状、有无出血及隐血等。

(2)凝血功能检查:包括测定出凝血时间、血小板计数和凝血酶原时间等。

(3)血液生化检查:包括电解质检查、肝功能检查、肾功能检查和血糖检测等。

2.影像学检查

查看 X 线、CT、MR、B 超等检查结果,评估病变部位、大小、范围及性质,有助于评估器官状态和手术耐受力。

3.心电图检查

查看心电图检查结果,了解心功能。

(四)心理-社会状况

术前,应对患者的个人心理和家庭社会心理充分了解,患者大多于手术前会产生不同程度的心理压力,出现焦虑、恐惧、忧郁等反应,表现为烦躁、失眠、多梦、食欲下降和角色依赖等。

二、护理诊断

(一)焦虑和恐惧

与罹患疾病、接受麻醉和手术、担心预后及住院费用等有关。

(二)知识缺乏

如缺乏有关手术治疗、麻醉方法和术前配合等知识。

(三)营养失调:低于机体需要量

与原发病造成营养物质摄入不足或消耗过多有关。

(四)睡眠形态紊乱

与疾病导致不适、住院环境陌生、担心手术安全性及预后等有关。

(五)潜在并发症

如感染等。

三、护理措施

(一)非急症手术患者的术前护理

1.心理护理

(1)向患者及其亲属介绍医院环境;主管医师、责任护士情况;病房环境、同室病友和规章制度,帮助患者尽快适应环境。

(2)工作态度:态度和蔼,关心、同情、热心接待患者及其家属,赢得患者的信任,使患者有安全感。

(3)术前宣教:可根据患者的不同情况,给患者讲解有关疾病及手术的知识。对于手术后会有身体形象改变者,应选择合适的方式,将这一情况告知患者,并做好解释工作。

(4)加强沟通:鼓励患者说出心理感受,也可邀请同病房或做过同类手术的患者,介绍他们的经历及体会,以增强心理支持的力度。

(5)必要时,遵医嘱给予适当的镇静药和安眠药,以保证患者充足的睡眠。

2.饮食护理

(1)饮食:根据治疗需要,按医嘱决定患者的饮食,帮助能进食的患者制订饮食计划,包括饮食种类、性状、烹调方法、量和进食次数、时间等。

(2)营养:向患者讲解营养不良对术后组织修复、抗感染方面的影响;营养过剩、脂肪过多,给手术带来的影响。根据手术需要及患者的营养状况,鼓励和指导患者合理进食。

3.呼吸道准备

(1)吸烟者:术前需戒烟2周以上,减少呼吸道的分泌物。

(2)有肺部感染者:术前遵医嘱使用抗菌药物治疗肺部感染,痰液黏稠者,给予超声雾化吸入,每天2次,使痰液稀释,易于排出。

(3)指导患者做深呼吸和有效的咳嗽排痰练习。

4.胃肠道准备

(1)饮食准备:胃肠道手术患者,入院后即给予低渣饮食。术前1～2天,进流质饮食。其他手术,按医嘱进食。为防止麻醉和手术过程中的呕吐,引起窒息或吸入性肺炎,常规于手术前禁食12小时,禁饮4小时。

（2）留置胃管：消化道手术患者，术前应常规放置胃管，减少手术后胃潴留引起的腹胀。幽门梗阻患者，术前3天每晚以温高渗盐水洗胃，以减轻胃黏膜充血水肿。

（3）灌肠：择期手术患者，术前1天，可用0.1%～0.2%肥皂水灌肠，以防麻醉后肛门括约肌松弛，术中排出粪便，增加感染机会。急症手术不给予灌肠。

（4）其他：结肠或直肠手术患者，手术前3天，遵医嘱给予口服抗菌药物（如甲硝唑、新霉素等），减少术后感染的机会。

5.手术区皮肤准备

手术区皮肤准备简称备皮（图6-1），包括手术区皮肤的清洁、皮肤上毛发的剃除，其目的是防止术后切口感染。

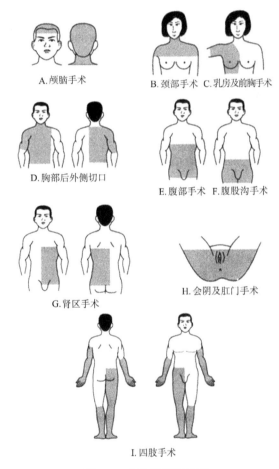

A.颅脑手术

B.颈部手术　C.乳房及前胸手术

D.胸部后外侧切口

E.腹部手术　F.腹股沟手术

H.会阴及肛门手术

G.肾区手术

I.四肢手术

图6-1　皮肤准备的范围

A.颅脑手术：整个头部及颈部；B.颈部手术：由下唇至乳头连线，两侧至斜方肌前缘；C.乳房及前胸手术：上至锁骨上部，下至脐水平，两侧至腋中线，并包括同侧上臂上1/3和腋窝；D.胸部后外侧切口：上至锁骨上及肩上，下至肋缘下，前后胸都超过中线5 cm以上；E.上腹部手术：上起乳头水平，下至耻骨联合，两侧至腋中线，包括脐部清洁。下腹部手术：上自剑突水平，下至大腿上1/3前、内侧及外阴部，两侧至腋中线，包括脐部清洁；F.腹股沟手术：上起脐部水平，下至大腿上1/3内侧，两侧到腋中线，包括会阴部；G.肾区手术：上起乳头水平，下至耻骨联合，前后均过正中线；H.会阴及肛门手术：自髂前上棘连线至大腿上1/3前、内和后侧，包括会阴部、臀部、腹股沟部；I.四肢手术：以切口为中心，上下方20 cm以上，一般多为整个肢体备皮，修剪指（趾）甲

(1)特殊部位的皮肤准备要求:①颅脑手术,术前3天剪短毛发,每天洗头,术前3小时再剃头1次,清洗后戴上清洁帽子。②骨科无菌手术,术前3天开始准备,用肥皂水洗净,并用70%乙醇消毒,用无菌巾包扎;手术前1天剃去毛发,70%乙醇消毒后,无菌巾包扎;手术日早晨重新消毒后,用无菌巾包扎。③面部手术,清洁面部皮肤,尽可能保留眉毛,作为手术标志。④阴囊和阴茎部手术,入院后,每天用温水浸泡,并用肥皂水洗净,术前一天备皮,范围同会阴部手术,剃去阴毛。⑤小儿皮肤准备,一般不剃毛,只做清洁处理。

(2)操作方法:①先向患者讲解皮肤准备的目的和意义,以取得理解和配合。②将患者接到换药室或者处置室,若在病室内备皮,应用屏风遮挡,注意保暖及照明。③铺橡胶单及治疗巾,暴露各皮部位。④用持物钳夹取肥皂液棉球,涂擦备皮区域,一手绷紧皮肤,一手持剃毛刀,分区剃净毛发,注意避免皮肤损伤。⑤清洗该区域皮肤,若脐部则用棉签清除污垢。

6.其他准备

(1)做好药物过敏试验,根据手术大小,必要时备血。

(2)填写手术协议书,让患者及其家属全面了解手术过程、存在的危险性,可能出现的并发症等。

7.手术日晨护理

(1)测量生命体征,若发现发热或其他生命体征波动明显,如女性患者月经来潮,应报告医师是否延期手术或进行其他处理。

(2)逐一检查手术前各项准备工作是否完善,如皮肤准备、禁食、禁饮;特殊准备是否完善。

(3)遵医嘱灌肠,置胃肠减压管,排空膀胱或留置导尿管,术前半小时给予术前药等。

(4)帮助患者取下义齿、发夹、首饰、手表和眼镜等,将其贵重物品及钱物妥善保管。

(5)准备手术室中需要的物品,如病历、X线片、CT和MRI片、引流瓶、药品等,在用平车护送患者时,一并带至手术室。

(6)与手术室进行交接,必须按照床号、姓名、性别、住院号、手术名称等交接清楚。

(7)做好术后病房的准备,必要时,安排好监护室。

8.健康指导

应注意向患者及其家属介绍疾病及手术的有关知识,如术前用药、准备、麻醉及术后恢复的相关知识;指导患者进行体位训练、深呼吸练习、排痰方法、床上排便练习,以及床上活动等,有利于减少术后并发症的发生,促进机体尽快恢复。

(二)急症手术患者的术前护理

急症手术是指病情危急,需在最短时间内迅速进行的手术。术前准备须争分夺秒,争取在短时间内,做好手术前必要的辅助检查。嘱患者禁食、禁饮;迅速做好备皮、备血、药物过敏试验;完成输液、应用抗菌药物、术前用药等必要准备。

(李 静)

第五节 手术中患者的护理

一、基本监测技术

(一)心电监护

心电监测是临床上应用最为广泛的病情监测参数,是指用心电监护仪对被监护者进行持续不间断的心电功能监测,通过心电监护仪反映心肌电活动的变化。早期,为了连续监测患者的心电,出现了由心电示波、心率计和心电记录器构成的最基本的心电监护仪。随着医学的发展,急危重症患者的监护水平不断提高,加之电子及计算机技术等在医疗仪器设备中的应用,又产生了多导心电、呼吸、温度、血压以及血氧饱和度等多参数的监护仪。目前,心电监测普遍采用了床旁监护仪发送的心电波形和数字形式获取相关信息。床旁监护系统是通过导联线与机体相关部位的电极片连接获取心电信号,再经电模块将其进行放大及有关处理。除心电信号外,床旁监护系统可配备其他模块,获取多种监测信息。

1.心电导联的连接

心电电极多采用一次性液柱型电极(银-氯化银电极嵌入含浸渍导电糊泡沫塑料的杯型合成树脂),于丙苯酮或乙醚混合液清洁皮肤后,贴于相应位置。目前,基本上采用 5 个电极,具体放置如下。①右上为红色(RA):胸骨右缘锁骨中线第 1 肋间;②右下为黑色(RL):右锁骨中线剑突水平处;③中间为褐色(C):胸骨左缘第 4 肋间;④左上为黄色(LA):胸骨左缘锁骨中线第 1 肋间;⑤左下为白色(LL):左锁骨中线剑突水平处。通过电极放置的位置可模拟心电图导联检查效果,以便对监测结果进行合理分析。如两侧锁骨下与两侧锁骨中线第 7 肋间可模拟标准导联;两侧锁骨下和胸骨中侧第 4 肋间可模拟 V_1 导联;两侧锁骨下和左锁骨中线第 5 肋间可模拟 V_5 导联。此外,临床上可根据不同情况只放置 3 个电极也可达到监测目的,如只放置 RA、RL、LA 电极。

2.心电监护指标及目的

心电监测的主要指标包括心率和心律、QRS 波形、有无 P 波与 P 波形态、振幅及间期、P-R 间期、Q-T 间期、R-R 间期、T 波形态以及有无异常波形出现等。通过对上述指标的监测,要达到及时发现致命性与潜在致命性心律失常,可能影响血流动力学的过缓或心动过速以及心肌缺血的 ST 段和 T 波的改变的目的。致命性快速心律失常包括心室颤动、心室扑动、持续性室性心动过速,以及心房颤动且心室率超过 220 次/分者等,其常见病因包括呼吸疾病并发急性心肌梗死、冠心病心肌缺血急性发作及其他严重心脏病。致命性心律失常包括长时间心脏停顿或心室停顿及高血钾所致的严重缓慢心律失常等,其常见呼吸系统疾病的病因有呼吸衰竭、气道梗阻、肺动脉栓塞,以及其他心脏病患者如急性心肌梗死、心肌炎及心包压塞等。心肌缺血的监测常需要将心电电极模拟 V_5 导联位置,而无关电极分别放置于胸骨柄和右腋前线第 5 肋间。心肌缺血监测的目的为发现无症状性心肌缺血与确诊有症状的心肌缺血发作;监测持续心肌缺血状态发展动向;心肌缺血治疗效果监测等。

3.监测的原理

心电监护的基本过程是在导联线电极上获取的心电信息经心电模块将其放大及有关处理。心电模块主要包括导联选择、生物放大器、心率计、信号处理等部分组成。心电信号通过导联线上的电极获取。导联选择不同电极间的电位进行测量。而人体体表的心电信号幅度只有 1 mV左右,必须将其放大 1 000 倍以上才能通过监视器显示和记录器记录出来,因此,心电放大器是一个高增益、高输入阻抗的放大器。

4.护理

(1)操作程序:使用心电监护仪必须掌握正确的操作流程,以确保监护仪的正常运转和使用寿命。目前临床上使用的综合心电监护仪的操作程序基本相似。具体要求如下:①准备物品,主要有心电监护仪机器及其配件,如导联线、血氧监测线与探头、电极贴、生理盐水棉球、配套血压测量袖带等。②患者准备,将患者取舒适体位,如平卧或半卧位,解释监护的需要与目的。擦拭清洁导联粘贴部位。③接通心电监护仪,连接电源,打开主机,等待机器自检结束后,调试仪器至功能监测状态并根据需要调试报警范围。④连接电极,贴电极片,连接心电导联线,如电极与导线连接为按扣式,应先将电极与导线连接后贴于相应部位。⑤连接袖带,将袖带绑至肘窝上3~6 cm处,松紧以插入两手指为宜。连接测量血压的导线。⑥监测指标并记录。

(2)注意事项:①心电监测的效果受多种因素的影响,其中最重要的是电极粘贴是否稳妥。为保证监测质量,对胸部皮肤须进行剃毛处理或用生理盐水纱布清洁皮肤,再放置电极。一般24 小时更换电极片。②监测时要注意患者体位改变或活动会对监测结果的影响,心电示波可出现不规则曲线,呈现出假心率或心律。因此,对监测结果要进行综合分析,必要时,听诊心音进行对比,以确定监测结果的真伪。③使用胸前心电监护导联时,若存在规则的心房活动,则应选择P 波显示较好的导联。QRS 振幅应>0.5 mV,以便能触发心率计数。如除颤时放置电极板,必须暴露出患者的心前区。心电监护只是为了监测心率、心律变化,若需分析 ST 段异常或更详细地观察心电图变化,应做常规 12 导联心电图。

(二)动脉血压监护

1.基本概念

(1)血压:血管内血液对血管壁的侧压力为血压。测压时是以大气压为准,用血压高于大气压的数值表示血压的高度,通常用 mmHg、kPa 为单位来表示。产生血压的重要因素是心血管系统内有血液充盈和心脏的射血力量。

(2)动脉压:动脉压是器官组织灌注的一个极好的生理和临床指标,适度有效的器官组织灌注对生存必不可少。动脉压取决于心排量和血管阻力。其相互间的关系可用公式表达:平均动脉压－中心静脉压＝心排量×外周血管阻力。动脉压在一个心动周期中可能随着心室的收缩与舒张而发生规律性的波动。心室收缩时,动脉压升高,当达到最高值时称为收缩压;心室舒张时,动脉压下降,当降至最低时,为舒张压;收缩压与舒张压的差值称为脉压;一个心动周期中每一瞬间动脉血压的平均值,被称为平均动脉压。但须注意平均动脉压不是收缩压与舒张压之和的一半,而是更接近于舒张压。

(3)正常值:正常人血压会受多方面因素的影响。WHO 将血压分为"理想血压""正常血压""正常高压"等(表 6-2)。血压的数值可随年龄、性别及其他生理情况而变化。年龄增高,动脉血压逐年增高,收缩压的升高比舒张压的升高明显。男性比女性高,女性在更年期以后有明显的升高。

表 6-2 血压水平的定义和分类(WHO/ISH)

类别	收缩压/mmHg	舒张压/mmHg
理想血压	<120	<80
正常血压	<130	<85
正常高压	130～139	85～99
1 级高血压("轻度")	140～159	90～99
亚组:临界高血压	140～149	90～94
2 级高血压("中度")	160～179	100～109
3 级高血压("重度")	≥180	≥110
单纯收缩性高血压	≥140	<90
亚组:临界收缩期高血压	140～149	<90

(4)动脉压波形:正常血压波形可分为二相,即收缩相和舒张相。收缩相是指主动脉瓣开放和快速射血到主动脉时所形成的波形,此动脉波形为急剧上升至顶峰,随后血流经主动脉到周围动脉,压力下降,主动脉瓣关闭,在动脉波下降支斜坡上出现切迹,称为重搏切迹。舒张相是从主动脉瓣关闭直至下一次收缩开始。动脉压波形逐渐下降至基线。舒张相最低点是舒张压。

2.监测方法与原理

目前,临床常用的监测血压方法有两大类。一类是无创测量法,即指袖带式自动间接动脉血压监测。其原理来自传统的人工听诊气袖法,所不同的是在判别收缩压和舒张压时是通过检测气带内气压的搏动实现的。另一类是有创测量法,即指在动脉内置管进行动脉血压连续监测的直接动脉血压监测法,其原理是使用一般的弹簧压表,但仅能测出平均动脉压,而使用电子压力换能器监测仪,则可测出动脉收缩压、舒张压,还可测得压力波形,且记录一次心动周期的压力波形的变化。两类监测血压法各有其优点和不足。直接动脉压监测的主要优点是如下。

(1)可连续监测收缩压、舒张压和平均动脉压,并将其数值及波形实时显示在监护仪荧光屏上,及时准确地反映患者血压动态变化。

(2)有助于根据动脉血压的变化判断体内血容量、心肌收缩力、外周阻力以及有无心包压塞等病情变化。

(3)可以弥补由于袖带监测血压而导致血压测不出或测量不准确的弊端,直接反映动脉血压的实际水平。

(4)可通过动脉置管采集各种动脉血标本,以免除因反复动脉穿刺给患者带来的痛苦。无创血压监测法操作较有创监测法安全、简单、易于操作,可直接避免有创监测时置管所出现的血栓形成或感染等危险。一般来说,在危重症患者的急救过程中多采用有创监测法,但随病情缓解应尽早改为无创监测法,以减少各种并发症的发生。

3.影响因素

影响动脉血压的因素很多,如每搏输出量、心率、外周阻力、动脉管壁的弹性及循环血量等。这些因素相互关联、相互影响,如心率影响心室充盈和每搏输出量的某些变化,心排血量的改变必伴有血流速度和外周阻力的变化。另外,神经体液因素调节下的心排血量的变化往往会引起外周阻力的变化。临床实际中,遇到具体情况,必须结合患者的血流动力学指标的改变,综合各种因素全面分析和判断。

4.临床意义

动脉血压是衡量机体生理功能的一项重要指标,无论动脉血压过低或过高都可对机体各脏器功能的相对稳定产生十分不利的影响。通过对动脉血压的监测可推算其他心血管参数,如每搏输出量、心肌收缩力、全身循环阻力等。观察血压波形还可对患者的循环状况进行粗略估计。波形高尖见于高血压、动脉硬化及应用升压药和增强心肌收缩力的药物。波形低钝见于低心排综合征、低血压休克和心律失常以及药物影响等情况。

5.护理

无创血压监测法的护理较为简单,按常规血压测量法护理要求进行。下面重点对有创血压监测方法的护理加以论述。

(1)保持测压管通畅,防止血栓形成:①定时监测血压通畅情况,随时注意通路、连接管等各个环节是否折曲、受压,定时冲洗管路。②保持三通管正确的方向,测量时开通三通管,并以肝素盐水持续冲洗测压管。③抽取动脉血后或闭管前必须立即用肝素盐水进行快速正压封管,以防凝血阻管。④管路中如有阻塞,应及时抽出血凝块,切勿将血块推入,以防发生动脉血栓形成。⑤在病情平稳后应及时考虑拔出置管,改为无创血压监测,以防并发症出现。⑥保持各接头连接紧密,防止渗漏。

(2)防止感染:①严格无菌操作,每天消毒穿刺部位,并至少每24小时更换一次透明贴膜。②每次经测压管抽取动脉血标本时,均应以碘酒、乙醇消毒接头处。③各接头及整个管路应保持严格封闭及无菌状态。

(3)防止空气栓塞:在操作过程中,严格控制空气进入管路,防止空气栓塞。

(4)预防并发症:常见并发症可有远端肢体缺血、出血、感染和测压管脱出,具体护理如下。①远端肢体缺血:引起远端肢体缺血的主要原因是血栓形成、血管痉挛及局部长时间包扎过紧等。预防办法有:置管前要判断肢端动脉是否有缺血症状。穿刺血管时,动作要轻柔稳准,穿刺针选择要粗细得当,避免反复穿刺损伤血管。固定肢体勿过紧,防止影响血液循环。②局部出血血肿:穿刺后要密切观察局部出血情况,对应用抗凝药或有出血倾向者要增加压迫止血的时间,至少5分钟。穿刺局部应用宽胶布加压覆盖,必要时加沙袋压迫止血。如有血液渗出要及时清除,以免影响对再次出血情况的观察。③感染:动脉置管可发生局部或全身感染。一旦发生全身感染多由血源性感染所致,后果严重。因此,置管期间严密观察体温变化,如出现高热、寒战,应及时查找原因;如发现穿刺部位出现红、肿或有分泌物形成,应加强换药,并取分泌物进行细菌培养,以协助诊断,合理选择抗生素。置管期间一旦发生感染应立即拔管,并将测压管末端无菌封闭送做细菌培养。④测压管脱出:置管期间,穿刺针及管路要固定稳妥,防止翻身等操作时将管拉出。对躁动患者要采取好保护措施,必要时将患者手包紧,防止患者不慎将管拔出,一旦发生管路脱出,切忌将管送回,以防感染。

(三)血氧饱和度监护

血氧饱和度(SaO_2)是指血氧含量与血红蛋白完全氧合的氧容量之比。即 SaO_2=动脉血实际结合氧/动脉血氧结合饱和时含氧量×100%。临床上常用的 SaO_2 监测仪,是通过无创的红外线探头监测患者指(趾)端小动脉搏动时的氧合血红蛋白的百分数而获得经皮 SaO_2。SaO_2 正常范围为 95%~100%。

1.测定方法

经皮血氧饱和度的探头有两种。一种是指夹式,探头由夹子式构成,一面发射红光,一面接收,适用于成人及儿童。另一种是粘贴式,由两个薄片构成,可分别粘在患者指或趾两侧,适用于新生儿和早产儿,因儿童的指或趾较小且细嫩,用指夹式探头夹不住,即便夹住也容易压伤指或趾。

2.测定原理

(1)分光光度测定法:将红外线探头放置于患者指(趾)端等适当的位置,根据血红蛋白和氧合血红蛋白对光吸收特性不同的特点,利用发光二极管发射出红外光和红外线穿过身体适当部位的性质,用可以穿透血液的红光(波长 660 μm)和红外线(940 μm)分别照射组织(指或趾),并以光敏二极管接受照射后的光信号,为了排除动脉血以外其他组织的影响,只取搏动的信号,经计算机采样分析处理氧合血红蛋白占总血红蛋白的百分数,最终显示在监视器上。但如果无脉搏,则不能进行测量。

(2)容积测定法:正常生理情况下,毛细血管和静脉均无搏动,仅有小动脉有搏动。入射光线通过手指时,在心脏收缩期,手指血容量增多,光吸收量最大;反之,在心脏舒张期,光吸收量最小。因此,光吸收量的变化反映了组织血容量的变化。此种方法只测定搏动性血容量,而不受毛细血管和静脉影响,也与肤色和皮肤张力无关。

3.临床意义

(1)提供低氧血症的监测指标,指导氧疗:监测指尖 SpO_2 方法简单、便捷、安全,通过监测所得的 SpO_2 指标,可以及时发现危重症患者的低氧血症及其程度,指导选择和调节合理氧疗方式,改善低氧血症,避免或减少氧中毒的发生。

(2)提供应用机械通气治疗的依据,指导通气参数的调整:监测能帮助确定危重症患者实施机械通气治疗的时机,并在机械通气过程中,与其他指标相结合,对机械通气选择的通气模式、给氧浓度等参数进行调整,还可为撤机和拔除气管插管提供参考依据。

(3)提供心率监测:有些监护仪在测量血氧饱和度的同时还可以通过其血氧饱和度模块获取心率参数,其原理是通过末梢血管的脉动波计算出心率。此优点保证了心电图受干扰时心率测量的准确性,临床上应用较为方便。

4.影响因素

血氧饱和度的监测结果会受很多因素影响,如患者脉搏的强弱、血红蛋白的质和量、皮肤和指甲状态、患者血流动力学变化等。患者烦躁不安会导致测量结果不准,在使用时应固定好探头,尽量使患者安静,以免报警及不显示结果。因探头为红线及红外线,所以照蓝光的新生儿应将探头覆盖,避免直接照射,损伤探头。严重低血压、休克、体温过低或使用血管活性药物,以及血红蛋白水平较高时均可影响测量结果,应结合患者病情综合判断指标的准确性,防止影响病情的治疗和诊断。在极高的环境光照情况下也会影响测量结果,使用时应尽量避免。有研究表明,对于那些存在外周血管痉挛或因外界寒冷刺激诱导的外周低灌流时,采取额贴监测血氧饱和度比指尖的监测更有优势。

5.护理

(1)血氧饱和度的监测应排除各种干扰因素,尤其应注意人为因素的干扰,如探头放置位置、吸痰后的影响、肢端的温度等。

(2)要对监测探头进行维护和保养和防止导线断折。

(3)监测时,探头红外线射出面应直对手指(趾)甲床侧,指尖放置深度合适,以防检测结果不准确。

（4）发现监测结果持续下降低于 94％时，应及时查找分析原因，排除非病情变化因素后，仍不缓解，应立即采取措施。不宜在测血压侧指尖监测血氧饱和度，以免影响监测结果。

（5）通过血氧饱和度监测结果可以粗略评估动脉血氧分压水平，以便及时判断病情变化，即当 $SaO_2 > 90\%$ 时，相当于 $PaO_2 > 8.0$ kPa（60 mmHg）；当 SaO_2 为 $80\% \sim 90\%$ 时，相当于 PaO_2 $5.3 \sim 8.0$ kPa（$40 \sim 60$ mmHg）；当 $SaO_2 < 80\%$ 时，相当于 $PaO_2 < 5.3$ kPa（40 mmHg）。

二、特殊监测技术

（一）中心静脉压监护

中心静脉压（CVP）是指右心房、上下腔静脉近右心房处的压力，主要反映右心的前负荷，正常值为 $0.49 \sim 1.18$ kPa。通过对中心静脉压的变化进行监测，有助于判断体内血容量、静脉回心血量、右心室充盈压或心功能状态，对指导临床静脉补液及利尿药的应用有着极其重要的意义，是重危患者的重要监测指标。

1.测量方法

CVP 测量通常采用开放式测量方法。此法通过颈外静脉、颈内静脉或锁骨下动脉至上腔静脉，或者通过股静脉至下腔静脉，其中上腔静脉较下腔静脉测量准确。测量时，将测压管的一端保持与大气相通的状态。另外，还有一种方法为闭合式测量，即整个测量过程保持闭合状态，不与大气相通，而通过压力传感器与压力监测仪相连接测得。右心漂浮导管也可直接测得中心静脉压。开放式测压的具体要求如下。

（1）物品准备：监护仪、监测 CVP 的测压管件一套、三通管、刻度尺、肝素盐水、延长管以及无菌消毒用物。

（2）患者准备：向患者做好解释，以取得配合；取平卧位，上腔静脉测压时要将上肢外展 $30° \sim 45°$，定位零点为基准点，即平卧时，右心房在腋下的水平投影平面，一般定为平腋中线第 4 肋间处。

（3）监测压力：CVP 监测分连续监测和间断监测。连续测量时需备综合监护仪与中心静脉压测压管一套。间断测量为每次连接测量后取下测压管。CVP 监测有两种方法，一种是间断手动人工测量法，另一种是连续仪器测量方法。具体操作方法如下。①间断手动人工测量方法：将生理盐水冲入一次性延长管，三通管与接中心静脉置管的输液器相连，排尽管道内气体后备用。将三通管开向一次性延长管侧，开放一次性延长管远端，保持垂直位，观察延长管内生理盐水下降幅度，当水柱保持不动时，从基点起测量水柱高度，即为中心静脉压测量值。测量后关闭三通管与延长管的连接，开放输液器端。②连续仪器测量方法：经锁骨下静脉或颈内静脉将中心静脉导管置入上腔静脉靠近右心房处。导管末端通过延长管接三通接头，与测压鼓、压力换能器和监护仪相连，三通接头的另一端开口连接输液器。测压时，使压力换能器与患者的右心房同一水平（平卧位时，平腋中线水平），压力换能器校零。关闭输液器，使中心静脉导管与压力换能器相通；监护仪上可自动显示压力波形和数值。测压结束时，将压力的换能器端关闭，输液器端与中心静脉导管连通，开始输液。

2.影响因素与临床意义

中心静脉压力来源于 4 种压力成分：①静脉毛细血管压。②右心房充盈压。③作用静脉外壁的压力，即静脉收缩压和张力。④静脉内壁压，即静脉内血容量。

因此，中心静脉压的高低与血容量、静脉张力和右心功能有关。中心静脉压升高，见于右心及全心功能衰竭、房颤、肺栓塞、气管痉挛、输血补液过量、纵隔压迫、张力性气胸、各种慢性肺疾病、心脏压塞、血胸、应用血管收缩药物和患者躁动等情况时。中心静脉压下降常见于失血或脱水引起的血容量不足；也可见于周围血管扩张，如应用扩张血管药物及麻醉过深等。机械通气的患者也可影响中心静脉压，但不同的通气模式对 CVP 的影响程度不同。平均气道压越高，对循环的影响越大，两者成正相关。近年来，相关研究已显示 PEEP、PEEP＋PSV、SIMV、IPPV 等通气模式对 CVP 影响较大，尤其是在低血容量时影响更为显著。

　　3.护理

　　(1)防止测压管阻塞：测压通路需持续静脉滴注生理盐水，或测压后用肝素盐水正压封管。如停止生理连续点滴应定时进行常规封管，每天 3 次。发现测压通路内冲入较多血液，应随时进行再次封管，以防有血凝块阻塞。

　　(2)保持测压准确性：每次测压前均要重新校对测量零点，因患者可能随时发生体位的变动。测压时，应先排尽测压管中的气泡，防止气体进入静脉造成气栓或影响测量的准确性。测压应在患者平静状态下进行，患者咳嗽、腹胀、烦躁或机械通气应用 PEEP 均可影响测量结果的准确性。因此，如有上述症状，可先给予处理，待平静 10～15 分钟后再行测压。如应用呼吸机治疗时，当测压管中水柱下降至基本静止状态时，可暂时断开气管插管与呼吸机的连接，观察水柱再次静止时，即为静脉压。但对于无自主呼吸的患者要慎重行事。

　　(3)排除干扰因素：测压过程中，测压管中的液面波动最初可快速下降，当接近静脉压时，水柱液面可随呼吸上下波动，且越来越微弱，下降速度也会越来越缓慢，直到静止不动即为静脉压高度。但须注意此时应首先排除测压管阻塞或不够通畅因素，原因可能为静脉导管堵塞、受压或尖端顶于血管壁或管道漏液等，应给予及时处理，以排除干扰。测压时，应禁止同时输入药物，特别是血管活性药物，防止药液输入快，发生意外。

　　(4)严格无菌操作：每天消毒穿刺点、更换透明敷贴，每天更换输液管和测压管。测压或换管时必须严格消毒各个连接部位。一旦发现感染征象或排除其他原因的高热不退，应及时拔出导管，并剪下导管近心端 2～3 cm，行细菌培养。如穿刺部位出现发红等感染情况，应禁止用透明胶布，改用棉质纱布，以透气、干燥创面，并增加换药次数。

　　(5)按需测量：测量中心静脉压的频次应随病情而定，切忌过于频繁。测量后准确记录，异常改变要随时报告医师给予处理。

　　(6)确保机械通气状态下测量数值的准确性：在机械通气过程中，为避免气道压力、循环血容量、通气模式及测量过程脱机等因素对 CVP 的影响，可对机械通气时需测量 CVP 的患者应用回归方程进行计算，所测得的值与患者实际 CVP 无显著差异，且方法安全、简便。但对肺顺应性差的患者，在用此回归方程时所得脱机后的 CVP 值比实际脱机所测的 CVP 稍低。其回归方程为：$y = 0.98x - 1.27$ 和 $y = 0.86x - 1.33$(y 和 x 分别为脱机前后的 CVP 值)，只要将测得的患者上机时的 CVP 代入上述回归方程，即可计算出脱机后的 CVP 值。

　　(7)妥善固定管道：除静脉穿刺点及管道须用透明胶布固定外，还应在距穿刺点 5 cm 处，加固胶布。固定部位应避免关节及凹陷处。对清醒患者做好解释，取得配合；对躁动患者应给予适当束缚，防止牵拉或误拔导管。在保证测压管道系统密闭及通畅的同时，还应防止管道受压、扭曲，接头松动或脱落。

　　(二)肺循环血流动力学监护

　　肺循环指血液由右心室开始，经肺动脉、肺毛细血管、肺静脉，最终到达左心房的循环过程。

肺循环血流动力学是研究肺循环的压力、流量、阻力及其他相关问题,是了解肺循环功能的重要方法。许多呼吸系统疾病均直接导致肺循环的异常,因此,监测肺循环功能的变化对呼吸系统疾病的诊治具有十分重要的意义。目前,肺循环血流动力学的监测方法已广泛应用于临床,尤其是应用于危重患者的救治中。

1.肺循环压力测定

肺循环压力的测定技术分为创伤性和无创性两类。前者主要为右心漂浮导管检查技术,后者包括超声法、胸部 X 线片、肺阻抗血流图技术、磁共振成像技术、血气分析、心电图技术等。创伤性技术测定结果虽然准确,但对患者具有一定的损伤,检查所需的费用较为昂贵,检查所用的仪器设备较为复杂,在临床应用也较为局限,且不宜于重复随诊检查,患者多难以接受。无创检查方便、无创伤、价格便宜,适用于多次反复检查,但检查的准确性与有创检查相比不够确切。

目前,肺循环压力测定最直接的检查方法为右心漂浮导管检查测压法。此法被认为是评价各种无创检查性测压法准确性的"金标准"。右心漂浮导管检查除了可获取肺动脉压(PAP)、肺毛细血管楔压(PAWP)、右心房压力(CVP)的参数外,还可进行心排血量的测定,并可采取混合静脉血标本以测定混合静脉血血气指标。检查所用的主要设备与仪器包括右心漂浮导管(Swan-Ganz 导管)或血流引导管、压力传感器、生理记录仪、穿刺针、扩张套管等其他无菌手术器材与敷料等。检查时需在严格无菌条件下,经肘前静脉、锁骨下静脉、颈静脉或股静脉穿刺插入漂浮导管进行测定。其原理是通过导管腔内的盐水柱将血管或心腔内压力信号传递到压力换能器上,同步连续示波显示压力曲线及测定的数据,并记录下曲线图形。操作者可以通过压力曲线形态判断导管前端所处的具体位置。

测定肺动脉压力时,应注意以下各点以确保测量的准确性:①先调定零点,然后使换能器上与大气相通的三通口与患者心房呈同一水平,再校正监护仪零点。②挤压注水器冲洗肺动脉管腔,确认其通畅。③将换能器与通向肺动脉管腔相通测得肺动脉压力。④记录呼气末肺动脉压值,但需注意肺动脉压力可能受其他因素的影响,如呼吸和应用机械通气的患者。

有自主呼吸时,吸气相胸腔呈负压,肺动脉压会明显高于呼气相的压力。相反,间歇正压机械通气时,吸气相呈正压,此时的肺动脉压会明显低于呼气相时的压力。因此,无论何种状态,肺动脉压均应以呼气末数值为准。肺动脉嵌顿压的测定与测定肺动脉压的方法基本相似,不同的是要在测定肺动脉压基础上,使导管气囊充气,导管漂入肺毛细血管测得的结果同样应以呼气末时的压力为准。

测量各种压力时,应确保导管气囊嵌顿的满意效果。具体方法是先用 0.01% 肝素生理盐水冲洗肺动脉管腔,以排除因血块阻塞造成的假性肺动脉楔压,缓慢充气 1.0～1.5 mL 至肺动脉波形变化为相当于或低于肺动脉舒张压的细小波形,放气后出现典型的肺动脉波形,即为导管气囊嵌顿满意,也是导管的满意位置。如有测不到肺动脉楔压的情况,应考虑可能为导管退出肺动脉或气囊破裂。如需拔出右心漂浮导管时,应先核实气囊确实已放气,再缓慢地将漂浮导管拔出,扩张导管外管后应压迫止血至穿刺部位不再渗血为止。右心漂浮导管持续应用时间过长可出现多种并发症,需要密切观察相关的症状和体征。常见并发症有心律失常、感染、肺栓塞及肺动脉破裂、导管气囊破裂、血栓形成与栓塞、导管在心房或心室内扭曲或打结等,更严重时,可以出现导管折于静脉内,甚至于心搏骤停。

2.心排血量测定

它反映整个循环状态,受静脉回流量、外周血管阻力、外周组织需氧量、血容量、体位、呼吸、心率和心肌收缩力的影响。目前,临床上常用 Fick 法(包括直接与间接 Fick 法)和热稀释法(亦为间接 Fick 法),其中后者方法较为简单,应用较为普遍。另外,还有一种方法为心阻抗图,是20 世纪 60 年代起出现的应用生物电阻抗原理以测定心排血量的技术。此种技术具有无创伤、价廉、检查迅速等优点,已为学术界所重视。

(1)Fick 法测定:心排血量(L/min)=耗氧率(mL/min)/[动脉－混合血静脉血氧含量差(mL/dL)×10]。其中氧耗量可直接测得。动静脉血管含量差测定可分别抽取动脉血和混合静脉血(经右心管抽取),经血气分析仪直接测得。但是由于此法中混合动脉血采集较为困难,因此其在临床上的应用受到限制。

(2)热稀释法:将 0 ℃的冷生理盐水作为指示剂,经 Swan-Ganz 导管注入右心房,随血液进入肺动脉,由温度传感器连续测定流过指示剂在右心房和肺动脉内的温度变化,并记录温度/时间稀释曲线。经心排血量时计算仪描记曲线的面积,按公式算出心排血量,并显示、记录其值。此法的优点是指示剂无害,可多次测量,无须抽血检验,机器可自动计算出结果,且测量时无须穿刺动脉。

(3)心阻抗图:应用生物电阻抗原理,通过测定心动周期中胸腔生物电阻抗的变化,间接推算心搏量(SV),再乘以心率即得心排血量 CO。其公式为:$SV = \rho \times (L/Z_0)^2 \times B\text{-}X$ 间期$\times C$。式中,SV 为心搏量(mL);ρ 为血液电阻率,为常数 135;L 为两电极之间的距离(cm);Z_0 为胸腔基础阻抗(Ω);B-X 间期为心阻抗血流图的微力图上由 B 点至 X 点的时间间期(s);C 为心阻抗血流图的微分图上收缩波的最大波幅(Ω/s)。

影响测定准确性的因素很多:心排血量过低时,心肌等组织与血液间的热交换可使测得值高于实际值。心排血量过高(>10 L/min)时测定结果亦不准确。其他如血液温度在呼吸和循环周期中的波动、呼吸不规则、低温液体在进入心室前温度升高等因素均可影响测量结果。在临床实际中,心排血量测定是通过心排血量测定仪计算,能迅速显示数据。

3.护理

导管的正确使用及有效的护理对血流动力学监测数值的准确性具有重要意义。

(1)测量准备:①患者准备,操作前要向患者介绍有关检查的重要性和必要性,消除患者紧张情绪,取得患者配合。体位即要适合监测的需要,又保持患者舒适。尤其是枕头的位置非常重要,其摆放一定要使患者满意。②呼吸道准备,术前尽量清除呼吸道痰液,给予及时的翻身、叩背,刺激咳嗽,必要时给予吸痰。手术当日,给予支气管扩张剂扩张支气管,减轻气道反应性,避免术中咳嗽影响检查结果。

(2)掌握操作要点:护士应熟悉导管的放置和测量操作程序,熟悉导管所在部位的压力及正常值,了解并发症及预防措施。置管时要密切观察屏幕上压力波形及心率和心律的变化。放置导管的位置不一,如肘正中静脉、右锁骨下静脉、股静脉、左锁骨下静脉和右颈内静脉。所有这些穿刺点都有优缺点。穿刺部位一般选择右侧颈内静脉,这是漂浮导管操作的最佳途径,导管可以直达右心房,从皮肤到右心房的距离最短,并发症少,容易成功。而经锁骨下静脉穿刺固定稳妥、便于护理。经股静脉插入导管达右心房的距离较远,经导管感染的机会多。置管前,导管的肺 A 腔及右心房腔以肝素盐水溶液冲洗,并检查气囊有无漏气。患者取 10°～20°体位,头转向左侧远离穿刺点,要严格执行无菌操作。密切观察心电监测,注意患者的生命体征变化,认真记录,发现异常及时报告处理。通过监视器上典型压力波形的变化就可知导管在心腔中的位置。

导管放置成功后准确记录导管位于穿刺点的刻度,测量时换能器应置于心脏水平,每次测量前应调整到零点,特别是体位变动后更要注意,否则所测压力值不准。重新校对零点,确定侧压部位后再进行测量并记录。

中心静脉导管做输液通路时,不要输入血液制品、清蛋白、脂肪乳液、高渗液体,因其容易堵塞和污染液体。气囊要用气体充气,而不能用液体,因为液体不能压缩,容易对心脏或肺动脉内膜造成损伤。用空气充气时如气囊破裂容易造成空气栓塞。利用漂浮导管进行血流动力学监测是危重症监测室的一个重要监护技术。

(3)避免和及时纠正影响压力测定的因素:检测压力最好选在患者平静呼吸的呼气末,且避免测压时患者产生剧烈咳嗽。如患者接受机械通气治疗,测量肺毛细血管楔压时,必须暂停呼吸机通气,否则测量结果为肺泡内压。测压系统中大气泡未排净,可使测压衰减,压力值偏低。导管检查过程中如有微小的气泡不会引起严重的后果,但进入较多气泡时,则情况较严重,文献报道病死率为50%。防止气泡进入监测系统,发现气泡要用注射器及时抽出。测压系统中有小气泡,压力值偏高。测量时换能器应置于心脏水平,每次测量前应调整零点,特别是体位变动后,要重新校对零点,因此,测压时,应排除上述原因,才能准确评估血流动力学,估计左心功能。总之,当出现问题时,要观察屏幕正上方的提示。

(4)测压管道堵塞:管道堵塞时,压力波形消失或波形低钝,用生理盐水 500 mL 加入 3 200 U 肝素以 3 mL/h 的速率泵入测压管内或以 2~3 mL/h(4~6 U/mL)间断推注以防止堵塞。留管时间稍长后会出现压力波形低钝、脉压变小,但冲洗回抽均通畅,考虑为导管顶端有活瓣样的血栓形成所致。护士要注意肺动脉压力值及波形的变化。一旦管腔堵塞,无回血,不宜勉强向里推注。

(5)气囊破裂、空气栓塞:气囊充气最好用 CO_2 气充,充气速度不宜过快,充气量不超过 1.5 mL,气囊充气时间不可过长,一般为 10~30 个心动周期(10~20 秒),获得肺动脉楔压波形后,立即放气。PCWP 不能连续监测,最多不超过 20 秒,监测中要高度警惕导管气囊破裂,如发现导管气囊破裂,应立即抽出气体,做好标记并交班,以免引起气栓。气囊充气测肺楔压是将针筒与导管充气口保持锁定状态,放气时针芯自动回弹,容积与先前充气体积相等,否则说明气囊已破裂,勿再充气测肺楔压,并尽早拔管防止气囊碎片脱落。PCWP 测定后要放松气囊并退出部分导管,防止肺栓塞和肺破裂。尽量排尽测压管和压力传感器内的气泡。

(6)血栓形成和肺栓塞:导管留置时间过长使血中的纤维蛋白黏附于导管周围,导管尖端位置过深近于嵌入状态时血流减慢,管长时间不冲洗以及休克和低血压患者处于高凝状态等情况,均易形成血栓。血栓形成后出现静脉堵塞症状如上肢水肿、颈部疼痛、静脉扩张。

(7)肺动脉破裂和肺出血:肺动脉破裂和肺出血是最严重的并发症,Paulson 等统计 19 例肺动脉破裂患者,11 例发生死亡。肺动脉破裂的发生率占 0.2%。常见于气囊充气过快或导管长期压迫肺动脉分支。肺出血临床可表现为突发的咳嗽、咯血、呼吸困难,甚至休克,双肺可闻及水泡音。肺小动脉破裂的症状为胸痛、咯血、气急;发生肺动脉破裂时,病情迅速恶化,应使患肺保持低位(一般为右肺),必要时行纤维支气管镜检查或手术治疗。多见于老年患者,肺动脉高压和心脏瓣膜病。

(8)导管扭曲、打结、折断:出现导管扭曲应退出和调换。退管困难时注入冷生理盐水 10 mL。打结时可在 X 线透视下,放松气囊后退出。导管在心内打结多发生于右心室,由于导管软、管腔较小,插入过快或用力过大,可使导管扭曲打结;测压时可见导管从右心房或右心室推进 15 cm 后仍只记录到右心室或肺动脉压,X 线片即可证实。此时应将导管退出,重新插入。

（9）心律失常：严密监测变化，心律失常以房性和室性期前收缩最常见，也有束支传导阻滞，测压时导管经三尖瓣入右心室及导管顶端触及室壁时极易诱发室性期前收缩。如发现室性期前收缩、阵发性室速要及时报告医师。一般停止前送导管，期前收缩即可消失，或静脉注射利多卡因控制。测压时要熟练掌握操作技术，减少导管对室壁的刺激。严重的室速、室颤立即报告医师，并及时除颤。

（10）缩短置管时间预防感染：留置导管一般在 3～5 天，不超过 7 天为宜，穿刺部位每天消毒后用透明膜覆盖，便于观察有无渗血，保持清洁、干燥，如患者出现高热、寒战等症为感染所致，应立即拔管。感染可发生在局部穿刺点和切口处，也能引起细菌性心内膜炎。怀疑感染的病例应做导管尖端细菌培养，同时应用有效的抗生素。在血流动力学稳定后拔除导管，拔管时须按压穿刺点防止局部出血。

（三）血气监护

血液、气体和酸碱平衡正常是体液内环境稳定、机体赖以健康生存的一个重要方面。

1.血气分析指标

（1）动脉血氧分压（PaO_2）：是血液中物理溶解的氧分子所产生的压力。PaO_2 的正常范围诶 10.7～13.3 kPa（80～100 mmHg），正常值会随着年龄的增加而下降，PaO_2 的年龄预计值 $=[13.8\ kPa－年龄（岁）×0.057]±0.5\ kPa$ 或 $[13.5\ mmHg－年龄（岁）×0.42]±4\ mmHg$，$PaO_2$ 低于同龄人正常范围下限者，称为低氧血症。PaO_2 降至 8.0 kPa（60 mmHg）以下时，是诊断呼吸衰竭的标准。

（2）动脉血氧饱和度（SaO_2）：SaO_2 指血红蛋白实际结合的氧含量与全部血红蛋白能够结合的氧含量比值的百分率。其计算公式：$SaO_2＝氧合血红蛋白/全部血红蛋白×100\%$，正常范围为 95％～98％。动脉血氧分压与 SaO_2 的关系是氧离曲线。

（3）氧合指数：氧合指数 $＝PaO_2/FiO_2$，正常值为 53.1～66.7 kPa（400～500 mmHg）。ALI 时存在严重肺内分流，PaO_2 降低明显，提示高吸氧浓度并不能提高 PaO_2 或提高 PaO_2 不明显，故氧合指数常＜40.0 kPa（300 mmHg）。

（4）肺泡-动脉血氧分压差[$P(A-a)O_2$]：在正常生理情况下，吸入空气时 $P(A-a)O_2$ 为 1.3 kPa（10 mmHg）左右。吸纯氧时 $P(A-a)O_2$ 正常不超过 8.0 kPa（60 mmHg），ARDS 时 $P(A-a)O_2$ 增大，吸空气时常可增至 6.0 kPa（50 mmHg）；而吸纯氧时 $P(A-a)O_2$ 常可超过 13.3 kPa（100 mmHg）。但该指标为计算值，结果仅供临床参考。

（5）肺内分流量（Qs/Qt）：正常人可存在小量解剖分流，一般不大于 3％。ARDS 时，由于 V/Q 严重降低，Qs/Qt 可明显增加，达 10％，严重者可为 20％～30％。

以上 5 个指标常作为临床判断低氧血症的参数。

（6）动脉血二氧化碳分压（$PaCO_2$）：是动脉血中物理溶解的 CO_2 分子所产生的压力。正常范围 4.7～6.0 kPa（35～45 mmHg）。测定 $PaCO_2$ 是结合 PaO_2 判断呼吸衰竭的类型与程度，是反映酸碱平衡呼吸因素的唯一指标。当 $PaCO_2$＞6.0 kPa（45 mmHg）时，应考虑为呼吸性酸中毒或代谢性碱中毒的呼吸代偿，当 $PaCO_2$＜4.7 kPa（35 mmHg）时，应考虑为呼吸性碱中毒或代谢性酸中毒的呼吸代偿。

PaO_2＜8.0 kPa（60 mmHg）、$PaCO_2$＜6.7 kPa（50 mmHg）或在正常范围，为Ⅰ型呼吸衰竭。

PaO_2＜8.0 kPa（60 mmHg）、$PaCO_2$＞6.7 kPa（50 mmHg），为Ⅱ型呼吸衰竭。

肺性脑病时，$PaCO_2$ 一般应＞9.3 kPa（70 mmHg）；当 PaO_2＜5.3 kPa（40 mmHg）时，

$PaCO_2$ 在急性病>8.0 kPa(60 mmHg),慢性病例>10.7 kPa(80 mmHg),且有明显的临床症状时提示病情严重。

吸氧条件下,计算氧合指数<40.0 kPa(300 mmHg),提示呼吸衰竭。

(7)碳酸氢盐(HCO_3^-):是反映机体酸碱代谢状况的指标。HCO_3^- 包括实际碳酸氢盐(AB)和标准碳酸氢盐(SB)。SB 和 AB 的正常范围均为 22~27 mmol/L,平均 24 mmol/L。AB 是指隔离空气的血液标本在实验条件下所测得的血浆 HCO_3^- 值,是反映酸碱平衡代谢因素的指标,当<22 mmol/L 时,可见于代谢性酸中毒或呼吸性碱中毒代偿;大于 27 mmol/L 时,可见于代谢性碱中毒或呼吸性酸中毒代偿。SB 是指在标准条件下[即 $PaCO_2$=5.3 kPa(40 mmHg)、Hb 完全饱和、温度 37 ℃]测得的 HCO_3^- 值。它是反映酸碱平衡代谢因素的指标。正常情况下,AB=SB;AB↑>SB↑见于代谢性碱中毒或呼吸性酸中毒代偿;AB↓<SB↓见于代谢性酸中毒或呼吸性碱中毒代偿。

(8)pH:是表示体液氢离子浓度的指标或酸碱度,由于细胞内和与细胞直接接触的内环境的 pH 测定技术上的困难,故常由血液 pH 测定来间接了解 pH=1/H^+,它是反映体液总酸度的指标,受呼吸和代谢因素的影响。正常范围:动脉血为 7.35~7.45;混合静脉血比动脉血低 0.03~0.05。pH<7.35 为失代偿的酸中毒[呼吸性和/或代谢性],pH>7.45 为失代偿的碱中毒[呼吸性和/或代谢性]。

(9)缓冲碱(BB):是血液(全血或血浆)中一切具有缓冲作用的碱(负离子)的总和,包括 HCO_3^-、血红蛋白、血浆蛋白和 HPO_4^{2-},正常范围 45~55 mmol/L,平均 50 mmol/L。仅 BB 一项降低时,应考虑为贫血。

(10)剩余碱(BE):是在 38 ℃、$PaCO_2$ 5.3 kPa(40 mmHg)、SaO_2 100%条件下,将血液标本滴定至 pH 7.40 时所消耗酸或碱的量,表示全血或血浆中碱储备增加或减少的情况。正常范围为±3 mmol/L,平均为 0。其正值时表示缓冲碱量增加;负值时表示缓冲碱减少或缺失。

(11)总 CO_2 量(TCO_2):它反映化学结合的 CO_2 量(24 mmol/L)和物理溶解的 O_2 量(1.2 mmol/L)。正常值=24+1.2=25.2 mmol/L。

(12)CO_2-CP:CO_2-CP 是血浆中呈化合状态的 CO_2 量,理论上应与 HCO_3^- 大致相同,但因有 $NaHCO_3^-$ 等因素干扰,比 HCO_3^- 偏高。

2.酸碱平衡的调节

人的酸碱平衡是由 3 套完整调节系统进行调节的,即缓冲系统、肺和肾的调节。人体正是由于有了这些完善的酸碱平衡调节机制,才确保了机体处于一个稳定的内环境的平衡状态。机体每天产生固定酸 120~160 mmol 和挥发酸 15 000 mmol,但体液能允许的 H^+ 浓度变动范围很小,正常时 pH 在 7.35~7.45 波动,以保证人体组织细胞赖以生存的内环境稳定。这正是由于体内有一系列复杂的酸碱平衡调节。

(1)缓冲系统:人体缓冲系统主要有 4 组缓冲对,即碳酸-碳酸氢盐、磷酸二氢钠-磷酸氢二钠系统、血浆蛋白系统和血红蛋白系统。这 4 组缓冲对构成了人体对酸碱失衡的第一道防线,它能使强酸变成弱酸,强碱变成弱碱,或变成中性盐。但是,由于缓冲系统容量有限,缓冲系统调节酸碱失衡的作用也是有限的。碳酸-碳酸氢盐是人体中缓冲容量最大的缓冲对,在细胞内外液中起重要作用,占全血缓冲能力的 53%,其中血浆占 35%,红细胞占 18%。磷酸二氢钠-磷酸氢二钠在细胞外液中含量不多,缓冲作用小,只占全血缓冲能力的 3%,主要在肾脏排 H^+ 过程中起较大的作用。血浆蛋白系统主要在血液中起缓冲作用,占全血缓冲能力的 7%,血红蛋白系统可分为氧合血红蛋白缓冲对（HHbO₂-HbO₂）和还原血红蛋白缓冲对（HHb-Hb⁻），占全血缓冲能力的 35%。

（2）肺的调节：肺在酸碱平衡中的作用是通过增加或减少肺泡通气量、控制排出 CO_2 量使血浆中 HCO_3^-/H_2CO_3 比值维持在 20:1 水平。正常情况下，当体内产生酸增加，H^+ 升高，肺代偿性过度通气，CO_2 排出增多，使 pH 维持在正常范围；当体内碱过多时，H^+ 降低，则呼吸浅慢，CO_2 排出减少，使 pH 维持在正常范围。但是当增高 >10.7 kPa（80 mmHg）时，呼吸中枢反而受到抑制，这是由呼吸中枢产生 CO_2 麻醉状态而造成的结果。肺脏调节的特点是作用发生快，但调节的范围小，当机体出现代谢性酸碱失衡时，肺在数分钟内即可代偿性增快或减慢呼吸频率或幅度，以增加或减少 CO_2 排出。

（3）肾脏调节：肾脏在酸碱平衡调节中是通过改变排酸或保碱量来发挥作用的。其主要调节方式是排出 H^+ 和重吸收肾小球滤出液中的 HCO_3^-，以维持血浆中 HCO_3^- 浓度在正常范围内，使血浆中的 pH 保持不变。肾脏排 H^+ 保 HCO_3^- 的途径有 3 条，即 HCO_3^- 重吸收、尿液酸化和远端肾小管泌氨与 NH_4^+ 生成。与肺脏的调节方式相比，肾脏的调节酸碱平衡的特点是功能完善但作用缓慢，常需 72 小时才能完成；其次是肾调节酸的能力大于调节碱的能力。

3.血气监护

血气监护是利用血气监护仪，即一种将传感器放置在患者血管内或血管外不伴液体损失的仪器，间断或连续监测 pH、PCO_2、PO_2。目前市售的血气监护仪一般包括传感器显示器、定标器三大部分。血管内与血管外血气监护仪的差别在于血管内血气监护仪的传感器置于动脉导管内的光缆顶端，而血管外血气监护仪的传感器则置于便携式传感器盒内，这标志着血气监护技术的新进展。

总之，无论选择哪种方式进行血气分析或血气监护，护士均需从以下几个方面加强护理。

（1）熟练掌握动脉采血方法或血气监护仪：操作规程（参照生产厂家仪器使用说明）临床上，凡是需要连续观察血气及酸碱变化的患者均可进行血气监护。但要求每天须进行 4~6 次者，方可考虑应用血气监护仪进行连续监护。

（2）严格掌握动脉采血或血气监护时机：一般情况下，需在患者平静状态下采集动脉血标本。当患者吸氧或机械通气时，需标明吸入氧浓度、吸氧或机械通气时间、监护仪显示的指尖脉氧值和患者体温。尽量避免在患者剧烈咳嗽、躁动不安，或翻身、叩背、吸痰等强刺激后进行血气分析。

（3）耐心做好解释：动脉采血不同于静脉采血，较为少见，患者易产生恐惧和紧张的心理。操作前护士需向患者详细说明采血意义、方法和注意事项，使患者有充分的心理准备，密切配合，增加一次采血成功率。

（4）避免影响因素，可能影响血气分析结果的常见因素包括：①肝素浓度不当，一般肝素浓度应为 1 000 U/mL。②采血时肝素湿润注射器管壁未排尽，剩余过量可造成 pH 下降和 PO_2 升高。③标本放置过久，可导致 PO_2 和 pH 下降。④未对体温进行校正，pH 与温度成负相关，PCO_2 和 PO_2 与温度呈正相关。⑤标本中进入气泡，抽取标本时未排尽标本中的气泡，对低氧血症者影响较大。⑥误抽静脉血，一旦误抽静脉血，须及时发现，正确判断，以免影响医师对检查结果的判定。对上述影响因素，要尽量避免，如选择一次性血气分析专用注射器，标本现抽现送，立即检查。

（李　静）

第六节　手术后患者的护理

从患者手术结束返回病房到基本康复出院阶段的护理,称手术后护理。

一、护理评估

(一)手术及麻醉情况

了解手术和麻醉的种类和性质、手术时间及过程;查阅麻醉及手术记录,了解术中出血、输血、输液的情况,手术中病情变化和引流管放置情况。

(二)身体状况

1.生命体征

局部麻醉及小手术术后,可每 4 小时测量并记录 1 次。有影响机体生理功能的疾病、麻醉、手术等因素存在时,应密切观察。每 15~30 分钟测量并记录 1 次,病情平稳后,每 1~2 小时记录 1 次,或遵医嘱执行。

(1)体温:术后,由于机体对手术后组织损伤的分解产物和渗血、渗液的吸收,可引起低热或中度热,一般在 38.0 ℃,临床上称外科手术热(吸收热),于术后2~3 天逐渐恢复正常,不需要特殊处理。若体温升高幅度过大、时间超过 3 天或体温恢复后又再次升高,应注意监测体温,并寻找发热原因。

(2)血压:连续测量血压,若较长时间患者的收缩压＜10.7 kPa(80 mmHg)或患者的血压持续下降0.7~1.3 kPa(5~10 mmHg)时,表示有异常情况,应通知医师,并分析原因,遵医嘱及时处理。

(3)脉搏:术后脉搏可稍快于正常,一般在90 次/分以内。若脉搏过慢或过快,均不正常,应及时告知医师,协作处理。

(4)呼吸:术后,可能由于舌后坠、痰液黏稠等原因,引起呼吸不畅;也可因麻醉、休克、酸中毒等原因,出现呼吸节律异常。

2.意识

及时评估患者术后意识情况,并根据患者意识恢复的状况安排体位、陪护和其他护理工作。

3.记录液体出入量

术后,护士应观察并记录液体出入量,重点评估失血量、尿量和各种引流量,进而推算出入量是否平衡。

4.切口及引流情况

(1)切口情况:应注意切口有无出血、渗血、渗液、感染、敷料脱落及切口愈合等情况。

(2)引流情况:观察并记录引流液的性状、量和颜色;注意引流管是否通畅,有无扭曲、折叠或脱落等。

5.营养状况

术后机体处于高代谢状态,且部分患者又需要禁食,应重点评估患者营养摄入,是否能够满足术后的需要,以便进行适当的营养支持,促进患者尽快痊愈和康复。

(三)心理-社会状况

手术结束、麻醉作用消失,度过危险期后,患者心理上有一定程度焦虑或解脱感。随后又可出现较多的心理反应,如术后不适或并发症的发生,可引起患者焦虑、不安等不良心理反应;若手术导致功能障碍或身体形象的改变,患者可能产生自我形象紊乱的问题;家属的态度及家庭经济情况,也可影响患者的心理。

二、护理诊断

(一)疼痛

与手术切口、创伤有关。

(二)体液不足

与术中出血、失液或术后禁食、呕吐、引流和发热等有关。

(三)营养失调:低于机体需要量

与分解代谢增高、禁食有关。

(四)生活自理能力低下

与手术创伤、术后强迫体位、切口疼痛有关。

(五)知识缺乏

常缺乏有关康复锻炼的知识。

(六)舒适的改变

与术后疼痛、腹胀、便秘和尿潴留等有关。

(七)潜在并发症

如出血、感染、切口裂开和深静脉血栓形成等。

三、护理措施

(一)一般护理

1.体位

应根据麻醉情况、术式和疾病性质等安置患者体位。

(1)全麻手术:麻醉未清醒者,采取去枕平卧位,头偏向一侧,防止口腔分泌物或呕吐物误吸;麻醉清醒后,可根据情况调整体位。

(2)蛛网膜下腔麻醉术:去枕平卧6～8小时,防止术后头痛。

(3)硬膜外麻醉术:应平卧4～6小时。

(4)按手术部位不同安置体位:颅脑手术后,若无休克或昏迷,可取15°～30°头高足低斜坡卧位;颈、胸部手术后多取高半坐卧位,以利于血液循环,增加肺通气量;腹部手术后,多取低半坐卧位或斜坡卧位,以利于引流,防止发生膈下脓肿,并降低腹壁张力,减轻疼痛;脊柱或臀部手术后,可取俯卧或仰卧位。

2.饮食

术后饮食应按医嘱执行,开始进食的时间与麻醉方式、手术范围及是否涉及胃肠道有关。能正常饮食的患者进食后,应鼓励患者进食高蛋白、高热量和高维生素饮食;禁食患者暂采取胃肠外营养支持。

(1)非消化道手术:局麻或小手术后,饮食不必严格限制;椎管内麻醉术后,若无恶心、呕吐,

4～6小时给予饮水或少量流质,以后酌情给半流或普食;全身麻醉术后可于第二天给予流质饮食,以后逐渐给半流质或普通饮食。

(2)消化道手术:一般在术后2～3天内禁食,待肠道功能恢复、肛门排气后开始进流质饮食,应少食多餐,后逐渐给半流质及普通饮食。开始进食时,早期应避免食用牛奶、豆类等产气食物。

3.切口护理

术后常规换药,一般隔天1次,感染或污染严重的切口应每天1次;若敷料被渗湿、脱落或被大小便污染,应及时更换;若无菌切口出现明显疼痛,且有感染迹象,应及时通知医师,尽早处理。

4.引流护理

术后有效的引流,是防止术后发生感染的重要措施。应注意:①正确接管、妥善固定,防止松脱。②保持引流通畅,避免引流管扭曲、受压或阻塞。③观察并记录引流液的量、性状和颜色。④更换引流袋或引流瓶时,应注意无菌操作。⑤掌握各类引流管的拔管指征及拔除引流管时间。较浅表部位的乳胶引流片,一般于术后1～2天拔除;单腔或双腔引流管,多用于渗液、脓液较多的患者,多于术后2～3天拔除;胃肠减压管一般在肠道功能恢复、肛门排气后拔除;导尿管可留置1～2天。具体拔管时间应遵医嘱执行。

5.术后活动

指导患者尽可能地进行早期活动。

(1)术后早期活动的意义:增加肺活量,有利于肺的扩张和分泌物的排出,预防肺部并发症。促进血液循环,有利于切口愈合,预防压疮和下肢静脉血栓形成。促进胃肠道蠕动,防止腹胀、便秘和肠粘连。促进膀胱功能恢复,防止尿潴留。

(2)活动方法:一般手术无禁忌的患者,当天麻醉作用消失后即可鼓励患者在床上活动,包括深呼吸、活动四肢及翻身;术后1～2天可试行离床活动,先让患者坐于床沿,双腿下垂,然后让其下床站立,稍做走动,以后可根据患者的情况、能力,逐渐增加活动范围和时间;病情危重、体质衰弱的患者,如休克、内出血、剖胸手术后、颅脑手术后,仅协助患者做双上、下肢活动,促进肢体血液循环;限制活动的患者如脊柱手术、疝修补术、四肢关节手术后,活动范围受到限制,协助患者进行局部肢体被动活动。

(3)注意事项:在患者活动时,应注意随时观察患者,不可随便离开患者;活动时,注意保暖;每次活动不能过量;患者活动时,若出现心悸、脉速、出冷汗等,应立即辅助患者平卧休息。

(二)心理护理

患者术后往往有自我形象紊乱、担心预后等心理顾虑,应根据具体情况做好心理护理工作。为患者创造良好的环境,避免各种不良的刺激。

(三)术后常见不适的护理

1.发热

手术发热一般不超过38.5 ℃,可暂不作处理;若体温升高幅度过大、时间超过3天或体温恢复后又再次升高,应注意监测体温,并寻找原因。若体温超过39 ℃者,可给予物理降温,如冰袋降温、乙醇擦浴等。必要时,可应用解热镇痛药物。发热期间应注意维护正常体液平衡,及时更换潮湿的床单或衣裤,以防感冒。

2.切口疼痛

麻醉作用消失后,可出现切口疼痛。一般术后24小时内疼痛较为剧烈,2～3天后逐渐缓解。护士应明确疼痛原因,并对症护理。引流管移动所致的切口牵拉痛,应妥善固定引流管;切口张力增加或震动引起的疼痛,应在患者翻身、深呼吸、咳嗽时,用手保护切口部位;较大创面的换药前,适量应用止痛剂;大手术后24小时内的切口疼痛,遵医嘱肌内注射阿片类镇痛剂。必要时,可4～6小时重复使用或术后使用镇痛泵。

3.恶心、呕吐

多为麻醉后的胃肠道功能紊乱的反应,一般于麻醉作用消失后自然消失。腹部手术后频繁呕吐,应考虑急性胃扩张或肠梗阻。护士应观察并记录恶心、呕吐发生的时间及呕吐物的量、颜色和性质;协助其取合适体位,头偏向一侧,防止发生误吸。吐后,给予口腔清洁护理及整理床单;可遵医嘱使用镇吐药物。

4.腹胀

术后因胃肠道功能未恢复,肠腔内积气过多,可引起腹胀,多于术后2～3天,胃肠蠕动功能恢复、肛门排气后自行缓解,无须特殊处理。严重腹胀需要及时处理:①遵医嘱禁食、持续性胃肠减压或肛管排气。②鼓励患者早期下床活动。③针刺足三里、气海、天枢等穴位;非胃肠道手术的患者,可口服促进胃肠道蠕动的中药。肠梗阻、低血钾、腹膜炎等原因引起腹胀的患者,应及时遵医嘱给予相应处理。

5.呃逆

神经中枢或膈肌受刺激时,可出现呃逆,多为暂时性的。术后早期发生暂时性呃逆者,可经压迫眶上缘、短时间吸入二氧化碳、抽吸胃内积气和积液、给予镇静或解痉药物等处理后缓解。若上腹部手术后出现顽固性呃逆,应警惕膈下感染,及时告知医师处理。

6.尿潴留

多发生在腹部和肛门、会阴部手术后,主要由于麻醉后排尿反射受抑制、膀胱和后尿道括约肌反射性痉挛以及患者不适应床上排尿等引起。若患者术后6～8小时尚未排尿或虽有排尿但尿量少,应作耻骨上区叩诊。若叩诊有浊音区,应考虑尿潴留。对尿潴留者应及时采取有效措施,缓解症状。护士应稳定患者的情绪,在无禁忌证的情况下,可协助其坐于床沿或站立排尿。诱导患者建立排尿反射,如听流水声、下腹部热敷、按摩,应用镇静或止痛药,解除疼痛或用氯贝胆碱等药物刺激膀胱逼尿肌收缩。若上述措施均无效,可在严格无菌技术下导尿。若导尿量超过500 mL或有骶前神经损伤、前列腺增生,应留置导尿管。留置导尿管期间,应注意导尿管护理及膀胱功能训练。

(四)并发症的观察及处理

1.出血

(1)病情观察:一般在术后24小时内发生。出血量小,仅有切口敷料浸血,或引流管内有少量出血;若出血量大,则术后早期即出现失血性休克。特别是在输给足够液体和血液后,休克征象或试验室指标未得到改善、甚至加重或一度好转后又恶化,都提示有术后活动性出血。

(2)预防及处理:术后出血,应以预防为主,包括手术时,严密止血,切口关闭前严格检查有无出血点;有凝血机制障碍者,应在术前纠正凝血障碍。出血量小(切口内少量出血)的患者,更换切口敷料,加压包扎;遵医嘱应用止血药物止血;出血量大或有活动性出血的患者,应迅速加快输液、输血,以补充血容量,并迅速查明出血原因,及时通如医师,完善术前准备,准备进行手术止血。

2.切口感染

(1)病情观察:指清洁切口和沾染切口并发感染,常发生于术后3～4天。表现为切口疼痛加重或减轻后又加重,局部常有红、肿、热、痛或触及波动感,甚至出现脓性分泌物。全身表现有体温升高、脉搏加速、血白细胞计数和中性粒细胞比例增高等。

(2)预防及处理:严格遵守无菌技术原则;注意手术操作技巧,防止残留无效腔、血肿、切口内余留的线过多、过长等;加强手术前后处理,术前做好皮肤准备,术后保持切口敷料的清洁、干燥和无污染;改善患者营养状况,增强抗感染能力。一旦发现切口感染,早期应勤换敷料、局部理疗、遵医嘱使用抗菌药物。若已形成脓肿,应拆除部分缝线,敞开切口,通畅引流,创面清洁后,考虑做二期缝合,以缩短愈合时间。

3.切口裂开

(1)病情观察:多见于腹部手术后,时间上多在术后1周左右。主要原因常有营养不良、缝合技术存在缺点、腹腔内压力突然增高和切口感染等。一种是完全裂开,一种是不完全裂开。完全裂开往往发生在腹压突然增加时,患者自觉切口剧疼和突然松开,有大量淡红色液体自切口溢出,可有肠管和网膜脱出;不完全性切口裂开,是指除皮肤缝线完整,深层组织裂开,线结处有血性液体渗出。

(2)预防:手术前纠正营养不良状况;手术时,避免强行缝合,采用减张缝合,术后适当延缓拆线时间;手术后切口处用腹带包扎;咳嗽时,注意保护切口,并积极处理其他原因引起的腹压增高;预防切口感染。

(3)处理:一旦发现切口裂开,应及时处理。完全性切口裂开时,应立即安慰患者,消除恐惧情绪,让患者平卧,立即用无菌等渗盐水纱布覆盖切口,并用腹带包扎,通知医师,护送患者进手术室重新缝合;若有内脏脱出,切忌在床旁还纳内脏,以免造成腹腔内感染。切口部分裂开或裂开较小时,可暂不手术,待病情好转后择期进行切口疝修补术。

4.肺不张及肺部感染

(1)病情观察:常发生在胸、腹部大手术后,多见于慢性肺气肿或肺纤维化的患者,长期吸烟更易发生。这些患者因肺弹性减弱,术后呼吸活动受限,分泌物不易咳出,易堵塞支气管,造成肺部感染及肺不张。开始表现为发热、呼吸和心率加快,持续时间长,可出现呼吸困难和呼吸抑制。体检时,肺不张部位叩诊呈浊音或实音,听诊呼吸音减弱、消失或为管样呼吸音。血气分析示PaO_2下降和$PaCO_2$升高,继发感染时,血白细胞计数和中性粒细胞比例增加。

(2)预防:术前做好呼吸锻炼,胸部手术者加强腹式深呼吸训练,腹部手术者加强胸式深呼吸训练。手术前2周停止吸烟,有呼吸道感染、口腔炎症等情况者,待炎症控制后再手术。全麻手术拔管前,吸净气管内分泌物,术后鼓励患者深呼吸、有效咳嗽,同时可应用体位引流或给予雾化吸入。

(3)处理:若发生肺不张,做如下处理:①遵医嘱给予有效抗菌药物预防和控制炎症。②应鼓励患者深吸气,有效咳嗽、咳痰,帮助患者翻身拍背,协助痰液排出。③无力咳嗽排痰的患者,用导管插入气管或支气管吸痰,痰液黏稠应用雾化吸入稀释。④有呼吸道梗阻症状、神志不清、呼吸困难者,做气管切开。

5.尿路感染

(1)病情观察:手术后尿路感染与导尿管的插入和留置密切相关,尿潴留是基本原因。分为下尿路和上尿路感染。下尿路感染主要是急性膀胱炎,常伴尿道炎和前列腺炎,主要表现为尿频、尿急、尿痛和排尿困难,一般无全身症状。尿常规检查有较多红细胞和脓细胞。上尿路感染主要是肾盂肾炎,多见于女性,主要表现为畏寒、发热和肾区疼痛,血常规检查白细胞计数增高。

中段尿镜检有大量白细胞和脓细胞,做尿液培养可明确菌种,为选择抗菌药物提供依据。

(2)预防与处理:及时处理尿潴留,是预防尿路感染的主要措施。鼓励患者多饮水,保持每天尿量在1 500 mL以上,并保持排尿通畅。根据细菌培养和药敏实验验选择有效抗菌药物治疗,残余尿在50 mL以上者,应留置导尿管,放置导尿管时,应严格遵守无菌操作原则。遵医嘱给患者服用碳酸氢钠,以碱化尿液,减轻膀胱刺激症状。

6.深静脉血栓形成和血栓性静脉炎

(1)病情观察:多发生于术后长期卧床、活动少或肥胖患者,以下肢多见。患者感觉小腿疼痛。检查肢体肿胀、充血,有时可触及索状物,继之可出现凹陷性水肿,腓肠肌挤压试验或足背屈曲试验阳性。常伴体温升高。

(2)预防与处理:强调早期起床活动。若不能起床活动的患者,指导患者学会做踝关节伸屈活动的方法,或采用电刺激、充气袖带挤压腓肠肌以及被动按摩腿部肌肉等方法,加速静脉血回流。术前,可使用小剂量肝素皮下注射,连续使用5～7天,有效防止血液高凝状态。一旦发生深静脉血栓或血栓性静脉炎,应抬高、制动患肢,严禁局部按摩及经患肢输液,同时遵医嘱使用抗凝剂、溶栓剂或复方丹参液滴注。必要时,手术取出血栓。

(五)健康指导

(1)心理保健:某些患者因手术致残,形象改变,从而使心态也发生改变。要指导患者学会自我调节、自我控制,提高心理适应能力和社会活动能力。

(2)康复知识:指导患者进行术后功能锻炼,教会患者自我保护、保健知识。教会患者缓解不适及预防术后并发症的简单方法。

(3)营养与饮食:指导患者建立良好的饮食卫生习惯,合理的营养摄入,促进康复。

(4)合理用药:指导患者按医师开具的出院带药,按时按量服用、讲解服药后的毒副作用及特殊用药的注意事项。

(5)按时随访。

(李　静)

第七章

重症监护室护理

第一节 心力衰竭

心力衰竭是由于心脏收缩功能和/或舒张功能障碍，不能将静脉回心血量充分排出心脏，造成静脉系统淤血及动脉系统血液灌注不足，而出现的综合征。

一、病因

(一)基本病因

1.心肌损伤

任何大面积(大于心室面积的40%)的心肌损伤都会导致心脏收缩和/或舒张功能的障碍。

2.心脏负荷过重

压力负荷(后负荷)过重，心脏排血阻力增大，心排血量降低，心室收缩期负荷过度，引起心室肥厚性心力衰竭；容量负荷(前负荷)过重，心脏舒张期容量增大，心排血量减低，引起心室扩张性心力衰竭。

3.机械障碍

腱索或乳头肌断裂，心室间隔穿孔，心脏瓣膜严重狭窄或关闭不全等引起的心脏机械功能衰退，导致心力衰竭。

4.心脏负荷不足

如缩窄性心包炎，大量心包积液，限制性心肌病等，使静脉血液回心受限，因而心室心房充盈不足，腔静脉及门脉系统淤血，心排血量减低。

5.血液循环容量过多

如静脉过多过快输液，尤其在无尿少尿时超量输液，急性或慢性肾炎引起高度水钠潴留，高度水肿等均引起血液循环容量急剧膨胀而致心力衰竭。

(二)诱发因素

1.感染

感染可增加基础代谢，增加机体耗氧，增加心脏排血量而诱发心力衰竭，尤其呼吸道感染较多见。

2.体力过劳

正常心脏在体力活动时,随身体代谢增高心脏排血量也随之增加。而有器质性心脏病患者体力活动时,心率增快,心肌耗氧量增加,心排血量减少,冠状动脉血液灌注不足,导致心肌缺血,心慌气急,诱发心力衰竭。

3.情绪激动

情绪激动促使儿茶酚胺释放,心率增快,心肌耗氧增加,动脉与静脉血管痉挛,增加心脏前后负荷而诱发心力衰竭。

4.妊娠与分娩

风湿性心脏病或先天性心脏病患者,心功能低下,在妊娠 32～34 周,分娩期及产褥期最初 3 天内心脏负荷最重,易诱发心力衰竭。

5.动脉栓塞

心脏病患者长期卧床,静脉系统长期处于淤血状态,容易形成血栓,一旦血栓脱落导致肺栓塞,加重肺循环阻力诱发心力衰竭。

6.水、钠摄入量过多

心功能减退时,肾脏排水排钠功能减弱,如果水、钠摄入量过多可引起水钠潴留,血容量扩增。

7.心律失常

心动过速可使心脏无效收缩次数增加而加重心脏负荷;心脏舒张期缩短使心室充盈受限进而降低心排血量,同时心脏氧渗透期缩短不利于心肌代谢。

8.冠脉痉挛

冠状动脉粥样硬化,易发生冠脉痉挛,引起心肌缺血导致心脏收缩或舒张功能障碍。

9.药物反应

因用药或停药不当导致的心力衰竭或心力衰竭恶化不在少数。慢性心力衰竭不该停用强心剂而停用,服用过量洋地黄、利尿药或抗心律失常药,都可导致心力衰竭恶化。

二、病理生理

(一)心脏的代偿机制

正常心脏有比较充足的储备能力,以适应一般生活需要所增加的心脏负担。当心脏功能减退,心排血量降低不足以供应机体需要时,机体将同时通过神经、体液等机制进行调整,力争恢复心排血量。

(1)反射性交感神经兴奋,迷走神经抑制,代偿性心率加快及心肌收缩力加强,以维持心排血量。由于交感神经兴奋,周围血管及小动脉收缩可使血压维持正常而不随心排血量降低而下降;小静脉收缩可使静脉回心血量增加,从而使心搏血量增加。

(2)心肌肥厚:长期的负荷加重,使心肌肥厚和心室扩张,维持心排血量。然而,扩大和肥厚的心脏虽然完成较多的工作,但它耗氧量也随之增加,可是心肌内毛细血管数量并没有相应的增加,所以,扩大肥厚的心肌细胞相对的供血不足。

(3)心率增快:心率加快在一定范围内使心排血量增加,但如果心率太快则心脏舒张期显著缩短,使心室充盈不足,导致心排血量降低及静脉淤血加重。

(二)心脏的失代偿机制

当心脏储备力耗损至不能适应机体代谢的需要时,心功能便由代偿转为失代偿阶段,即心力衰竭。

心力衰竭时,心排血量相对或绝对的降低,一方面供给各器官的血流不足,引起各器官组织的功能改变,血液重新分配,首先为保证心、脑、肾血液供应,皮肤、内脏、肌肉的供血相应有较大的减少。肾血流量减少时,可使肾小球滤过率降低和肾素分泌增加,进而促使肾上腺皮质的醛固酮分泌增加,引起水、钠潴留,血容量增加,静脉和毛细血管充血和压力增加。另一方面,心脏收缩力减弱,不能完全排出静脉回流的血液,心室收缩末期残留血量增多,心室舒张末期压力升高,遂使静脉回流受阻,引起静脉淤血和静脉压力升高,从而引起外周毛细血管的漏出增加,水分渗入组织间隙引起各脏器淤血水肿;肝脏淤血时对醛固酮的灭活减少;以及抗利尿激素分泌增加,肾排水量进一步减少,水、钠潴留进一步加重,这也是水肿发生和加重的原因。

根据心脏代偿功能发挥的情况及失代偿的程度,可将心力衰竭分为三度,或心功能Ⅳ级。①Ⅰ级:有心脏病的客观证据,而无呼吸困难,心悸,水肿等症状(心功能代偿期)。②Ⅱ级:日常劳动并无异常感觉,但稍重劳动即有心悸,气急等症状(心力衰竭Ⅰ度)。③Ⅲ级:普通劳动亦有症状,但休息时消失(心力衰竭Ⅱ度)。④Ⅳ级:休息时也有明显症状,甚至卧床仍有症状(心力衰竭Ⅲ度)。

三、临床表现

心力衰竭在早期可仅有一侧衰竭,临床上以左心衰竭为多见,但左心衰竭后,右心也相继发生功能损害,最后导致全心衰竭。临床表现的轻重,常依病情发展的快慢和患者的耐受能力的不同而不同。

(一)左心衰竭

1.呼吸困难

轻症患者自觉呼吸困难,重者同时有呼吸困难和短促的征象。早期仅发生于劳动或运动时,休息后很快消失。这是由于劳动促使回心血量增加,肺淤血加重的缘故。随着病情加重,轻度劳动即感到呼吸困难,严重者休息时亦感呼吸困难,以致被迫采取半卧位或坐位,为端坐呼吸。

2.阵发性呼吸困难

多发生于夜间,故又称为阵发性夜间性呼吸困难。患者常在熟睡中惊醒,出现严重呼吸困难及窒息感,被迫坐起,咳嗽频繁,咯粉红色泡沫样痰液。轻者数分钟,重者经1~2小时逐渐停止。阵发性呼吸困难的发生原因,可能为:①睡眠时平卧位,回心血量增加,超过左心负荷的限度,加重了肺淤血。②睡眠时,膈肌上升,肺活量减少。③夜间迷走神经兴奋性增高,使冠状动脉和支气管收缩,影响了心肌的血液供应,发生支气管痉挛,降低心肌收缩性能和肺通气量,肺淤血加重。④熟睡时中枢神经敏感度降低,因此,肺淤血必须达到一定程度后方能使患者因气喘惊醒。

3.急性肺水肿

急性肺水肿是左心衰竭的重症表现,是阵发性呼吸困难的进一步发展。常突然发生,呈端坐呼吸,表情焦虑不安,频频咳嗽,咯大量泡沫状或血性泡沫性痰液,严重时可有大量泡沫样液体由鼻涌出,面色苍白,口唇青紫,皮肤湿冷,两肺布满湿啰音及哮鸣音,血压可下降,甚至休克。

4.咳嗽和咯血

咳嗽和咯血为肺泡和支气管黏膜淤血所致,多与呼吸困难并存,咯白色泡沫样黏痰或血性痰。

5.其他症状

可有疲乏无力、失眠、心悸、发绀等。严重患者脑缺氧缺血时可出现陈-施呼吸、嗜睡、眩晕、意识丧失、抽搐等。

6.体征

除原有心脏病体征外,可有舒张期奔马律、交替脉、肺动脉瓣区第2心音亢进。轻症肺底部可听到散在湿啰音,重症则湿啰音满布全肺。有时可伴哮鸣音。

7.X线及其他检查

X线检查,可见左心扩大及肺淤血,肺纹理增粗。急性肺水肿时可见由肺门伸向肺野呈蝶形的云雾状阴影。心电图检查可出现心率快及左心室肥厚图形。臂舌循环时间延长(正常10～15秒),臂肺时间正常(4～8秒)。

(二)右心衰竭

1.水肿

皮下水肿是右心衰竭的典型症状。在水肿出现前,由于体内已有钠、水潴留,体液潴留达5 kg以上才出现水肿,故多只有体重增加。水肿多先见于下肢,卧床患者则在腰,背及骶部等低重部位明显,呈凹陷性水肿。重症则波及全身。水肿多于傍晚发生或加重,休息一夜后消失或减轻,伴有夜间尿量增加。这是由于夜间休息时,回心血量比白天活动时增多,心脏能将静脉回流血量排出,心室收缩末期残留血量减少,静脉和毛细血管压力有所减轻,因而水肿减轻或消退。

少数患者可出现胸腔积液和腹水。胸腔积液可同时见于左、右两侧胸腔,但以右侧较多,其原因不甚明了。由于壁层胸膜静脉回流体静脉,而脏层胸膜静脉血流入肺静脉,因而胸腔积液多见于左右心衰竭并存时。腹水多由心源性肝硬化引起。

2.颈静脉曲张和内脏淤血

坐位或半卧位时可见颈静脉曲张,其出现常较皮下水肿或肝大出现为早,同时可见舌下、手臂等浅表静脉异常充盈。肝大并压痛可先于皮下水肿出现。长期肝淤血,缺氧,可引起肝细胞变性、坏死,并发展为心源性肝硬化,肝功能检查异常或出现黄疸。若有三尖瓣关闭不全并存,肝脏触诊呈扩张性搏动。胃肠道淤血常引起消化不良,食欲减退,腹胀,恶心和呕吐等症状。肾淤血致尿量减少,尿中可有少量蛋白和细胞。

3.发绀

右心衰竭患者多有不同程度发绀,首先见于指端,口唇和耳郭,较单纯左心功能不全者为显著,其原因除血红蛋白在肺部氧合不全外,与血流缓慢,组织自身毛细血管中吸取较多的氧而使还原血红蛋白增加有关。严重贫血者则不出现发绀。

4.神经系统症状

可有神经过敏,失眠,嗜睡等症状。重者可发生精神错乱,可能是脑出血,缺氧或电解质紊乱等原因引起。

5.心脏及其他检查

主要为原有心脏病体征,由于右心衰竭常继发于左心衰竭的基础上,因而左、右心均可扩大。右心扩大引起了三尖瓣关闭不全时,在三尖瓣音区可听到收缩期吹风样杂音。静脉压增高。臂肺循环时间延长,因而臂舌循环时间也延长。

(三)全心衰竭

左、右心功能不全的临床表现同时存在,但患者或以左心衰竭的表现为主或以右心衰竭的表现为主,左心衰竭肺充血的临床表现可因右心衰竭的发生而减轻。

四、护理

(一)护理要点

(1)减轻心脏负担,预防心力衰竭的发生。

(2)合理使用强心,利尿,扩血管药物,改善心功能。

(3)密切观察病情变化,及时救治急性心力衰竭。

(4)健康教育。

(二)减轻心脏负担,预防心力衰竭

休息可减少全身肌肉活动,减少氧的消耗,也可减少静脉回心血量及减慢心率,从而减轻心脏负担。根据患者病情适当安排其生活和劳动,可以尽量减轻心脏负荷。对于轻度心力衰竭患者,可仅限制其体力活动,并规定充分的午睡时间或较正常人多一些的夜间睡眠时间。较重的心力衰竭患者均应卧床休息,并尽可能使卧床休息患者的体位舒适。当心力衰竭表现有明显改善时,应尽快允许和鼓励患者逐渐恢复体力活动,恢复体力活动的速度和程度视患者心力衰竭的严重程度和发作时间的长短及患者对治疗的反应等而定。如心脏功能已完全恢复正常或接近正常,则每天可作轻度的体力活动。

饮食应少食多餐,给予低热量、多维生素、易消化食物,避免过饱,加重心脏负担。目前由于利尿剂应用方便。对钠盐限制不必过于严格,一般轻度心力衰竭患者每天摄入食盐 5 g 左右(正常人每天摄入食盐 10 g 左右),中度心力衰竭患者给予低盐饮食(含钠 2~4 g),重度心力衰竭患者给予无钠饮食。如果经一般限盐、利尿,病情未能很好控制者,则应进一步严格限盐,摄入量不超过 1 g。饮水量一般不加限制,仅在并发稀释性低钠血症者,限制每天入水量 500 mL 左右。

(三)合理使用强心药物并观察毒性反应

洋地黄类强心苷是目前治疗心力衰竭的主要药物,能直接加强心肌收缩力,增加心排血量,从而使心脏收缩末期残余血量减少,舒张末期压力下降,有利于缓解各器官的淤血,增加尿量,减慢心率。常用的给药方法为负荷量加维持量,在短期内,1~3 天给予一定的负荷量,以后每天用维持量,适用于急性心力衰竭,较重的心力衰竭或需尽快控制病情的患者;单用维持量,近年来证实,洋地黄类药物治疗剂量的大小与其增强心肌收缩力作用呈线性关系,故对较轻的心力衰竭和易发生中毒的患者可用较小的剂量,而不采用惯用的洋地黄负荷量法,尤其对慢性心力衰竭更适用。

洋地黄用量的个体差异大,且治疗剂量与中毒剂量较接近,故用药期间需要密切观察洋地黄的毒性反应。洋地黄毒性反应如下。①消化道反应:食欲缺乏、恶心、呕吐、腹泻等。②神经系统反应:头痛、眩晕,视觉改变(黄视或绿视)。③心脏反应:可发生各种心律失常,常见的心律失常类型为:室性期前收缩,尤其是呈二联、三联或呈多源性者。其他有房性心动过速伴有房室传导阻滞,交界性心动过速,各种不同程度的房室传导阻滞,室性心动过速,心房纤维颤动等。④血清洋地黄含量:放射性核素免疫法测定血清高辛含量<2.0 ng/mL,或洋地黄毒苷<20 μg/mL 为安全剂量。中毒者多数大于以上浓度。

使用洋地黄类药物时注意事项:①服药前要先了解病史,如询问已用洋地黄情况,利尿剂的

使用情况及电解质浓度如何,如果存在低钾,低镁易诱发洋地黄中毒。②心力衰竭反复发作,严重缺氧,心脏明显扩大的患者对洋地黄药物耐受性差,宜小剂量使用。③询问有无合并使用增加或降低洋地黄敏感性的药物,如普萘洛尔、利血平、利尿剂、抗甲状腺药物、维拉帕米、胺碘酮、肾上腺素等可增加洋地黄敏感性;而考来烯胺,抗酸药物,降胆固醇药及巴比妥类药则可降低洋地黄敏感性。④了解肝脏肾脏功能,地高辛主要自肾脏排泄,肾功能不全的,宜减少用量;洋地,黄毒苷经肝脏代谢胆管排泄,部分转化为地高辛。⑤密切观察洋地黄毒性反应。⑥静脉给药时应用5％～20％的 GS 溶液稀释,混匀后缓慢静推,一般不少于 15 分钟,用药时注意听诊心率及节律的变化。

(四)观察应用利尿剂后的反应

慢性心力衰竭患者,首选噻嗪类药,采用间歇用药,即每周固定服药 2～3 天,停用 4～5 天。若无效可加服氨苯蝶啶或螺内酯。如果上两药联用效果仍不理想可以呋塞米代替噻嗪类药物。急性心力衰竭或肺水肿者,首选呋塞米或依他尼酸钠或汞撒利等快速利尿药。在应用利尿剂1 小时后,静脉缓慢注射氨茶碱0.25 g,可增加利尿效果。应用利尿剂后要密切观察尿量,每天测体重,准确记录 24 小时液体出入量,大量利尿者应测血压,脉搏和抽血查电解质,观察有无利尿过度引起的脱水,低血容量和电解质紊乱的表现,尤其是应用排钾利尿剂后有无乏力、恶心、呕吐、腹胀等低钾表现。对于利尿反应差者,应找出利尿不佳的原因,如了解肾脏功能情况,是否存在低血压、低血钾、低血镁或稀释性低钠血症,及用药是否合理等。

(五)合理使用扩血管药物并观察用药反应

血管扩张剂可以扩张周围小动脉,减轻心脏排血时的阻力,而减轻心脏后负荷;又可以扩张周围静脉,减少回心血量,减轻心脏前负荷,进而改善心功能。常用的扩张静脉为主的药物有硝酸甘油、硝酸酯类及吗啡类药物;扩张动脉为主的药物有:平胺唑啉,肼苯达嗪、硝苯地平;兼有扩张动脉和静脉的药物有硝普钠、哌唑嗪及卡托普利等。在开始使用血管扩张剂时,要密切观察病情和用药前后血压,心率的变化,慎防血管扩张过度,心脏充盈不足,血压下降,心率加快等不良反应。用血管扩张药注意,应从小剂量开始,用药前后对比心率,血压变化情况或床边监测血流动力学。根据具体情况,每5～10 分钟测量 1 次,若用药后血压较用药前降低 1.33～2.66 kPa,应谨慎调整药物浓度或停用。

(六)急性肺水肿的救治及护理

急性肺水肿为急性左心功能不全或急性左心衰竭的主要表现。多因突发严重的左心室排血不足或左心房排血受阻引起肺静脉及肺毛细血管压力急剧升高所致。当肺毛细血管压升高超过血浆胶体渗透压时,液体即从毛细血管漏到肺间质、肺泡甚至气道内,引起肺水肿。典型发作表现为突然严重气急,每分钟呼吸可为 30～40 次,端坐呼吸,阵阵咳嗽,面色苍白,大汗,常咯出泡沫样痰,严重者可从口腔和鼻腔内涌出大量粉红色泡沫液体。发作时心率、脉搏增快,血压在起始时可升高,以后降至正常或低于正常。两肺内可闻及广泛的水泡音和哮鸣音。心尖部可听到奔马律。

1.治疗原则

(1)减少肺循环血量和静脉回心血量。

(2)增加心搏量,包括增强心肌收缩力和降低周围血管阻力。

(3)减少血容量。

(4)减少肺泡内液体漏出,保证气体交换。

2.护理措施

(1)使患者取坐位或半卧位,两腿下垂,减少下肢静脉回流,减少回心血量。

(2)立即皮下注射吗啡10 mg或哌替啶50～100 mg,使患者安静及减轻呼吸困难。但对昏迷、严重休克、有呼吸道疾病或痰液极多者忌用,年老、体衰、瘦小者应减量。

(3)改善通气-换气功能,轻度肺水肿早期高流量氧气吸入,开始是2～3 L/min,以后逐渐增至4～6 L/min,氧气湿化瓶内加75 ％乙醇或选用有机硅消泡沫剂,以降低肺泡内泡沫的表面张力,使泡沫破裂,改善通气功能。肺水肿明显出现即应作气管插管进行加压辅助呼吸,改善通气与氧的弥散,减少肺内分流,提高血氧分压。肺水肿基本控制后,可采用呼吸机间歇正压呼吸,如果动脉血氧分压<9.31 kPa时,可改为持续正压呼吸。

(4)速给毛花苷C 0.4 mg或毒毛花苷K 0.25 mg,加入葡萄糖溶液中缓慢静推。

(5)快速利尿,如呋塞米20～40 mg或依他尼酸钠25 mg静脉注射。

(6)静脉注射氨茶碱0.25 g用50%葡萄糖液20～40 mL稀释后缓慢注入,减轻支气管痉挛,增加心肌收缩力和促进尿液排出。

(7)氢化可的松100～200 mg或地塞米松10 mg溶于葡萄糖中静脉注射。

(七)健康教育

随着人们生活水平的不断提高,人们对生活质量的要求也越来越高。心力衰竭的转归及治愈程度将直接影响患者的生活质量,预防心力衰竭发生以保证患者的生活质量就显得更为重要。首先要避免诱发因素,如气候转换时要预防感冒,及时添加衣服;以乐观的态度对待生活,情绪平稳,不要大起大落过于激动;体力劳动不要过重;适当掌握有关的医学知识以便自我保健等。其次,对已明确心功能Ⅱ级、Ⅲ级的患者要按一般治疗标准,合理正确按医嘱服用强心、利尿、扩血、管药物,注意休息和营养,并定期门诊随访。

（丁海宁）

第二节　心源性休克

心源性休克是指由于严重的心脏泵功能衰竭或心功能不全导致心排血量减少,各重要器官和周围组织灌注不足而发生的一系列代谢和功能障碍综合征。

一、临床表现

多数心源性休克患者,在出现休克之前有相应心脏病史和原发病的各种表现,如急性肌梗死患者可表现严重心肌缺血症状,心电图可能提示急性冠状动脉供血不足,尤其是广泛前壁心肌梗死;急性心肌炎者则可有相应感染史,并有发热、心悸、气短及全身症状,心电图可有严重心律失常;心脏手术后所致的心源性休克,多发生于手术1周内。

心源性休克目前国内外比较一致的诊断标准如下。

(1)收缩压低于12.0 kPa(90 mmHg)或原有基础血压降低4.0 kPa(30 mmHg),非原发性高血压患者一般收缩压小于10.7 kPa(80 mmHg)。

(2)循环血量减少的征象:①尿量减少,常少于20 mL/h。②神志障碍、意识模糊、嗜睡、昏迷等。③周围血管收缩,伴四肢厥冷、冷汗,皮肤湿凉、脉搏细弱快速、颜面苍白或发绀等末梢循环衰竭征象。

(3)纠正引起低血压和低心排血量的心外因素(低血容量、心律失常、低氧血症、酸中毒等)后,休克依然存在。

二、诊断

(1)有急性心肌梗死、急性心肌炎、原发或继发性心肌病、严重的恶性心律失常、具有心肌毒性的药物中毒、急性心脏压塞以及心脏手术等病史。

(2)早期患者烦躁不安、面色苍白,诉口干、出汗,但神志尚清;后逐渐表情淡漠、意识模糊、神志不清直至昏迷。

(3)体检心率逐渐增快,常>120 次/分。收缩压<10.6 kPa(80 mmHg),脉压<2.7 kPa(20 mmHg),后逐渐降低,严重时血压测不出。脉搏细弱,四肢厥冷,肢端发绀,皮肤出现花斑样改变。心音低纯,严重者呈单音律。尿量<17 mL/h,甚至无尿。休克晚期出现广泛性皮肤、黏膜及内脏出血,即弥散性血管内凝血的表现,以及多器官衰竭。

(4)血流动力学监测提示心脏指数降低、左心室舒张末压升高等相应的血流动力学异常。

三、检查

(1)血气分析。

(2)弥散性血管内凝血的有关检查。血小板计数及功能检测,出凝血时间,凝血酶原时间,凝血因子Ⅰ,各种凝血因子和纤维蛋白降解产物(FDP)。

(3)必要时做微循环灌注情况检查。

(4)血流动力学监测。

(5)胸部 X 线片,心电图,必要时做动态心电图检查,条件允许时行床旁超声心动图检查。

四、治疗

(一)一般治疗

(1)绝对卧床休息,有效止痛,由急性心肌梗死所致者吗啡 3~5 mg 或哌替啶 50 mg,静脉注射或皮下注射,同时予安定、苯巴比妥。

(2)建立有效的静脉通道,必要时行深静脉插管。留置导尿管监测尿量。持续心电、血压、血氧饱和度监测。

(3)氧疗:持续吸氧,氧流量一般为 4~6 L/min,必要时气管插管或气管切开,人工呼吸机辅助呼吸。

(二)补充血容量

首选右旋糖酐-40 250~500 mL 静脉滴注,或 0.9%氯化钠液、平衡液 500 mL 静脉滴注,最好在血流动力学监护下补液,前 20 分钟内快速补液 100 mL,如中心静脉压上升不超过 0.2 kPa(1.5 mmHg),可继续补液直至休克改善,或输液总量达 500~750 mL。无血流动力学监护条件者可参照以下指标进行判断:诉口渴,外周静脉充盈不良,尿量<30 mL/h,尿比重>1.02,中心静脉压<0.8 kPa(6 mmHg),则表明血容量不足。

（三）血管活性药物的应用

首选多巴胺或与间羟胺（阿拉明）联用，从 2～5 $\mu g/(kg \cdot min)$ 开始渐增剂量，在此基础上根据血流动力学资料选择血管扩张剂：①肺充血而心排血量正常，肺毛细血管嵌顿压＞2.4 kPa（18 mmHg），而心脏指数＞2.2 L/（min · m²）时，宜选用静脉扩张剂，如硝酸甘油 15～30 $\mu g/min$ 静脉滴注或泵入，并可适当利尿。②心排血量低且周围灌注不足，但无肺充血，即心脏指数＜2.2 L/（min · m²），肺毛细血管嵌顿压＜2.4 kPa（18 mmHg）而肢端湿冷时，宜选用动脉扩张剂，如酚妥拉明 100～300 $\mu g/min$ 静脉滴注或泵入，必要时增至 1 000～2 000 $\mu g/min$。③心排血量低且有肺充血及外周血管痉挛，即心脏指数＜2.2 L/（min · m²），肺毛细血管的嵌顿压＜2.4 kPa（18 mmHg）而肢端湿冷时，宜选用硝普钠，10 $\mu g/min$ 开始，每 5 分钟增加 5～10 $\mu g/min$，常用量为 40～160 $\mu g/min$，也有高达 430 $\mu g/min$ 才有效。

（四）正性肌力药物的应用

1.洋地黄制剂

一般在急性心肌梗死的 24 小时，尤其是 6 小时内应尽量避免使用洋地黄制剂，在经上述处理休克无改善时可酌情使用毛花苷 C 0.2～0.4 mg，静脉注射。

2.拟交感胺类药物

对心排血量低，肺毛细血管嵌顿压不高，体循环阻力正常或低下，合并低血压时选用多巴胺，用量同前；而心排血量低，肺毛细血管嵌顿压高，体循环血管阻力和动脉压在正常范围者，宜选用多巴酚丁胺 5～10 $\mu g/(kg \cdot min)$，亦可选用多培沙明 0.25～1.0 $\mu g/(kg \cdot min)$。

3.双异吡啶类药物

常用氨力农 0.5～2 mg/kg，稀释后静脉注射或静脉滴注，或米力农 2～8 mg，静脉滴注。

（五）其他治疗

1.纠正酸中毒

常用 5％碳酸氢钠或摩尔乳酸钠，根据血气分析结果计算补碱量。

2.激素应用

早期（休克 4～6 小时）可尽早使用糖皮质激素，如地塞米松 10～20 mg 或氢化可的松 100～200 mg，必要时每 4～6 小时重复 1 次，共用 1～3 天，病情改善后迅速停药。

3.纳洛酮

首剂 0.4～0.8 mg，静脉注射，必要时在 2～4 小时后重复 0.4 mg，继以 1.2 mg 置于 500 mL 液体内静脉滴注。

4.机械性辅助循环

经上述处理后休克无法纠正者，可考虑主动脉内气囊反搏（IABP）、体外反搏、左心室辅助泵等机械性辅助循环。

5.原发病治疗

如急性心肌梗死患者应尽早进行再灌注治疗，溶栓失败或有禁忌证者应在 IABP 支持下进行急诊冠状动脉成形术；急性心脏压塞者应立即心包穿刺减压；乳头肌断裂或室间隔穿孔者应尽早进行外科修补等。

6.心肌保护

1,6-二磷酸果糖 5～10 g/d，或磷酸肌酸（护心通）2～4 g/d，酌情使用血管紧张素转换酶抑制剂等。

（六）防治并发症

1.呼吸衰竭

呼吸衰竭包括持续氧疗，必要时呼气末正压给氧，适当应用呼吸兴奋剂，如尼可刹米（可拉明）0.375 g 或洛贝林（山梗菜碱）3～6 mg 静脉注射；保持呼吸道通畅，定期吸痰，加强抗感染等。

2.急性肾衰竭

注意纠正水、电解质紊乱及酸碱失衡，及时补充血容量，酌情使用利尿剂如呋塞米 20～40 mg 静脉注射。必要时可进行血液透析、血液滤过或腹膜透析。

3.保护脑功能

酌情使用脱水剂及糖皮质激素，合理使用兴奋剂及镇静剂，适当补充促进脑细胞代谢药，如脑活素、胞二磷胆碱、三磷酸腺苷等。

4.防治弥散性血管内凝血（DIC）

休克早期应积极应用右旋糖酐-40、阿司匹林（乙酰水杨酸）、双嘧达莫（潘生丁）等抗血小板及改善微循环药物，有 DIC 早期指征时应尽早使用肝素抗凝，首剂 3 000～6000 U 静脉注射，后续以 500～1 000 U/h 静脉滴注，监测凝血时间调整用量，后期适当补充消耗的凝血因子，对有栓塞表现者可酌情使用溶栓药如小剂量尿激酶（25 万～50 万 U）或链激酶。

五、护理

（一）急救护理

（1）护理人员熟练掌握常用仪器、抢救器材及药品。

（2）各抢救用物定点放置、定人保管、定量供应、定时核对、定期消毒，使其保持完好备用状态。

（3）患者一旦发生晕厥，应立即就地抢救并通知医师。

（4）应及时给予吸氧，建立静脉通道。

（5）按医嘱准、稳、快地使用各类药物。

（6）若患者出现心脏骤停，立即进行心、肺、脑复苏。

（二）护理要点

1.给氧用面罩或鼻导管给氧

面罩要严密，鼻导管吸氧时，导管插入要适宜，调节氧流量 4～6 L/min，每天更换鼻导管一次，以保持导管通畅。如发生急性肺水肿时，立即给患者端坐位，两腿下垂，以减少静脉回流，同时加用 30％乙醇吸氧，降低肺泡表面张力，特别是患者咯大量粉红色泡沫样痰时，应及时用吸引器吸引，保持呼吸道通畅，以免发生窒息。

2.建立静脉输液通道

迅速建立静脉通道。护士应建立静脉通道 1～2 条。在输液时，输液速度应控制，应当根据心率、血压等情况，随时调整输液速度，特别是当液体内有血管活性药物时，更应注意输液通畅，避免管道滑脱、输液外渗。

3.尿量观察

单位时间内尿量的观察，对休克病情变化及治疗是十分敏感和有意义的指标。如果患者六小时无尿或每小时 20～30 mL，说明肾小球滤过量不足，如无肾实质变说明血容量不足。相反，每小时尿量大于 30 mL，表示微循环功能良好，肾血灌注好，是休克缓解的可靠指标。如果血压回升，而尿量仍很少，考虑发生急性肾功衰竭，应及时处理。

4.血压、脉搏、末梢循环的观察

血压变化直接标志着休克的病情变化及预后，因此，在发病几小时内应严密观察血压，15～30 分钟 1 次，待病情稳定后 1～2 小时观察 1 次。若收缩压下降到 10.7 kPa（80 mmHg）以下，脉压小于 2.7 kPa（20 mmHg）或患者原有高血压，血压的数值较原血压下降2.7～4.0 kPa（20～30 mmHg），要立即通知医师迅速给予处理。

脉搏的快慢取决于心率，其节律是否整齐，也与心搏节律有关，脉搏强弱与心肌收缩力及排血量有关。所以休克时脉搏在某种程度上反映心功能，同时，临床上脉搏的变化，往往早于血压变化。

心源性休克由于心排血量减少，末梢循环灌注量减少，血流留滞，末梢发生发绀，尤其以口唇、黏膜及甲床最明显，四肢也因血运障碍而冰冷，皮肤潮湿。这时，即使血压不低，也应按休克处理。当休克逐步好转时，末梢循环得到改善，发绀减轻，四肢转温。所以末梢的变化也是休克病情变化的一个标志。

5.心电监护的护理患者入院后

立即建立心电监护，通过心电监护可及时发现致命的室速或室颤。当患者入院后一般监测 24～48 小时，有条件可直到休克缓解或心律失常纠正。常用标准 II 导进行监测，必要时描记心电记录。在监测过程中，要严密观察心律、心率的变化，对于频发室早（每分钟 5 个以上）、多源性室早，室早呈二联律、三联律，室性心动过速，R-on-T、R-on-P（室早落在前一个 P 波或 T 波上）立即报告医师，积极配合抢救，准备各种抗心律失常药，随时做好除颤和起搏的准备，分秒必争，以挽救患者的生命。

此外，还必须做好患者的保温工作，防止呼吸道并发症和预防压疮等方面的基础护理工作。

（丁海宁）

第三节　重症肌无力

重症肌无力（MG）是乙酰胆碱受体抗体（AchR-Ab）介导的，细胞免疫依赖及补体参与者的神经-肌肉接头处传递障碍的自身免疫病。病变主要累及神经-肌肉接头突触后膜上乙酰胆碱受体（AchR）。临床特征为部分或全身骨骼肌易疲劳，通常在活动后加重、休息后减轻，具有晨轻暮重等特点。MG 在一般人群中发病率为 8/10 万～20/10 万，患病率约为 50/10 万。

一、病因

（1）重症肌无力确切的发病机制目前仍不明确，但是有关该病的研究还是很多的，其中，研究最多的是有关重症肌无力与胸腺的关系，以及乙酰胆碱受体抗体在重症肌无力中的作用。大量的研究发现，重症肌无力患者神经-肌肉接头处突触后膜上的乙酰胆碱受体（AchR）数目减少，受体部位存在抗 AchR 抗体，且突触后膜上有 IgG 和 C_3 复合物的沉积。

（2）血清中的抗 AchR 抗体的增高和突触后膜上的沉积所引起的有效的 AchR 数目的减少，是本病发生的主要原因。而胸腺是 AchR 抗体产生的主要场所，因此，本病的发生一般与胸腺有密切的关系。所以,调节人体 AchR,使之数目增多,化解突触后膜上的沉积,抑制抗 AchR 抗体的产生是治愈本病的关键。

(3)很多临床现象也提示本病和免疫机制紊乱有关。

二、诊断要点

(一)临床表现

本病根据临床特征诊断不难。起病隐袭,主要表现受累肌肉病态疲劳,肌肉连续收缩后出现严重肌无力甚至瘫痪,经短暂休息后可见症状减轻或暂时好转。肌无力多于下午或傍晚劳累后加重,晨起或休息后减轻,称之为"晨轻暮重"。首发症状常为眼外肌麻痹,出现非对称性眼肌麻痹和上睑下垂,斜视和复视,严重者眼球运动明显受限,甚至眼球固定,瞳孔光反射不受影响。面肌受累表现皱纹减少,表情困难,闭眼和示齿无力;咀嚼肌受累使连续咀嚼困难,进食经常中断;延髓肌受累导致饮水呛咳,吞咽困难,声音嘶哑或讲话鼻音;颈肌受损时抬头困难。严重时出现肢体无力,上肢重于下肢,近端重于远端。呼吸肌、膈肌受累,出现咳嗽无力、呼吸困难,重症可因呼吸肌麻痹继发吸入性肺炎可导致死亡。偶有心肌受累可突然死亡,平滑肌和膀胱括约肌一般不受累。感染、妊娠、月经前常导致病情恶化,精神创伤、过度疲劳等可为诱因。

(二)临床试验

肌疲劳试验,如反复睁闭眼、握拳或两上肢平举,可使肌无力更加明显,有助诊断。

(三)药物试验

1.新斯的明试验

以甲基硫酸新斯的明 0.5 mg 肌内注射或皮下注射。如肌力在半至 1 小时内明显改善时可以确诊,如无反应,可次日用 1 mg、1.5 mg,直至 2 mg 再试,如 2 mg 仍无反应,一般可排除本病。为防止新期的明的毒碱样反应,需同时肌内注射阿托品 0.5～1.0 mg。

2.依酚氯铵试验

适用于病情危重、有延髓性麻痹或肌无力危象者。用 10 mg 溶于 10 mg 生理盐水中缓慢静脉注射,至 2 mg 后稍停 20 秒,若无反应可注射 8 mg,症状改善者可确诊。

(四)辅助检查

1.电生理检查

常用感应电持续刺激,受损肌反应及迅速消失。此外,也可行肌电图重复频率刺激试验,低频刺激波幅递减超过 10%,高频刺激波幅递增超过 30% 为阳性。单纤维肌电图出现颤抖现象延长,延长超过 50 微秒者也属阳性。

2.其他

血清中抗 AchR 抗体测定约 85% 患者增高。胸部 X 线摄片或胸腺 CT 检查,胸腺增生或伴有胸腺肿瘤,也有辅助诊断价值。

三、鉴别要点

(1)本病眼肌型需与癔症、动眼神经麻痹、甲状腺毒症、眼肌型营养不良症、眼睑痉挛鉴别。

(2)延髓肌型者,需与真假延髓性麻痹鉴别。

(3)四肢无力者需与神经衰弱、周期性瘫痪、感染性多发性神经炎、进行性脊肌萎缩症、多发性肌炎和癌性肌无力等鉴别。特别由支气管小细胞肺癌所引起的 Lambert-Eaton 综合征与本病十分相似，但药物试验阴性。肌电图（EMG）有特征异常，静息电位低于正常，低频重复电刺激活动电位渐次减小，高频重复电刺激活动电位渐次增大。

四、规范化治疗

(一)胆碱酯酶抑制剂

主要药物是溴吡斯的明，剂量为 60 mg，每天 3 次，口服。可根据患者症状确定个体化剂量，若患者吞咽困难，可在餐前 30 分钟服药；如晨起行走无力，可起床前服长效溴吡斯的明 180 mg。

(二)皮质激素

皮质激素适用于抗胆碱酯酶药反应较差并已行胸腺切除的患者。由于用药早期肌无力症状可能加重，患者最初用药时应住院治疗，用药剂量及疗程应根据患者具体情况做个体化处理。

1.大剂量泼尼松

开始剂量为 60～80 mg/d，口服，当症状好转时可逐渐减量至相对低的维持量，隔天服 5～15 mg/d，隔天用药可减轻不良反应发生。通常 1 个月内症状改善，常于数月后疗效达到高峰。

2.甲泼尼龙冲击疗法

反复发生危象或大剂量泼尼松不能缓解，住院危重病例、已用气管插管或呼吸机可用，每天 1 g，口服，连用 3～5 天。如 1 个疗程不能取得满意疗效，隔 2 周可再重复 1 个疗程，共治疗 2～3 个疗程。

(三)免疫抑制剂

严重的或进展型病例必须做胸腺切除术，并用抗胆碱酯酶药。症状改善不明显者可试用硫唑嘌呤；小剂量皮质激素未见持续疗效的患者也可用硫唑嘌呤替代大剂量皮质激素，常用剂量为 2～3 mg/(kg·d)，最初自小剂量 1 mg/(kg·d) 开始，应定期检查血常规和肝、肾功能。白细胞低于 $3×10^9$/L 应停用；可选择性抑制 T 和 B 淋巴细胞增生，每次 1 g，每天 2 次，口服。

(四)血浆置换

用于病情急骤恶化或肌无力危象患者，可暂时改善症状，或于胸腺切除术前处理，避免或改善术后呼吸危象，疗效持续数天或数月，该法安全，但费用高。

(五)免疫球蛋白

通常剂量为 0.4 g/(kg·d)，静脉滴注，连用 3～5 天，用于各种类型危象。

(六)胸腺切除

60 岁以下的 MG 患者可行胸腺切除术，适用于全身型 MG 包括老年患者，通常可使症状改善或缓解，但疗效常在数月或数年后显现。

(七)危象的处理

1.肌无力危象

肌无力危象最常见，常因抗胆碱酯药物剂量不足引起，注射依酚氯铵或新斯的明后症状减轻，应加大抗胆碱酯药的剂量。

2.胆碱能危象

抗胆碱酯酶药物过量可导致肌无力加重，出现肌束震颤及毒蕈碱样反应，依酚氯铵静脉注射无效或加重，应立即停用抗胆碱酯药，待药物排出后重新调整剂量或改用其他疗法。

3.反拗危象

抗胆碱酯酶药不敏感所致。依酚氯铵试验无反应。应停用抗胆碱酯酶药，输液维持或改用其他疗法。

(八)慎用和禁用的药物

奎宁、吗啡及氨基苷类抗生素、新霉素、多黏菌素、巴龙霉素等应禁用,地西泮、苯巴比妥等应慎用。

五、护理

(一)护理诊断

1.活动无耐力

与神经-肌肉联结点传递障碍;肌肉萎缩、活动能力下降;呼吸困难、氧供需失衡有关。

2.废用综合征

与神经肌肉障碍导致活动减少有关。

3.吞咽障碍

与神经肌肉障碍(呕吐反射减弱或消失;咀嚼肌肌力减弱;感知障碍)有关。

4.生活自理缺陷

与眼外肌麻痹、眼睑下垂或四肢无力、运动障碍有关。

5.营养不足,低于机体需要量

与咀嚼无力、吞咽困难致摄入减少有关。

(二)护理措施

(1)轻症者适当休息,避免劳累、受凉、感染、创伤、激怒。病情进行性加重者须卧床休息。

(2)在急性期,鼓励患者充分卧床休息。将患者经常使用的日常生活用品(如便器、卫生纸、茶杯等)放在患者容易拿取的地方。根据病情或患者的需要协助其日常生活活动,以减少能量消耗。

(3)指导患者使用床挡、扶手、浴室椅等辅助设施,以节省体力和避免摔伤。鼓励患者在能耐受的活动范围内,坚持身体活动。患者活动时,注意保持周围环境安全,无障碍物,以防跌倒,路面防滑,防止滑倒。

(4)给患者和家属讲解活动的重要性,指导患者和家属对受累肌肉进行按摩和被动/主动运动,防止肌肉萎缩。

(5)选择软饭或半流质饮食,避免粗糙干硬、辛辣等刺激性食物。根据患者需要供给高蛋白、高热量、高维生素饮食。吃饭或饮水时保持端坐、头稍微前倾的姿势。给患者提供充足的进餐时间、喂饭速度要慢,少量多餐,交替喂液体和固体食物,让患者充分咀嚼、吞咽后再继续喂。把药片碾碎后制成糊状再喂药。

(6)注意保持进餐环境安静、舒适;进餐时,避免讲话或进行护理活动等干扰因素。进食宜在口服抗胆碱酯酶药物后30~60分钟,以防呛咳。如果有食物滞留,鼓励患者把头转向健侧,并控制舌头向受累的一侧清除残留的食物或喂食数口汤,让食物咽下。如果误吸液体,让患者上身稍前倾,头稍微低于胸口,便于分泌物引流,并擦去分泌物。在床旁备吸引器,必要时吸引。患者不能由口进食时,遵医嘱给予营养支持或鼻饲。

(7)注意观察抗胆碱酯酶药物的疗效和不良反应,严格执行用药时间和剂量,以防因用量不足或过量导致危象的发生。

(三)应急措施

(1)一旦出现重症肌无力危象,应迅速通知医师;立即给予吸痰、吸氧、简易呼吸器辅助呼吸,做好气管插管或切开,人工呼吸机的准备工作;备好新斯的明等药物,按医嘱给药,尽快解除危象。

(2)避免应用一切加重神经肌肉传导障碍的药物,如吗啡、利多卡因、链霉素、卡那霉素、庆大霉素和磺胺类药物。

(四)健康指导

1.入院教育

(1)给患者讲解疾病的名称,病情的现状、进展及转归。

(2)根据患者需要,给患者和家属讲解饮食营养的重要性,取得他们的积极配合。

2.住院教育

(1)仔细向患者解释治疗药物的名称、药物的用法、作用和不良反应。

(2)告知患者常用药治疗方法、不良反应、服药注意事项,避免因服药不当而诱发肌无力危象。

(3)肌无力症状明显时,协助做好患者的生活护理,保持口腔清洁防止外伤和感染等并发症。

3.出院指导

(1)保持乐观情绪、生活规律、饮食合理、睡眠充足,避免疲劳、感染、情绪抑郁和精神创伤等诱因。

(2)注意根据季节、气候,适当增减衣服,避免受凉、感冒。

(3)按医嘱正确服药,避免漏服、自行停服和更改药量。

(4)患者出院后应随身带有卡片,包括姓名、年龄、住址、诊断证明,目前所用药物及剂量,以便在抢救时参考。

(5)病情加重时及时就诊。

(崔洪美)

第四节 重 症 肺 炎

肺炎是指终末气道、肺泡和肺间质的炎症,可由病原微生物、理化因素、免疫损伤、过敏及药物所致。细菌性肺炎是最常见的肺炎,也是最常见的感染性疾病之一。

目前肺炎按患病环境分成社区获得性肺炎(community-acquired pneumonia,CAP)和医院获得性肺炎(hospital-acquired pneumonia,HAP),CAP 是指在医院外罹患的感染性肺实质炎症,包括具有明确潜伏期的病原体感染而在入院后平均潜伏期内发病的肺炎。HAP 亦称医院内肺炎(nosocomial pneumonia,NP),是指患者入院时不存在,也不处于潜伏期,而于入院 48 小时后在医院(包括老年护理院、康复院等)内发生的肺炎。HAP 还包括呼吸机相关性肺炎(ventilator associated pneumonia,VAP)和卫生保健相关性肺炎(healthcare associated pneumonia,HCAP)。CAP 和 HAP 年发病率分别约为 12/1 000 人口和 5~10/1 000 住院患者,近年发病率有增加的趋势。肺炎病死率门诊肺炎患者<5%,住院患者平均为 12%,入住重症监护病房

(ICU)者约40％。发病率和病死率高的原因与社会人口老龄化、吸烟、伴有基础疾病和免疫功能低下有关,如慢性阻塞性肺病、心力衰竭、肿瘤、糖尿病、尿毒症、神经疾病、药瘾、嗜酒、艾滋病、久病体衰、大型手术、应用免疫抑制剂和器官移植等。此外,亦与病原体变迁、耐药菌增加、HAP发病率增加、病原学诊断困难、不合理使用抗生素和部分人群贫困化加剧等有关。

重症肺炎至今仍无普遍认同的定义,需入住ICU者可认为是重症肺炎。目前一般认为,如果肺炎患者的病情严重到需要通气支持(急性呼吸衰竭、严重气体交换障碍伴高碳酸血症或持续低氧血症)、循环支持(血流动力学障碍、外周低灌注)及加强监护治疗(肺炎引起的脓毒症或基础疾病所致的其他器官功能障碍)时可称为重症肺炎。

一、病因和发病机制

正常的呼吸道免疫防御机制(支气管内黏液-纤毛运载系统、肺泡巨噬细胞等细胞防御的完整性等)使气管隆凸以下的呼吸道保持无菌。是否发生肺炎决定于两个因素:病原体和宿主因素。如果病原体数量多,毒力强和/或宿主呼吸道局部和全身免疫防御系统损害,即可发生肺炎。病原体可通过下列途径引起社区获得性肺炎:①空气吸入。②血行播散。③邻近感染部位蔓延。④上呼吸道定植菌的误吸。医院获得性肺炎还可通过误吸胃肠道的定植菌(胃食管反流)和通过人工气道吸入环境中的致病菌引起。病原体直接抵达下呼吸道后,滋生繁殖,引起肺泡毛细血管充血、水肿,肺泡内纤维蛋白渗出及细胞浸润。

二、诊断

(一)临床表现特点

1.社区获得性肺炎

(1)新近出现的咳嗽、咳痰或原有呼吸道疾病症状加重,并出现脓性痰,伴或不伴胸痛。

(2)发热。

(3)肺实变体征和/或闻及湿啰音。

(4)白细胞>10×10^9/L或<4×10^9/L,伴或不伴细胞核左移。

(5)胸部X线检查显示片状、斑片状浸润性阴影或间质性改变,伴或不伴胸腔积液。

以上1～4项中任何1项加第5项,除外非感染性疾病可做出诊断。CAP常见病原体为肺炎链球菌、支原体、衣原体、流感嗜血杆菌和呼吸病毒(甲、乙型流感病毒、腺病毒、呼吸合胞病毒和副流感病毒)等。

2.医院获得性肺炎

住院患者X线检查出现新的或进展的肺部浸润影加上下列3个临床症候中的2个或以上可以诊断为肺炎。①发热超过38℃。②血白细胞增多或减少。③脓性气道分泌物。

HAP的临床表现、实验室和影像学检查特异性低,应注意与肺不张、心力衰竭和肺水肿、基础疾病肺侵犯、药物性肺损伤、肺栓塞和急性呼吸窘迫综合征等相鉴别。无感染高危因素患者的常见病原体依次为肺炎链球菌、流感嗜血杆菌、金黄色葡萄球菌、大肠埃希菌、肺炎克雷伯杆菌等;有感染高危因素患者为金黄色葡萄球菌、铜绿假单胞菌、肠杆菌属、肺炎克雷伯杆菌等。

(二)重症肺炎的诊断标准

不同国家制定的重症肺炎的诊断标准有所不同,各有优缺点,但一般均注重对客观生命体征、肺部病变范围、器官灌注和氧合状态的评估,临床医师可根据具体情况选用。以下列出目前常用的几项诊断标准。

1.中华医学会呼吸病学分会 2006 年颁布的重症肺炎诊断标准

(1)意识障碍。

(2)呼吸频率≥30 次/分。

(3)PaO_2<8.0 kPa(60 mmHg)、氧合指数(PaO_2/FiO_2)<40.0 kPa(300 mmHg),需行机械通气治疗。

(4)动脉收缩压<12.0 kPa(90 mmHg)。

(5)并发脓毒性休克。

(6)X 线胸片显示双侧或多肺叶受累,或入院 48 小时内病变扩大≥50%。

(7)少尿:尿量<20 mL/h,或<80 mL/4 h,或急性肾衰竭需要透析治疗。

符合 1 项或以上者可诊断为重症肺炎。

2.美国感染病学会(IDSA)和美国胸科学会(ATS)2007 年新修订的诊断标准

具有 1 项主要标准或 3 项或以上次要标准可认为是重症肺炎,需要入住 ICU。

(1)主要标准:①需要有创通气治疗。②脓毒性休克需要血管收缩剂。

(2)次要标准:①呼吸频率≥30 次/分。②PaO_2/FiO_2≤250。③多叶肺浸润。④意识障碍/定向障碍。⑤尿毒症(BUN≥7.14 mmol/L)。⑥白细胞减少(白细胞<4×10^9/L)。⑦血小板减少(血小板<10×10^9/L)。⑧低体温(<36 ℃)。⑨低血压需要紧急的液体复苏。

说明:①其他指标也可认为是次要标准,包括低血糖(非糖尿病患者)、急性酒精中毒/酒戒断、低钠血症、不能解释的代谢性酸中毒或乳酸升高、肝硬化或无脾。②需要无创通气也可等同于次要标准的①和②。③白细胞减少仅系感染引起。

3.英国胸科学会(BTS)2001 年制定的 CURB(confusion,urea,respiratory rate and blood pressure,CURB)标准

(1)标准一:存在以下 4 项核心标准的 2 项或以上即可诊断为重症肺炎。①新出现的意识障碍。②尿素氮(BUN)>7 mmol/L。③呼吸频率≥30 次/分。④收缩压<12.0 kPa(90 mmHg)或舒张压≤8.0 kPa(60 mmHg)。

CURB 标准比较简单、实用,应用起来较为方便。

(2)标准二如下所述。

存在以上 4 项核心标准中的 1 项且存在以下 2 项附加标准时须考虑有重症倾向。附加标准包括:①PaO_2<8.0 kPa(60 mmHg)/SaO_2<92%(任何 FiO_2)。②胸片提示双侧或多叶肺炎。

不存在核心标准但存在 2 项附加标准并同时存在以下 2 项基础情况时也须考虑有重症倾向。基础情况包括:①年龄≥50 岁。②存在慢性基础疾病。

如存在标准二中两种有重症倾向的情况时需结合临床进行进一步评判。在第 1 种情况下需至少12 小时后进行一次再评估。

(3)CURB-65 即改良的 CURB 标准,标准在符合下列 5 项诊断标准中的 3 项或以上时即考虑为重症肺炎,需考虑收入 ICU 治疗:①新出现的意识障碍。②BUN>7 mmol/L。③一般呼吸频率≥30 次/分。④收缩压<12.0 kPa(90 mmHg)或舒张压≤8.0 kPa(60 mmHg)。⑤年龄≥65 岁。

(三)严重度评价

评价肺炎病情的严重程度对于决定在门诊或入院治疗甚或 ICU 治疗至关重要。肺炎临床

的严重性决定于 3 个主要因素:局部炎症程度,肺部炎症的播散和全身炎症反应。除此之外,患者如有下列其他危险因素会增加肺炎的严重度和死亡危险。

1.病史

年龄＞65 岁;存在基础疾病或相关因素,如慢性阻塞性肺疾病(COPD)、糖尿病、充血性心力衰竭、慢性肾功能不全、慢性肝病、一年内住过院、疑有误吸、神志异常、脾切除术后状态、长期嗜酒或营养不良。

2.体征

呼吸频率＞30 次/分;脉搏≥120 次/分;血压＜12.0/8.0 kPa(90/60 mmHg);体温≥40 ℃或≤35 ℃;意识障碍;存在肺外感染病灶如败血症、脑膜炎。

3.实验室和影像学异常

白细胞计数＞$20×10^9$/L 或＜$4×10^9$/L,或中性粒细胞计数＜$1×10^9$/L;呼吸空气时 PaO_2＜8.0 kPa(60 mmHg)、PaO_2/FiO_2＜40.0 kPa(300 mmHg),或 $PaCO_2$＞6.7 kPa(50 mmHg);血肌酐＞106 μmol/L 或 BUN＞7.1 mmol/L;血红蛋白＜90 g/L 或血细胞比容＜30%;血浆清蛋白＜25 g/L;败血症或弥散性血管内凝血(DIC)的证据,如血培养阳性、代谢性酸中毒、凝血酶原时间和部分凝血活酶时间延长、血小板减少;X 线胸片病变累及一个肺叶以上、出现空洞、病灶迅速扩散或出现胸腔积液。

为使临床医师更精确地做出入院或门诊治疗的决策,近几年用评分方法作为定量的方法在临床上得到了广泛的应用。PORT(肺炎患者预后研究小组,pneumonia outcomes research team)评分系统(表 7-1)是目前常用的评价社区获得性肺炎(community acquired pneumonia,CAP)严重度以及判断是否必须住院的评价方法,其也可用于预测 CAP 患者的病死率。其预测死亡风险分级如下。①1～2 级:≤70 分,病死率 0.1%～0.6%。②3 级:71～90 分,病死率0.9%。③4 级:91～130 分,病死率 9.3%。④5 级:＞130 分,病死率27.0%。PORT 评分系统因可以避免过度评价肺炎的严重度而被推荐使用,即其可保证一些没必要住院的患者在院外治疗。

表 7-1　PORT 评分系统

患者特征	分值	患者特征	分值	患者特征	分值
年龄		脑血管疾病	10	实验室和放射学检查	
男性	−10	肾脏疾病	10	pH＜7.35	30
女性	＋10	体格检查		BUN＞11 mmol/L(＞30 mg/dL)	20
住护理院		神志改变	20	Na^+＜130 mmol/L	20
并存疾病		呼吸频率＞30 次/分	20	葡萄糖＞14 mmol/L(＞250 mg/dL)	10
肿瘤性疾病	30	收缩压＜12.0 kPa(90 mmHg)	20	血细胞比容＜30%	10
肝脏疾病	20	体温＜35 ℃或＞40 ℃	15	PaO_2＜8.0 kPa(60 mmHg)	10
充血性心力衰竭	10	脉率＞12 次/分	10	胸腔积液	10

为避免评价 CAP 肺炎患者的严重度不足,可使用改良的 BTS 重症肺炎标准,就是呼吸频率≥30 次/分,舒张压≤8.0 kPa(60 mmHg),BUN＞6.8 mmol/L,意识障碍。4 个因素中存在两个可确定患者的死亡风险更高。此标准因简单易用,且能较准确地确定 CAP 的预后而被广泛应用。

临床肺部感染积分(clinical pulmonary infection score,CPIS)(表 7-2)则主要用于医院获得

性肺炎(hospital acquired pneumonia,HAP)包括呼吸机相关性肺炎(ventilator-associated pneumonia,VAP)的诊断和严重度判断,也可用于监测治疗效果。此积分从0～12分,积分6分时一般认为有肺炎。

表7-2 临床肺部感染积分评分

参数	标准	分值
体温	≥36.5 ℃,≤38.4 ℃	0
	≥38.5～38.9 ℃	1
	≥39 ℃,或≤36 ℃	2
白细胞计数($\times 10^9$)	≥4.0,≤11.0	0
	<4.0,>11.0	1
	杆状核白细胞	2
气管分泌物	<14＋吸引	0
	≥14＋吸引	1
	脓性分泌物	2
氧合指数(PaO_2/FiO_2)	>240或急性呼吸窘迫综合征	0
	≤240	2
胸部X线	无渗出	0
	弥漫性渗出	1
	局部渗出	2
半定量气管吸出物培养(0,1＋,2＋,3＋)	病原菌≤1＋或无生长	0
	病原菌≥1＋	1
	革兰染色发现与培养相同的病原菌	2

三、治疗

(一)临床监测

1.体征监测

监测重症肺炎的体征是一项简单、易行和有效的方法,患者往往有呼吸频率和心率加快、发绀、肺部病变部位湿啰音等。目前多数指南都把呼吸频率加快(≥30次/分)作为重症肺炎诊断的主要或次要标准。意识状态也是监测的重点,神志模糊、意识不清或昏迷提示重症肺炎可能性。

2.氧合状态和代谢监测

PaO_2、PaO_2/FiO_2、pH、混合静脉血氧分压(PvO_2)、胃张力测定、血乳酸测定等都可对患者的氧合状态进行评估。单次的动脉血气分析一般仅反映患者瞬间的氧合情况;重症患者或有病情明显变化者应进行系列血气分析或持续动脉血气监测。

3.胸部影像学监测

重症肺炎患者应进行系列X线胸片监测,主要目的是及时了解患者的肺部病变是进展还是好转,是否合并有胸腔积液、气胸,是否发展为肺脓肿、急性呼吸窘迫综合征(acute respiratory distress syndrome,ARDS)等。检查的频度应根据患者的病情而定,如要了解病变短期内是否增大,一般每48小时进行一次检查评价;如患者临床情况突然恶化(呼吸窘迫、严重低氧血症等),在不能除外合并气胸或进展至 ARDS 时,应短期内复查;而当患者病情明显好转及稳定时,一般可 10～14 天后复查。

4.血流动力学监测

重症肺炎患者常伴有脓毒症,可引起血流动力学的改变,故应密切监测患者的血压和尿量。这 2 项指标比较简单、易行,且非常可靠,应作为常规监测的指标。中心静脉压的监测可用于指导临床补液量和补液速度。部分重症肺炎患者可并发中毒性心肌炎或 ARDS,如临床上难于区分时应考虑行漂浮导管检查。

5.器官功能监测

器官功能监测包括脑功能、心功能、肾功能、胃肠功能、血液系统功能等,进行相应的血液生化和功能检查。一旦发现异常,要积极处理,注意防止多器官功能障碍综合征(multiple organ dysfunction syndrome,MODS)的发生。

6.血液监测

血液监测包括外周血白细胞计数、C 反应蛋白、降钙素原、血培养等。

(二)抗生素治疗

经验性联合应用抗生素治疗重症肺炎的理论依据是联合应用能够覆盖可能的微生物并预防耐药的发生。对于铜绿假单胞菌肺炎,联用 β 内酰胺类和氨基糖苷类具有潜在的协同作用,优于单药治疗;然而氨基糖苷类抗生素的抗菌谱窄,毒性大,特别是对于老年患者,其肾损害的发生率比较高。临床应用氨基糖苷类时要注意其为浓度依赖性抗生素,一般要用足够剂量、提高峰药浓度以提高疗效,同时也应避免与毒性相关的谷浓度的升高。在监测药物的峰浓度时,庆大霉素和妥布霉素>7 μg/mL,或阿米卡星>28 μg/mL 的效果较好。氨基糖苷类的另一个不足是对支气管分泌物的渗透性较差,仅能达到血药浓度的 40%。此外,肺炎患者的支气管分泌物 pH 较低,在这种环境下许多抗生素活性都降低。因此,有时联合应用氨基糖苷类抗生素并不能增加疗效,反而增加了肾毒性。

目前对于重症肺炎,抗生素的单药治疗也已得到临床医师的重视。新的头孢菌素、碳青霉烯类、其他 β 内酰胺类和氟喹诺酮类抗生素由于抗菌效力强、广谱,并且耐细菌 β 内酰胺酶,故可用于单药治疗。即使对于重症 HAP,只要不是耐多药的病原体,如铜绿假单胞菌、不动杆菌和耐甲氧西林金黄色葡萄球菌(MRSA)等,仍可考虑抗生素的单药治疗。对重症 VAP 有效的抗生素一般包括亚胺培南、美罗培南、头孢吡肟和哌拉西林/他唑巴坦。对于重症肺炎患者来说,临床上的初始治疗常联用多种抗生素,在获得细菌培养结果后,如果没有高度耐药的病原体就可以考虑转为针对性的单药治疗。

临床上一般认为不适合单药治疗的情况包括:①可能感染革兰阳性、革兰阴性菌和非典型病原体的重症 CAP。②怀疑铜绿假单胞菌或肺炎克雷伯杆菌的菌血症。③可能是金黄色葡萄球菌和铜绿假单胞菌感染的 HAP。第三代头孢菌素不应用于单药治疗,因其在治疗中易诱导肠杆菌属细菌产生 β 内酰胺酶而导致耐药发生。

对于重症 VAP 患者,如果为高度耐药病原体所致的感染则联合治疗是必要的。目前有 3 种联合用药方案,如下。①β 内酰胺类联合氨基糖苷类:在抗铜绿假单胞菌上有协同作用,但也应注意前面提到的氨基糖苷类的毒性作用。②2 个 β 内酰胺类联合使用:因这种用法会诱导出对两种药同时耐药的细菌,故虽然有过成功治疗的报道,仍不推荐使用。③β 内酰胺类联合氟喹诺酮类:虽然没有抗菌协同作用,但也没有潜在的拮抗作用;氟喹诺酮类对呼吸道分泌物穿透性很好,对其疗效有潜在的正面影响。

对于铜绿假单胞菌所致的重症肺炎,联合治疗往往是必要的。抗假单胞菌的β内酰胺类抗生素包括青霉素类的哌拉西林、阿洛西林、氨苄西林、替卡西林、阿莫西林;第三代头孢菌素类的头孢他啶、头孢哌酮;第四代头孢菌素类的头孢吡肟;碳青霉烯类的亚胺培南、美罗培南;单酰胺类的氨曲南(可用于青霉素类过敏的患者);β内酰胺类/β内酰胺酶抑制剂复合剂的替卡西林/克拉维酸钾、哌拉西林/他唑巴坦。其他的抗假单胞菌抗生素还有氟喹诺酮类和氨基糖苷类。

1.重症 CAP 的抗生素治疗

重症 CAP 患者的初始治疗应针对肺炎链球菌(包括耐药肺炎链球菌)、流感嗜血杆菌、军团菌和其他非典型病原体,在某些有危险因素的患者还有可能为肠道革兰阴性菌属包括铜绿假单胞菌的感染。无铜绿假单胞菌感染危险因素的 CAP 患者可使用β内酰胺类联合大环内酯类或氟喹诺酮类(如左氧氟沙星、加替沙星、莫西沙星等)。因目前为止还没有确立单药治疗重症 CAP 的方法,所以很难确定其安全性、有效性(特别是并发脑膜炎的肺炎)或用药剂量。可用于重症 CAP 并经验性覆盖耐药肺炎链球菌的β内酰胺类抗生素有头孢曲松、头孢噻肟、亚胺培南、美罗培南、头孢吡肟、氨苄西林/舒巴坦或哌拉西林/他唑巴坦。目前高达 40%的肺炎链球菌对青霉素或其他抗生素耐药,其机制不是β内酰胺酶介导而是青霉素结合蛋白的改变。虽然不少β内酰胺类和氟喹诺酮类抗生素对这些病原体有效,但对耐药肺炎链球菌肺炎并发脑膜炎的患者应使用万古霉素治疗。如果患者有假单胞菌感染的危险因素(如支气管扩张、长期使用抗生素、长期使用糖皮质激素)应联合使用抗假单胞菌抗生素并应覆盖非典型病原体,如环丙沙星加抗假单胞菌β内酰胺类,或抗假胞菌β内酰胺类加氨基糖苷类加大环内酯类或氟喹诺酮类。

临床上选取任何治疗方案都应根据当地抗生素耐药的情况、流行病学和细菌培养及实验室结果进行调整。关于抗生素的治疗疗程目前也很少有资料可供参考,应考虑感染的严重程度,菌血症、多器官功能衰竭、持续性全身炎症反应和损伤等。一般来说,根据疾病的严重程度和宿主免疫抑制的状态,肺炎链球菌肺炎疗程为 7～10 天,军团菌肺炎的疗程需要 14～21 天。ICU 的大多数治疗都是通过静脉途径的,但近期的研究表明只要病情稳定、没有发热,即使在危重患者,3 天静脉给药后亦可转为口服治疗,即序贯或转换治疗。转换为口服治疗的药物可选择氟喹诺酮类,因其生物利用度高,口服治疗也可达到同静脉给药一样的血药浓度。

由于嗜肺军团菌在重症 CAP 的相对重要性,应特别注意其治疗方案。虽然目前有很多体外有抗军团菌活性的药物,但在治疗效果上仍缺少前瞻性、随机对照研究的资料。回顾性的资料和长期临床经验支持使用红霉素 4 g/d 治疗住院的军团菌肺炎患者。在多肺叶病变、器官功能衰竭或严重免疫抑制的患者,在治疗的前 3～5 天应加用利福平。其他大环内酯类(克拉霉素和阿奇霉素)也有效。除上述之外可供选择的药物有氟喹诺酮类(环丙沙星、左氧氟沙星、加替沙星、莫西沙星)或多西环素。氟喹诺酮类在治疗军团菌肺炎的动物模型中特别有效。

2.重症 HAP 的抗生素治疗

HAP 应根据患者的情况和最可能的病原体而采取个体化治疗。对于早发的(住院 4 天内起病者)重症肺炎患者而没有特殊病原体感染危险因素者,应针对"常见病原体"治疗。这些病原体包括肺炎链球菌、流感嗜血杆菌、甲氧西林敏感的金黄色葡萄球菌和非耐药的革兰阴性细菌。抗生素可选择第二、三、四代头孢菌素,β内酰胺类/β内酰胺酶抑制剂复合剂,氟喹诺酮类或联用克林霉素和氨曲南。

对于任何时间起病、有特殊病原体感染危险因素的轻中症肺炎患者,有感染"常见病原体"和其他病原体危险者,应评估危险因素来指导治疗。如果有近期腹部手术或明确的误吸史,应注意厌氧菌,可在主要抗生素基础上加用克林霉素或单用β内酰胺类/β内酰胺酶抑制剂复合剂;如果患者有昏迷或有头部创伤、肾衰竭或糖尿病史,应注意金黄色葡萄球菌感染,需针对性选择有效的抗生素;如果患者起病前使用过大剂量的糖皮质激素、近期有抗生素使用史、长期 ICU 住院史,即使患者的 HAP 并不严重,也应经验性治疗耐药病原体。治疗方法是联用两种抗假单胞菌抗生素,如果气管抽吸物革兰染色见阳性球菌还需加用万古霉素(或可使用利奈唑胺或奎奴普丁/达福普汀)。所有的患者,特别是气管插管的 ICU 患者,经验性用药必须持续到痰培养结果出来之后。如果无铜绿假单胞菌或其他耐药革兰阴性细菌感染,则可根据药敏情况使用单一药物治疗。非耐药病原体的重症 HAP 患者可用任何以下单一药物治疗:亚胺培南、美罗培南、哌拉西林/他唑巴坦或头孢吡肟。

ICU 中 HAP 的治疗也应根据当地抗生素敏感情况,以及当地经验和对某些抗生素的偏爱而调整。每个 ICU 都有它自己的微生物药敏情况,而且这种情况随时间而变化,因而有必要经常更新经验用药的策略。经验用药中另一个需要考虑的是"抗生素轮换"策略,它是指标准经验治疗过程中有意更改抗生素使细菌暴露于不同的抗生素从而减少抗生素耐药的选择性压力,达到减少耐药病原体感染发生率的目的。"抗生素轮换"策略目前仍在研究之中,还有不少问题未能明确,包括每个用药循环应该持续多久?应用什么药物进行循环?这种方法在内科和外科患者的有效性分别有多高?循环药物是否应该针对革兰阳性细菌同时也针对革兰阴性细菌等。

在某些患者中,雾化吸入这种局部治疗可用以弥补全身用药的不足。氨基糖苷类雾化吸入可能有一定的益处,但只用于革兰阴性细菌肺炎全身治疗无效者。多黏菌素雾化吸入也可用于耐药铜绿假单胞菌的感染。

对于初始经验治疗失败的患者,应该考虑其他感染性或非感染性的诊断,包括肺曲霉感染。对持续发热并有持续或进展性肺部浸润的患者可经验性使用两性霉素 B。虽然传统上应使用开放肺活检来确定其最终诊断,但临床上是否活检仍应个体化。临床上还应注意其他的非感染性肺部浸润的可能性。

(三)支持治疗

支持治疗主要包括液体补充、血流动力学、通气和营养支持,起到稳定患者状态的作用,而更直接的治疗仍需要针对患者的基础病因。流行病学证据显示,营养不良影响肺炎的发病和危重患者的预后。同样,临床资料也支持肠内营养可以预防肺炎的发生,特别是对于创伤的患者。对于严重脓毒症和多器官功能衰竭的分解代谢旺盛的重症肺炎患者,在起病 48 小时后应开始经肠内途径进行营养支持,一般把导管插入到空肠进行喂养以避免误吸;如果使用胃内喂养,最好是维持患者半卧体位以减少误吸的风险。

(四)胸部理疗

拍背、体位引流和振动可以促进黏痰排出的效果尚未被证实。胸部理疗广泛应用的局限在于:①其有效性未被证实,特别是不能减少患者的住院时间。②费用高,需要专人使用。③有时引起 PaO_2 的下降。目前的经验是胸部理疗对于脓痰过多(>30 mL/d)或严重呼吸肌疲劳不能有效咳嗽的患者是最为有用的,如对囊性纤维化、COPD 和支气管扩张的患者。

使用自动化病床的侧翻疗法,有时加以振动叩击,是一种有效地预防外科创伤及内科患者肺炎的方法,但其地位仍不确切。

(五)促进痰液排出

雾化和湿化可降低痰的黏度,因而可改善不能有效咳嗽患者的排痰,然而雾化产生的大多水蒸气都沉积在上呼吸道并引起咳嗽,一般并不影响痰的流体特性。目前很少有数据支持湿化能特异性地促进细菌清除或肺炎吸收的观点。乙酰半胱氨酸能破坏痰液的二硫键,有时也用于肺炎患者的治疗,但由于其刺激性,因而在临床应用上受到一定限制。痰中的DNA增加了痰液黏度,重组的DNA酶能裂解DNA,已证实在囊性纤维化患者中有助于改善症状和肺功能,但对肺炎患者其价值尚未被证实。支气管舒张药也能促进黏液排出和纤毛运动频率,对COPD合并肺炎的患者有效。

四、急救护理

(一)护理目标

(1)维持生命体征稳定,降低病死率。

(2)维持呼吸道通畅,促进有效咳嗽、排痰。

(3)维持正常体温,减轻高热伴随症状,增加患者舒适感。

(4)供给足够营养和液体。

(5)预防传染和继发感染。

(二)护理措施

1.病情监护

重症肺炎患者病情危重、变化快,特别是高龄及合并严重基础疾病患者,需要严密监护病情变化,包括持续监护心电、血压、呼吸、血氧饱和度,监测意识、尿量、血气分析结果、肾功能、电解质、血糖变化。任何异常变化均应及时报告医师,早期处理。同时床边备好吸引装置、吸氧装置、气管插管和气管切开等抢救用品及抢救药物等。

2.维持呼吸功能的护理

(1)密切观察患者的呼吸情况,监护呼吸频率、节律、呼吸音、血氧饱和度。出现呼吸急促、呼吸困难,口唇、指(趾)末梢发绀,低氧血症(血氧饱和度<80%),双肺呼吸音减弱,必须及时给予鼻导管或面罩有效吸氧,根据病情变化调节氧浓度和流量。面罩呼吸机加压吸氧时,注意保持密闭,对于面颊部极度消瘦的患者,在颊部与面罩之间用脱脂棉垫衬托,避免漏气影响氧疗效果和皮肤压迫。意识清楚的患者嘱其用鼻呼吸,脱面罩间歇时间不宜过长。鼓励患者多饮水,减少张口呼吸和说话。

(2)常规及无创呼吸机加压吸氧不能改善缺氧时,采取气管插管呼吸机辅助通气。机械通气需要患者较好的配合,事先向患者简明讲解呼吸机原理、保持自主呼吸与呼吸机同步的配合方法、注意事项等。指导患者使用简单的身体语言表达需要,如用动腿、眨眼、动手指表示口渴、翻身、不适等或写字表达。机械通气期间严格做好护理,每天更换呼吸管道,浸泡消毒后再用环氧乙烷灭菌;严格按无菌技术操作规程吸痰。护理操作特别是给患者翻身时,注意呼吸机管道水平面保持一定倾斜度,使其低于患者呼吸道,集水瓶应在呼吸环路的最低位,并及时检查倾倒管道内、集水瓶内冷凝水,避免其反流入气道。根据症状、血气分析、血氧饱和度调整吸入氧浓度,力求在最低氧浓度下达到最佳的氧疗效果,争取尽快撤除呼吸机。

(3)保持呼吸道通畅,及时清除呼吸道分泌物:①遵医嘱给予雾化吸入每天2次,有效湿化呼吸道。正确使用雾化吸入,雾化液用生理盐水配制,温度在35℃左右。使喷雾器保持竖直向上,并根据患者的姿势调整角度和位置,吸入过程护士必须在场严密观察病情,如出现呼吸困难、口周发绀,应停止吸入,立即吸痰、吸氧,不能缓解时通知医师。症状缓解后继续吸入。每次雾化后,协助患者翻身、拍背。拍背时五指并拢成空心掌,由上而下,由外向内,有节律地轻拍背部。通过振动,使小气道分泌物松动易于进入较大气道,有利于排痰及改善肺通气、换气功能。每次治疗结束后,雾化器内余液应全部倾倒,重新更换灭菌蒸馏水;雾化器连接管及面罩用 0.5% 三氯异氰尿酸(健之素)消毒液浸泡 30 分钟,用清水冲净后晾干备用。②指导患者定时有效咳嗽,病情允许时使患者取坐位,先深呼吸,轻咳数次将痰液集中后,用力咳出,也可促使肺膨胀。协助患者勤翻身,改变体位,每 2 小时拍背体疗 1 次。对呼吸无力、衰竭的患者,用手指压在胸骨切迹上方刺激气管,促使患者咳嗽排痰。③老年人、衰弱的患者,咳嗽反射受抑制者,呼吸防御机制受损,不能有效地将呼吸道分泌物排出时,应按需要吸痰。用一次性吸痰管,检查导管通畅后,在无负压情况下将吸痰管轻轻插入 10～15 cm,退出 1～2 cm,以便游离导管尖端,然后打开负压,边旋转边退出。有黏液或分泌物处稍停。每次吸痰时间应少于 15 秒。吸痰时,同一根吸痰管应先吸气道内分泌物,再吸鼻腔内分泌物,不能重复进入气道。

(4)研究表明,患者俯卧位发生吸入性肺炎的概率比左侧卧位和仰卧位患者低,定时帮助患者取该体位。进食时抬高床头 30°～45°,减少胃液反流误吸机会。

3.合并感染性休克的护理

发生休克时,患者取去枕平卧位,下肢抬高 20°～30°,增加回心血量和脑部血流量。保持静脉通道畅通,积极补充血容量,根据心功能、皮肤弹性、血压、脉搏、尿量及中心静脉压情况调节输液速度,防止肺水肿。加强抗感染,使用血管活性药物时,用药浓度、单位时间用量,严格遵医嘱,动态观察病情,及时反馈,为治疗方案的调整提供依据。体温不升者给予棉被保暖,避免使用热水袋、电热毯等加温措施。

4.合并急性肾衰竭的护理

少尿期准确记录出入量,留置导尿管,记录每小时尿量,严密观察肾功能及电解质变化,根据医嘱严格控制补液量及补液速度。高血钾是急性肾衰竭患者常见死亡原因之一,此期避免摄入含钾高的食物;多尿期应注意补充水分,保持水、电解质平衡。尿量<20 mL/h 或<80 mL/24 h 的急性肾衰竭者需要血液透析治疗。

5.发热的护理

高热时帮助降低体温,减轻高热伴随症状,增加患者舒适感。每 2 小时监测体温 1 次。密切观察发热规律、特点及伴随症状,及时报告医师对症处理;寒战时注意保暖,高热给予物理降温,冷毛巾敷前额,冰袋置于腋下、腹股沟等处,或温水、酒精擦浴。物理降温效果差时,遵医嘱给予退热剂。降温期间要注意随时更换汗湿的衣被,防止受凉,鼓励患者多饮水,保证机体需要,防止肾血流灌注不足,诱发急性肾功能不全。加强口腔护理。

6.预防传染及继发感染

(1)采取呼吸道隔离措施,切断传播途径。单人单室,避免交叉感染。严格遵守各种消毒、隔离制度及无菌技术操作规程,医护人员操作前后应洗手,特别是接触呼吸道分泌物和护理气管切开、插管患者前后要彻底流水洗手,并采取戴口罩、手套等隔离手段。开窗通风保持病房空气流通,每天定时紫外线空气消毒 30～60 分钟,加强病房内物品的消毒,所有医疗器械和物品特别是呼吸治疗器械定时严格消毒、灭菌。控制陪护及探视人员流动,实行无陪人管理。对特殊感染、耐药菌株感染及易感人群应严格隔离,及时通报。

（2）加强呼吸道管理。气管切开患者更换内套管前,必须充分吸引气囊周围分泌物,以免含菌的渗出液漏入呼吸道诱发肺炎。患者取半坐位以减少误吸危险。尽可能缩短人工气道留置和机械通气时间。

（3）患者分泌物、痰液存放于黄色医疗垃圾袋中焚烧处理,定期将呼吸机集水瓶内液体倒入装有0.5％健之素消毒液的容器中集中消毒处理。

7.营养支持治疗的护理

营养支持是重要的辅助治疗。重症肺炎患者防御功能减退,体温升高使代谢率增加,机体需要增加免疫球蛋白、补体、内脏蛋白的合成,支持巨噬细胞、淋巴细胞活力及酶活性。提供重症肺炎患者高蛋白、高热量、富含维生素、易消化的流质或半流质饮食,尽量符合患者口味,少食多餐。有时需要鼻饲营养液,必要时胃肠外应用免疫调节剂,如免疫球蛋白、血浆、清蛋白和氨基酸等营养物质以提高抵抗力,增强抗感染效果。

8.舒适护理

为保证患者舒适,重视做好基础护理。重症肺炎急性期患者要卧床休息,安排好治疗、护理时间,尽量减少打扰,保证休息。帮助患者维持舒服的治疗体位。保持病室清洁、安静、空气新鲜。室温保持在 22～24 ℃,使用空气湿化器保持空气相对湿度为 60％～70％。保持床铺干燥、平整。保持口腔清洁。

9.采集痰标本的护理干预

痰标本是最常用的下呼吸道病原学标本,其检验结果是选择抗生素治疗的确切依据,正确采集痰标本非常重要。准确的采样是经气管采集法,但患者有一定痛苦,不易被接受。临床一般采用自然咳痰法。采集痰标本应注意必须在抗生素治疗前采集新鲜、深咳后的痰,迅速送检,避免标本受到口咽处正常细菌群的污染,以保证细菌培养结果准确性。具体方法是嘱患者先将唾液吐出、漱口,并指导或辅助患者深吸气后咳嗽,咳出肺部深处痰液,留取标本。收集痰液后应在30 分钟内送检。经气管插管收集痰标本时,可使用一次性痰液收集器。用无菌镊夹持吸痰管插入气管深部,注意勿污染吸痰管。留痰过程注意无菌操作。

10.心理护理

评估患者的心理状态,采取有针对性的护理。患者病情重,呼吸困难、发热、咳嗽等明显不适,导致患者烦躁和恐惧,加压通气、气管插管、机械通气患者尤其明显,上述情绪加重呼吸困难。护士要鼓励患者倾诉,多与其交流,语言交流困难时,用文字或体态语言主动沟通,尽量消除其紧张恐惧心理。了解患者的经济状况及家庭成员情况,帮助患者寻求更多支持和帮助。及时向患者及家属解释,介绍病情和治疗方案,使其信任和理解治疗、护理的作用,增加安全感,保持情绪稳定。

11.健康教育

出院前指导患者坚持呼吸功能锻炼,做深呼吸运动,增强体质。减少去公共场所的次数,预防感冒。上呼吸道感染急性期外出戴口罩。居室保持良好的通风,保持空气清新。均衡膳食,增加机体抵抗力,戒烟,避免劳累。

（丁海宁）

第五节　重 症 哮 喘

支气管哮喘(简称哮喘)是常见的慢性呼吸道疾病之一,近年来,其患病率在全球范围内有逐年增加的趋势,参照全球哮喘防治创议(GINA)和我国 2008 年版支气管哮喘防治指南,将定义重新修订为哮喘是由多种细胞包括气道的炎性细胞和结构细胞(如嗜酸性粒细胞、肥大细胞、T 淋巴细胞、中性粒细胞、平滑肌细胞、气道上皮细胞等)和细胞组分参与的气道慢性炎症性疾病。这种慢性炎症导致气道高反应性,通常出现广泛多变的可逆性气流受限,并引起反复发作性的喘息、气急、胸闷或咳嗽等症状,常在夜间和/或清晨发作、加剧,多数患者可自行缓解或经治疗缓解。如果哮喘急性发作,虽经积极吸入糖皮质激素(≤1 000 μg/d)和应用长效 β_2 受体激动剂或茶碱类药物治疗数小时,病情不缓解或继续恶化;或哮喘呈暴发性发作,哮喘发作后短时间内即进入危重状态,则称为重症哮喘。如病情不能得到有效控制,可迅速发展为呼吸衰竭而危及生命,故需住院治疗。

一、病因和发病机制

(一)病因

哮喘的病因还不十分清楚,目前认为同时受遗传因素和环境因素的双重影响。

(二)发病机制

哮喘的发病机制不完全清楚,可能是免疫-炎症反应、神经机制和气道高反应性及其之间的相互作用。重症哮喘目前已经基本明确的发病因素主要有以下几种。

1.诱发因素的持续存在

诱发因素的持续存在使机体持续地产生抗原-抗体反应,发生气道炎症、气道高反应性和支气管痉挛,在此基础上,支气管黏膜充血水肿、大量黏液分泌并形成黏液栓,阻塞气道。

2.呼吸道感染

细菌、病毒及支原体等的感染可引起支气管黏膜充血肿胀及分泌物增加,加重气道阻塞;某些微生物及其代谢产物还可以作为抗原引起免疫-炎症反应,使气道高反应性加重。

3.糖皮质激素使用不当

长期使用糖皮质激素常常伴有下丘脑-垂体-肾上腺皮质轴功能抑制,突然减量或停用,可造成体内糖皮质激素水平的突然降低,造成哮喘的恶化。

4.脱水、痰液黏稠、电解质紊乱

哮喘急性发作时,呼吸道丢失水分增加、多汗造成机体脱水,痰液黏稠不易咳出而阻塞大小气道,加重呼吸困难,同时由于低氧血症可使无氧酵解增加,酸性代谢产物增加,合并代谢性酸中毒,使病情进一步加重。

5.精神心理因素

许多学者提出心理-社会因素通过对中枢神经、内分泌和免疫系统的作用而导致哮喘发作,是使支气管哮喘发病率和死亡率升高的一个重要因素。

二、病理生理

重症哮喘的支气管黏膜充血水肿、分泌物增多甚至形成黏液栓以及气道平滑肌的痉挛导致呼吸道阻力在吸气和呼气时均明显升高,小气道阻塞,肺泡过度充气,肺内残气量增加,加重吸气肌肉的负荷,降低肺的顺应性,内源性呼气末正压(PEEPi)增大,导致吸气功耗增大。小气道阻塞,肺泡过度充气,相应区域毛细血管的灌注减低,引起肺泡通气/血流(V/Q)比例的失调,患者常出现低氧血症,多数患者表现为过度通气,通常 $PaCO_2$ 降低,若 $PaCO_2$ 正常或升高,应警惕呼吸衰竭的可能性或是否已经发生了呼吸衰竭。重症哮喘患者,若气道阻塞不迅速解除,潮气量将进行性下降,最终将会发生呼吸衰竭。哮喘发作持续不缓解,也可能出现血液循环的紊乱。

三、临床表现

(一)症状

重症哮喘患者常出现极度严重的呼气性呼吸困难、被迫采取坐位或端坐呼吸,干咳或咳大量白色泡沫痰,不能讲话、紧张、焦虑、恐惧、大汗淋漓。

(二)体征

患者常出现呼吸浅快,呼吸频率增快(>30 次/分),可有三凹征,呼气期两肺满布哮鸣音,也可哮鸣音不出现,即所谓的"寂静胸",心率增快(>120 次/分),可有血压下降,部分患者出现奇脉、胸腹反常运动、意识障碍,甚至昏迷。

四、实验室检查和其他检查

(一)痰液检查

哮喘患者痰涂片显微镜下可见到较多嗜酸性粒细胞、脱落的上皮细胞。

(二)呼吸功能检查

哮喘发作时,呼气流速指标均显著下降,第 1 秒钟用力呼气容积(FEV_1)、第 1 秒钟用力呼气容积占用力肺活量比值($FEV_1/FVC\%$,即 1 秒率)以及呼气峰值流速(PEF)均减少。肺容量指标可见用力肺活量减少、残气量增加、功能残气量和肺总量增加,残气占肺总量百分比增高。大多数成人哮喘患者呼气峰值流速<50%预计值则提示重症发作,呼气峰值流速<33%预计值提示危重或致命性发作,需做血气分析检查以监测病情。

(三)血气分析

由于气道阻塞且通气分布不均,通气/血流比例失衡,大多数重症哮喘患者有低氧血症,PaO_2<8.0 kPa(60 mmHg),少数患者 PaO_2<6.0 kPa(45 mmHg),过度通气可使 $PaCO_2$ 降低,pH 上升,表现为呼吸性碱中毒;若病情进一步发展,气道阻塞严重,可有缺氧及 CO_2 潴留,$PaCO_2$ 上升,血 pH 下降,出现呼吸性酸中毒;若缺氧明显,可合并代谢性酸中毒。$PaCO_2$ 正常往往是哮喘恶化的指标,高碳酸血症是哮喘危重的表现,需给予足够的重视。

(四)胸部 X 线检查

早期哮喘发作时可见两肺透亮度增强,呈过度充气状态,并发呼吸道感染时可见肺纹理增加及炎性浸润阴影。重症哮喘要注意气胸、纵隔气肿及肺不张等并发症的存在。

(五)心电图检查

重症哮喘患者心电图常表现为窦性心动过速、电轴右偏、偶见肺性 P 波。

五、诊断

(一)哮喘的诊断标准

(1)反复发作喘息、气急、胸闷或咳嗽,多与接触变应原、冷空气、物理、化学性刺激以及病毒性上呼吸道感染、运动等有关。

(2)发作时双肺可闻及散在或弥漫性、以呼气相为主的哮鸣音,呼气相延长。

(3)上述症状和体征可经治疗缓解或自行缓解。

(4)除去其他疾病所引起的喘息、气急、胸闷和咳嗽。

(5)临床表现不典型者(如无明显喘息或体征),应至少具备以下 1 项试验阳性:①支气管激发试验或运动激发试验阳性。②支气管舒张试验阳性,第 1 秒用呼气容积增加≥12%,且第 1 秒用呼气容积增加绝对值≥200 mL。③呼气峰值流速日内(或 2 周)变异率≥20%。

符合(1)~(4)条或(4)~(5)条者,可以诊断为哮喘。

(二)哮喘的分期及分级

根据临床表现,哮喘可分为急性发作期、慢性持续期和临床缓解期。急性发作是指喘息、气促、咳嗽、胸闷等症状突然发生,或原有症状急剧加重,常有呼吸困难,以呼气流量降低为其特征,常因接触变应原、刺激物或呼吸道感染诱发。哮喘急性发作时病情严重程度可分为轻度、中度、重度、危重四级(表 7-3)。

表 7-3　哮喘急性发作时病情严重程度的分级

临床特点	轻度	中度	重度	危重
气短	步行、上楼时	稍事活动	休息时	
体位	可平卧	喜坐位	端坐呼吸	
谈话方式	连续成句	常有中断	仅能说出字和词	不能说话
精神状态	可有焦虑或尚安静	时有焦虑或烦躁	常有焦虑、烦躁	嗜睡、意识模糊
出汗	无	有	大汗淋漓	
呼吸频率(次/分)	轻度增加	增加	>30	
辅助呼吸肌活动及三凹征	常无	可有	常有	胸腹矛盾运动
哮鸣音	散在,呼气末期	响亮、弥漫	响亮、弥漫	减弱、甚至消失
脉率(次/分)	<100	100~120	>120	脉率变慢或不规则
奇脉(深吸气时收缩压下降,mmHg)	无,<10	可有,10~25	常有,>25	无
使用 β_2 受体激动剂后呼气峰值流速占预计值或个人最佳值%	>80%	60%~80%	<60% 或 < 100 L/min 或作用时间<2 小时	
PaO_2(吸空气,mmHg)	正常	≥60	<60	<60
$PaCO_2$(mmHg)	<45	≤45	>45	>45
SaO_2(吸空气,%)	>95	91~95	≤90	≤90
pH				降低

注:1 mmHg=0.133 kPa。

六、鉴别诊断

(一)左心衰竭引起的喘息样呼吸困难

(1)患者多有高血压、冠状动脉粥样硬化性心脏病、风湿性心脏病和二尖瓣狭窄等病史及体征。

(2)阵发性咳嗽,咳大量粉红色泡沫痰,两肺可闻及广泛的湿啰音和哮鸣音,左心界扩大,心率增快,心尖部可闻及奔马律。

(3)胸部 X 线片及心电图检查符合左心病变。

(4)鉴别困难时,可雾化吸入 β_2 受体激动剂或静脉注射氨茶碱缓解症状后,进一步检查,忌用肾上腺素或吗啡,以免造成危险。

(二)慢性阻塞性肺疾病

(1)中老年人多见,起病缓慢、病程较长,多有长期吸烟或接触有害气体的病史。

(2)慢性咳嗽、咳痰,晨间咳嗽明显,气短或呼吸困难逐渐加重。有肺气肿体征,两肺可闻及湿啰音。

(3)慢性阻塞性肺疾病急性加重期和哮喘区分有时十分困难,用支气管扩张药和口服或吸入激素做治疗性试验可能有所帮助。慢性阻塞性肺疾病也可与哮喘合并同时存在。

(三)上气道阻塞

(1)呼吸道异物者有异物吸入史。

(2)中央型支气管肺癌、气管支气管结核、复发性多软骨炎等气道疾病,多有相应的临床病史。

(3)上气道阻塞一般出现吸气性呼吸困难。

(4)胸部 X 线摄片、CT、痰液细胞学或支气管镜检查有助于诊断。

(5)平喘药物治疗效果不佳。

此外,应和变态反应性肺浸润、自发性气胸等相鉴别。

七、急诊处理

哮喘急性发作的治疗取决于发作的严重程度以及对治疗的反应。对于具有哮喘相关死亡高危因素的患者,应给予高度重视。高危患者包括:①曾经有过气管插管和机械通气的濒于致死性哮喘的病史。②在过去 1 年中因为哮喘而住院或看急诊。③正在使用或最近刚刚停用口服糖皮质激素。④目前未使用吸入糖皮质激素。⑤过分依赖速效 β_2 受体激动剂,特别是每月使用沙丁胺醇(或等效药物)超过 1 支的患者。⑥有心理疾病或社会心理问题,包括使用镇静药。⑦有对哮喘治疗不依从的历史。

(一)轻度和部分中度急性发作哮喘患者可在家庭中或社区中治疗

治疗措施主要为重复吸入速效 β_2 受体激动剂,在第 1 小时每次吸入沙丁胺醇 $100\sim200~\mu g$ 或特布他林 $250\sim500~\mu g$,必要时每 20 分钟重复 1 次,随后根据治疗反应,轻度调整为 3～4 小时再用 2～4 喷,中度1～2 小时用 6～10 喷。如果对吸入性 β_2 受体激动剂反应良好(呼吸困难显著缓解,呼气峰值流速占预计值>80％或个人最佳值,且疗效维持 3～4 小时),通常不需要使用其他药物。如果治疗反应不完全,尤其是在控制性治疗的基础上发生的急性发作,应尽早口服糖皮质激素(泼尼松龙 0.5～1 mg/kg 或等效剂量的其他激素),必要时到医院就诊。

(二)部分中度和所有重度急性发作均应到急诊室或医院治疗

1.联合雾化吸入 β_2 受体激动剂和抗胆碱能药物

β_2 受体激动剂通过对气道平滑肌和肥大细胞等细胞膜表面的 β_2 受体的作用,舒张气道平滑肌、减少肥大细胞脱颗粒和介质的释放等,缓解哮喘症状。重症哮喘时应重复使用速效 β_2 受体激动剂,推荐初始治疗时连续雾化给药,随后根据需要间断给药(6 次/天)。雾化吸入抗胆碱药物,如溴化异丙托品(常用剂量为 50~125 µg,3~4 次/天)、溴化氧托品等可阻断节后迷走神经传出支,通过降低迷走神经张力而舒张支气管,与 β_2 受体激动剂联合使用具有协同、互补作用,能够取得更好的支气管舒张作用。

2.静脉使用糖皮质激素

糖皮质激素是最有效的控制气道炎症的药物,重度哮喘发作时应尽早静脉使用糖皮质激素,特别是对吸入速效 β_2 受体激动剂初始治疗反应不完全或疗效不能维持者。如静脉及时给予琥珀酸氢化可的松(400~1 000 mg/d)或甲泼尼龙(80~160 mg/d),分次给药,待病情得到控制和缓解后,改为口服给药(如静脉使用激素 2~3 天,继之以口服激素 3~5 天),静脉给药和口服给药的序贯疗法有可能减少激素用量和不良反应。

3.静脉使用茶碱类药物

茶碱具有舒张支气管平滑肌作用,并具有强心、利尿、扩张冠状动脉、兴奋呼吸中枢和呼吸肌等作用。临床上在治疗重症哮喘时静脉使用茶碱作为症状缓解药,静脉注射氨茶碱[首次剂量为 4~6 mg/kg,注射速度不宜超过 0.25 mg/(kg·min),静脉滴注维持剂量为 0.6~0.8 mg/(kg·h)],茶碱可引起心律失常、血压下降,甚至死亡,其有效、安全的血药浓度范围应在 6~15 µg/mL,在有条件的情况下应监测其血药浓度,及时调整浓度和滴速。发热、妊娠、抗结核治疗可以降低茶碱的血药浓度;而肝疾病、充血性心力衰竭以及合用西咪替丁(甲氰咪胍)、喹诺酮类、大环内酯类药物等可影响茶碱代谢而使其排泄减慢,增加茶碱的毒性作用,应引起重视,并酌情调整剂量。

4.静脉使用 β_2 受体激动剂

平喘作用较为迅速,但因全身不良反应的发生率较高,国内较少使用。

5.氧疗

使 $SaO_2 \geqslant 90\%$,吸氧浓度一般 30% 左右,必要时增加至 50%,如有严重的呼吸性酸中毒和肺性脑病,吸氧浓度应控制在 30% 以下。

6.气管插管机械通气

重度和危重哮喘急性发作经过氧疗、全身应用糖皮质激素、β_2 受体激动剂等治疗,临床症状和肺功能无改善,甚至继续恶化,应及时给予机械通气治疗,其指征主要包括意识改变、呼吸肌疲劳、$PaCO_2 \geqslant 6.0$ kPa(45 mmHg)等。可先采用经鼻(面)罩无创机械通气,若无效应及早行气管插管机械通气。哮喘急性发作机械通气需要较高的吸气压,可使用适当水平的呼气末正压治疗。如果需要过高的气道峰压和平台压才能维持正常通气容积,可试用允许性高碳酸血症通气策略以减少呼吸机相关肺损伤。

八、急救护理

(一)护理目标

(1)及早发现哮喘先兆,保障最佳治疗时机,终止发作。

(2)尽快解除呼吸道阻塞,纠正缺氧,挽救患者生命。

(3)减轻患者身体、心理的不适及痛苦。

(4)提高患者的活动能力,提高生活质量。

(5)健康指导,提高自护能力,减少复发,维护肺功能。

(二)护理措施

(1)院前急救时的护理:①首先做好出诊前的评估。接到出诊联系电话时询问患者的基本情况,做出预测评估及相应的准备。除备常规急救药外,需备短效的糖皮质激素及 β_2 受体激动剂(气雾剂)、氨茶碱等。做好机械通气的准备,救护车上的呼吸机调好参数,准备吸氧面罩。②到达现场后,迅速评估病情及周围环境,判断是否有诱发因素。简单询问相关病史,评估病情。立即监测生命体征、意识状态的情况,发生呼吸、心搏骤停时立即配合医师进行心肺复苏,建立人工气道进行机械辅助通气。尽快解除呼吸道阻塞,及时纠正缺氧是抢救患者的关键。给予氧气吸入,面罩或者用高频呼吸机通气吸氧。遵医嘱立即帮助患者吸入糖皮质激素和 β_2 受体激动剂定量气雾剂,氨茶碱缓慢静脉滴注,肾上腺素 0.25~0.5 mg 皮下注射,30 分钟后可重复 1 次。迅速建立静脉通道。固定好吸氧、输液管,保持通畅。重症哮喘病情危急,严重缺氧导致极其恐惧、烦躁,护士要鼓励患者,端坐体位做好固定,扣紧安全带,锁定担架平车与救护车定位把手,并在旁扶持。运送途中,密切监护患者的呼吸频率及节律、血氧饱和度、血压、心率、意识的变化,观察用药反应。

(2)到达医院后,帮助患者取坐位或半卧位,放移动托板,使其身体伏于其上,利于通气和减少疲劳。立即连接吸氧装置,调好氧流量。检查静脉通道是否通畅。备吸痰器、气管插管、呼吸机、抢救药物、除颤器。连接监护仪,监测呼吸、心电、血压等生命体征。观察患者的意识、呼吸频率、哮鸣音高低变化。一般哮喘发作时,两肺布满高调哮鸣音,但重危哮喘患者,因呼吸肌疲劳和小气道广泛痉挛,使肺内气体流速减慢,哮鸣音微弱,出现"沉默胸",提示病情危重。护士对病情变化要有预见性,发现异常及时报告医师处理。

(3)迅速收集病史、以往药物服用情况,评估哮喘程度。如果哮喘发作经数小时积极治疗后病情仍不能控制,或急剧进展,即为重症哮喘,此时病情不稳定,可危及生命,需要加强监护、治疗。

(4)确保气道通畅维护有效排痰、保持呼吸道通畅是急重症哮喘的护理重点。①哮喘发作时,支气管黏膜充血水肿,腺体分泌亢进,合并感染更重,产生大量痰液。而此时患者因呼吸急促、喘息,呼吸道水分丢失,致使痰液黏稠不易咳出,大量黏痰形成痰栓阻塞气管、支气管,导致严重气道阻塞,加上气道痉挛,气道内压力明显增加,加重喘息及感染。因此必须注意补充水分、湿化气道,积极排痰,保持呼吸道通畅。②按时协助患者翻身、叩背,加强体位引流;雾化吸入,湿化气道,稀释痰液,防止痰栓形成。采用小雾量、短时间、间歇雾化方式,湿化时密切观察患者呼吸状态,发现喘息加重、血氧饱和度下降等异常立即停止雾化。床边备吸痰器,防止痰液松解后大量涌出导致窒息。吸痰时动作轻柔、准确,吸力和深度适当,尽量减少刺激并达到有效吸引。每次吸痰时间≤15 秒,该过程中注意观察患者的面色、呼吸、血氧饱和度、血压及心率的变化。严格无菌操作,避免交叉感染。

(5)吸氧治疗的护理:①给氧方式、浓度和流量根据病情及血气分析结果予以调节。一般给予鼻导管吸氧,氧流量 4~6 L/min;有二氧化碳潴留时,氧流量 2~4 L/min;出现低氧血症时改用面罩吸氧,氧流量 6~10 L/min。经过吸氧和药物治疗病情不缓解,低氧血症和二氧化碳潴留加剧时进行气管插管呼吸机辅助通气。此时应做好呼吸机和气道管理,防止医源性感染,及时有效地吸痰和湿化气道。气管插管患者吸痰前后均应吸入纯氧3～5分钟。②吸氧治疗时,观察呼吸窘迫有无缓解,意识状况,末梢皮肤黏膜颜色、湿度等,定时监测血气分析。高浓度吸氧(＞60％)持续6小时以上时应注意有无烦躁、情绪激动、呼吸困难加重等中毒症状。

(6)药物治疗的护理:终止哮喘持续发作的药物根据其作用机制可分为具有抗炎作用和缓解症状作用两大类。给药途径包括吸入、静脉和口服。①吸入给药的护理:吸入的药物局部抗炎作用强,直接作用于呼吸道,所需剂量较小,全身性不良反应较少。剂型有气雾剂、干粉和溶液。护士指导患者正确吸入药物。先嘱患者将气呼尽,然后开始深吸气,同时喷出药液,吸气后屏气数秒,再慢慢呼出。吸入给药有口咽部局部的不良反应,包括声音嘶哑、咽部不适和念珠菌感染,吸药后让患者及时用清水含漱口咽部。密切观察与用药效果和不良反应,严格掌握吸入剂量。②静脉给药的护理:经静脉用药有糖皮质激素、茶碱类及β受体激动剂。护士要熟练掌握常用静脉注射平喘药物的药理学、药代动力学、药物的不良反应、使用方法及注意事项,严格执行医嘱的用药剂量、浓度和给药速度,合理安排输液顺序。保持静脉通路畅通,药液无外渗,确保药液在规定时间内输入。观察治疗反应,监测呼吸频率、节律、血氧饱和度、心率、心律和哮喘症状的变化等。应用拟肾上腺素和茶碱类药物时应注意观察有无心律失常、心动过速、血压升高、肌肉震颤、抽搐、恶心、呕吐等不良反应,严格控制输入速度,及时反馈病情变化,供医师及时调整医嘱,保持药物剂量适当;应用大剂量糖皮质激素类药物应观察是否有消化道出血或水钠潴留、低钾性碱中毒等表现,发现后及时通知医师处理。③口服给药的护理:重度哮喘吸入大剂量激素治疗无效的患者应早期口服糖皮质激素,一般使用半衰期较短的糖皮质激素,如泼尼松、泼尼松龙或甲泼尼龙等。每次服药护士应协助,看患者服下,防止漏服或服用时间不恰当。正确的服用方法是每天或隔天清晨顿服,以减少外源性激素对脑垂体-肾上腺轴的抑制作用。

(7)并发症的观察和护理:重危哮喘患者主要并发症是气胸、皮下气肿、纵隔气肿、心律失常、心功能不全等,发生时间主要在发病48小时内,尤其是前24小时。在入院早期要特别注意观察,尤应注意应用呼吸机治疗者及入院前有肺气肿和/或肺心病的重症哮喘患者。①气胸是发生率最高的并发症。气胸发生的征象是清醒患者突感呼吸困难加重、胸痛、烦躁不安,血氧饱和度降低。由于胸膜腔内压增加,使用呼吸机时机器报警。护士此时要注意观察有无气管移位,血流动力学是否稳定等,并立即报告医师处理。②皮下气肿一般发生在颈胸部,重者可累及到腹部。表现为颈胸部肿胀,触诊有握雪感或捻发感。单纯皮下气肿一般对患者影响较轻,但是皮下气肿多来自气胸或纵隔气肿,如处理不及时可危及生命。③纵隔气肿是最严重的并发症,可直接影响到循环系统,导致血压下降、心律失常,甚至心搏骤停,短时间内导致患者死亡。发现皮下气肿,同时有血压、心律的明显改变,应考虑到纵隔气肿的可能,立即报告医师急救处理。④心律失常患者存在的低氧及高碳酸血症、氨茶碱过量、电解质紊乱、胸部并发症等,均可导致各种期前收缩、快速心房纤颤、室上速等心律失常。发现新出现的心律失常或原有心律失常加重,要针对性地观察是否存在上述原因,做出相应的护理并报告医师处理。

(8)出入量管理:急重症哮喘发作时因张口呼吸、大量出汗等原因容易导致脱水,痰液黏稠不易咳出,必须严格出入量管理,为治疗提供准确依据。监测尿量,必要时留置导尿管,准确记录24小时出入量及每小时尿量,观察出汗情况、皮肤弹性,若尿量少于30 mL/h,应通知医师处理。神志清醒者,鼓励饮水。对口服不足及神志不清者,经静脉补充水分,一般每天补液2 500～3 000 mL,根据患者的心功能状态调整滴速,避免诱发心力衰竭、急性肺水肿。在补充水分的同时应严密监测血清电解质,及时补充纠正,保持酸碱平衡。

(9)基础护理:哮喘发作时,患者生活不能自理,护士要做好各项基础护理。尽量维护患者的舒适感。①保持病室空气新鲜流通,温度(18～22 ℃)、相对湿度(50%～60%)适宜,避免寒冷、潮湿、异味。注意保暖,避免受凉感冒。室内不摆放花草,整理床铺时防止尘埃飞扬。护理操作尽量集中进行,保障患者休息。②帮助患者取舒适的半卧位和坐位,适当用靠垫等维持,减轻患者体力。每天3次进行常规口腔、鼻腔清洁护理,有利于呼吸道通畅,预防感染并发症。口唇干燥时涂液状石蜡。③保持床铺清洁、干燥、平整。对意识障碍加强皮肤护理,保持皮肤清洁、干燥,及时擦干汗液,更换衣服,每2小时翻身1次,避免局部皮肤长期受压。协助床上排泄,提供安全空间,尊重患者,及时清理污物并清洗会阴。

(10)安全护理:为意识不清、烦躁的患者提供保护性措施,使用床挡,防止坠床摔伤。哮喘发作时,患者常采取强迫坐位,给予舒适的支撑物,如移动餐桌、升降架等。哮喘缓解后,协助患者侧卧位休息。

(11)饮食护理:给予高热量、高维生素、易消化的流质食物,病情好转后改半流质、普通饮食。避免产气、辛辣、刺激性食物及容易引起过敏的食物,如鱼、虾等。

(12)心理护理:严重缺氧时患者异常痛苦,有窒息和濒死感,患者均存在不同程度的焦虑、烦躁或恐惧,后者诱发或加重哮喘,形成恶性循环。护士应主动与患者沟通,提供细致护理,给患者精神安慰及心理支持,说明良好的情绪能促进缓解哮喘,帮助患者控制情绪。

(13)健康教育:为了有效控制哮喘发作、防止病情恶化,必须提高患者的自我护理能力,并且鼓励亲属参与教育计划,使其准确了解患者的需求,能提供更合适的帮助。患者经历自我处理成功的体验后会增加控制哮喘的信心,改善生活质量,提高治疗依从性。具体内容主要有:哮喘相关知识,包括支气管哮喘的诱因、前驱症状、发作时的简单处理、用药等;自我护理技能的培养,包括气雾剂的使用、正确使用峰流速仪监测、合理安排日常生活和定期复查等。①指导环境控制:识别致敏源和刺激物,如宠物、花粉、油漆、皮毛、灰尘、吸烟、刺激性气体等,尽量减少与之接触。居室或工作学习的场所要保持清洁,常通风。②呼吸训练:指导患者正确的腹式呼吸法、轻咳排痰法及缩唇式呼吸等,保证哮喘发作时能有效地呼吸。③病情监护指导:指导患者自我检测病情,每天用袖珍式峰流速仪监测最大呼出气流速,并进行评定和记录。急性发作前的征兆有:使用短效β受体激动剂次数增加、早晨呼气峰流速下降、夜间苏醒次数增加或不能入睡,夜间症状严重等。一旦有上述征象,及时复诊。嘱患者随身携带止喘气雾剂,一出现哮喘先兆时立即吸入,同时保持平静。通过指导患者及照护者掌握哮喘急性发作的先兆和处理常识,把握好急性加重前的治疗时间窗,一旦发生时能采取正确的方式进行自救和就医,避免病情恶化或争取抢救时间。④指导患者严格遵医嘱服药:指导患者应在医师指导下坚持长期、规则、按时服药,向患者及照护者讲明各种药物的不良反应及服用时注意事项,指导其加强病情观察。如疗效不佳或出现严重不良反应时立即与医师联系,不能随意更改药物种类、增减剂量或擅自停药。⑤指导患者适当锻炼,保持情绪稳定:在缓解期可做医疗体操、呼吸训练、打太极拳等,戒烟,减少对气道的刺激。避免情绪激动、精神紧张和过度疲劳,保持愉快情绪。⑥指导个人卫生和营养:细菌和病毒感染是哮喘发作的常见诱因。哮喘患者应注意与流感者隔离,定期注射流感疫苗,预防呼吸道感染。保持良好的营养状态,增强抗感染的能力。胃肠道反流可诱发哮喘发作,睡前3小时禁饮食、抬高枕头可预防。

(崔洪美)

第六节　重症病毒性肝炎

大多数病毒性肝炎预后良好,少部分人出现肝衰竭,我国定名为重型肝炎,预后较差。起病10天内出现急性肝衰竭现象称急性重症型;起病10天以上出现肝衰竭现象称亚急性重症型;在有慢性肝炎、肝硬化或慢性病毒携带状态病史的患者,出现肝衰竭表现称慢性重型肝炎。

一、诊断

(一)病因

本病病原体为各型肝炎病毒。肝炎病毒与机体的免疫反应都与本病的发病有关。发病多有诱因,如急性肝炎起病后,未适当休息、治疗,嗜酒或服用损害肝脏药物、妊娠或合并感染等。

(二)诊断要点

1.病史

急、慢性肝炎患者有明显的恶心、呕吐、腹胀等消化道症状。肝功能严重损害,特别是黄疸急骤加深,血清总胆红素>171 μmol/L或每天上升幅度>17 μmol/L。在胆红素增高的同时,血清转氨酶活性反而相对较低,呈"胆-酶分离"现象。凝血酶原活动≤40%,有肝性脑病、出血、腹水等表现。要注意区别急性、亚急性、慢性重型肝炎的不同点,发病10天以内出现的重型肝炎是急性重型肝炎,其特点为肝性脑病出现早、肝浊音界缩小较明显。发病10天～8周出现的重型肝炎为亚急性重型肝炎,临床表现主要为严重消化道症状、重度黄疸、水肿及腹水,可有肝性脑病。慢性重型肝炎是在原有慢性肝炎或肝炎后肝硬化基础上出现的亚急性重型肝炎的临床表现,肝浊音界缩小不明显,病程一般较长。

2.危重指标

(1)突然出现精神、神志改变,即肝性脑病变化,从轻微的情绪与言行改变至严重的肝昏迷。

(2)短期内黄疸急剧加重,胆固醇或胆碱酯酶明显降低。

(3)腹胀明显加重,出现"胃型";腹水大量增加、尿量急剧减少等表现。

(4)凝血酶原活动度极度减低,出血现象明显,或有DIC表现。

(5)出现严重并发症如感染、肝肾综合征等。

3.辅助检查

(1)血常规检查:急性重型肝炎可有白细胞升高及核左移。慢性重型肝炎由于脾功能亢进,故白细胞总数升高不明显,血小板多有减少。

(2)肝功能明显异常:尤以胆红素升高明显,胆固醇(酯)与胆碱酯酶明显降低。慢性重型肝炎多有清蛋白明显减少,球蛋白升高,A/G比值倒置。

(3)凝血酶原时间延长:凝血酶原活动度降低至40%以下。可有血小板减少、纤维蛋白原减少、纤维蛋白降解产物(FDP)增加等DIC的表现。

(4)血氨升高:正常血氨静脉血中应大于58 μmol/L(100 μg/dL),动脉血氨更能反映肝性脑病的轻重。

（5）氨基酸谱的测定：支链氨基酸正常或轻度减少，而芳香氨基酸增多，故支/芳比值下降。

（6）脑电图检查：可有高电压及阵发性慢波。脑电图检查有助于肝性脑病的早期诊断及判断预后。

（7）肾功能检查：有肝肾综合征时常有尿素及血清肌酐升高。

（8）各种肝炎病毒标志物检查：可确定病原及发现多型病毒重叠感染患者。

（9）肝活检：对不易确诊的患者应考虑做肝穿刺活检。但术前、术后应做好纠正出血倾向的治疗。如注射维生素 K_1、凝血酶原复合物、新鲜血浆，以改善凝血酶原活动度。术前、术后还可注射止血药。加强监护以防意外。

（三）鉴别诊断

1.药物及肝毒性毒物引起的急性中毒性重型肝炎

本病应有服药史及毒物史，如抗结核药、磺胺类药、抗真菌药（酮康唑）等，中草药中的川楝子、雷公藤、黄药子也可引起，毒物中有毒覃中毒、蛇毒等。

2.妊娠急性脂肪肝

本病多发生于第1胎，妊娠后期，急性上腹痛，频繁呕吐，黄疸深重，出血，很快出现昏迷、抽搐、B超检查可见肝脏回声衰减。

二、治疗

（一）治疗原则

治疗原则主要是综合治疗，包括支持疗法，防止肝坏死，改善肝功能，促进肝细胞再生，防止出血、肝性脑病、肝肾综合征、合并感染等并发症。

（二）常规治疗

1.一般支持疗法

（1）绝对卧床休息，记24小时出入量，密切观察病情变化。

（2）保证必要的热量供应，尽可能减少饮食中的蛋白质，以控制肠内氨的来源。补充足量维生素 C、维生素 K_1 及 B 族维生素。

（3）静脉输液，以10%葡萄糖液1 500～2 000 mL/d，内加水飞蓟素、促肝细胞生长素、维生素 C 2.0～5.0 g，静脉滴注。大量维生素 E 静脉滴注，有助于消除氧自由基的中毒性损害。

（4）输新鲜血浆或全血，1次/2～3天，人血清蛋白5～10 g，1次/天。

（5）支链氨基酸250 mL，1～2次/天。

（6）根据尿量及血中钠、钾、氯化物检测结果，调整补充电解质，以维持电解质平衡，防止低血钾。

2.防止肝细胞坏死，促进肝细胞再生

（1）肝细胞再生因子（HGF）80～120 mg 溶于10%葡萄糖液250 mL，静脉滴注，1次/天。

（2）胸腺素15～20 mg/d，溶于10%葡萄糖液内静脉滴注。

（3）10%葡萄糖液500 mL 加甘利欣150 mg 或加强力宁注射液80～120 mL，静脉滴注，1次/天。10%门冬氨酸钾镁30～40 mL，溶于10%葡萄糖液中静脉滴注，1次/天。长期大量应用注意观察血钾。复方丹参注射液8～16 mL 加入500 mL 右旋糖酐-40 内静脉滴注，1次/天。改善微循环，防止 DIC 形成。

（4）前列腺素 E_1（PGE_1），开始为100 μg/d，以后可逐渐增加至200 μg/d，加于10%葡萄糖液 500 mL 中缓慢静脉滴注,半个月为一个疗程。

(5)胰高血糖素-胰岛素(G-I)疗法,方法为胰高血糖素 1 mg,普通胰岛素 10 U 共同加入 10%葡萄糖液 500 mL 内,缓慢静脉滴注,1~2 次/天。

3.防治肝性脑病

(1)严格低蛋白饮食,病情严重时可进无蛋白饮食,待病情好转后再逐渐增加。

(2)口服乳果糖糖浆 10~30 mL,3 次/天以使粪便 pH 降到 5 为宜,从而达到抑制肠道细菌繁殖、减轻内毒素血症。选用大黄煎剂、小量硫酸镁、20%甘露醇 20~50 mL 口服、口服新霉素、食醋保留灌肠等。

(3)防止低血钾与碱血症,用支链氨基酸或六合氨基酸 250 mL 静脉滴注,1~2 次/天。

(4)消除脑水肿,有脑水肿倾向者用 20%甘露醇 250 mL.加压快速静脉滴注。

4.防治出血

(1)观测血小板计数、凝血酶原时间、纤维蛋白原等,以便及早发现 DIC 征兆,尽早采取相应措施。早期应给改善微循环、防止血小板聚集的药物,如川芎嗪 160~240 mg,复方丹参注射液 8~18 mL,双嘧达莫 400~600 mg 等,加入葡萄糖液内静脉滴注。500 mL 右旋糖酐-40 加山莨菪碱注射液 10~20 mg,静脉滴注,如确已发生 DIC,应按 DIC 治疗。

(2)凝血因子的应用,纤维蛋白原 1.5 g 溶于 100 mL 注射用水中,缓慢静脉滴注,1 次/天。输新鲜血浆或新鲜全血。

(3)大剂量维生素 K_1 应早应用,有人认为大剂量维生素 K_1、维生素 C、维生素 E 合用,可使垂死的肝细胞复苏。

(4)酚磺乙胺 500 mg,静脉注射,1 或 2 次/天。

(5)对有消化道大出血者,除输血及全身用止血药外,应进行局部相应处理。消化道出血,可口服凝血酶,每次 2 000 U;奥美拉唑 40 mg 静脉注射,1 次/6 小时;西咪替丁,每晚 0.4~0.8 g,可防治胃黏膜糜烂出血。对门静脉高压引起的上消化道出血,在血压许可的条件下,持续静脉滴注酚妥拉明以降低门脉压,可起到理想的止血效果。酚妥拉明 20~30 mg 加入 10%葡萄糖液 1 000~1 500 mL 缓慢静脉滴注 8~12 小时,注意观察血压。

5.防治肾衰竭

(1)尽量避免用有肾毒性的药物。

(2)选用川芎嗪、复方丹参、山莨菪碱、右旋糖酐-40 等。如已有肾功能不全、尿少者,应按急性肾衰竭处理。注意水、电解质平衡,防止高血钾。

(3)适当用利尿药,可用呋塞米 20~100 mg 稀释后静脉注射。

(4)经用药不能缓解高血钾与氮质血症,应行腹膜透析。

6.防感染

(1)注意口腔护理,保持病室空气清新,防止交叉感染。及早发现感染征兆,要特别注意腹腔、消化道、呼吸道、口腔、泌尿系统感染。可用乳酸菌制剂,以低于 50 ℃的低温水冲服,以预防肠道感染。

(2)及早用抗生素,在没有找到致病菌前,一般首先考虑革兰阴性菌感染,全面考虑选用抗生素。要特别注意避免使用肾毒性与肝毒性抗生素。

三、急救护理

(一)护理目标

(1)患者及家属了解重症肝炎的诱发因素。

(2)患者症状改善,无护理并发症。

(3)为患者提供优质的护理服务,提高危重患者的生存质量,降低病死率。

(4)护士熟练掌握重症肝炎护理及预防保健知识。

(二)护理措施

1.休息与活动

卧床休息,病情允许时尽量采取平卧位。症状好转,黄疸消退,肝功能改善后,可逐渐增加活动量,以不感到疲劳为宜。肝功能正常1~3个月后可恢复日常活动及工作。

2.饮食

(1)饮食原则:高热量、高维生素、低脂、优质蛋白、易消化饮食。

(2)肝性脑病神志不清时禁止摄入蛋白质饮食,清醒后可逐渐增加蛋白质含量,每天约20 g,以后每隔3~5天增加10 g,逐渐增加至40~60 g/d。最好以植物蛋白为宜。

(3)肝肾综合征时低盐或无盐饮食,钠限制每天250~500 mg,进水量限制在1 000 mL/d。

(4)为患者提供清洁、舒适的就餐环境,促进食欲。

3.预防感染

(1)保持病房空气清新,减少探视。加强病房环境消毒,每天常规进行地面、物表、空气消毒。

(2)注意饮食卫生及餐具的清洁消毒,避免交叉感染。

(3)加强无菌操作,防止医源性感染。

(4)严格终末消毒。

4.心理护理

重症肝炎患者病情危重,病死率高,患者及家属易形成恐惧的心理状态,对治疗失去信心。护士应详细了解患者及家属对疾病的态度,耐心倾听患者诉说,安慰患者,建立良好的护患关系。讲解好转的典型病例,使患者树立战胜疾病的信心。

5.症状护理

(1)观察患者生命体征、神志、瞳孔、尿量的变化,并做好记录。

(2)每周测量腹围和体重。利尿速度不宜过快,腹水伴水肿者,每天体重下降≤1 000 g。单纯腹水患者,每天体重下降≤400 g。

(3)避免肝性脑病的各种诱发因素:注意保持大便通畅,防治感染,禁用止痛、麻醉、安眠和镇静药物,维持水电解质和酸碱平衡。

(4)观察有无肝性脑病、出血、肝肾综合征等并发症的发生,如有病情变化及时汇报医师并配合抢救。

6.三腔二囊管护理

(1)胃气囊充气200~300 mL,食道囊充气150~200 mL。

(2)置管期间可因提拉过猛或患者用力咳嗽出现恶心,频繁期前收缩甚至窒息症状,应立即将气囊口放开,放出三腔管内气体,并行进一步处理。

(3)经常抽吸胃内容物,观察有无再出血。

（4）置管期间应保持口、鼻清洁，忌咽唾液、痰液，以免误入气管。

（5）置管24小时应放气15～30分钟，以免食管、胃底黏膜受压过久坏死。

（6）出血停止后放出气囊的气体，保留管道，继续观察12～24小时，无出血现象可考虑拔管，拔管前应吞服液状石蜡20～30 mL。

7.健康教育

（1）向患者及家属讲解重症肝炎的诱因。

（2）按照医嘱合理用药，了解常用药物的作用、正确用量、用法、不良反应。勿自行使用镇静、安眠药物。

（3）合理饮食：高热量、高维生素、低脂、优质蛋白、易消化饮食。

（4）预防交叉感染：实施适当的家庭隔离，如患者的餐具、用具和洗漱用品应专用，定时消毒。

（5）避免劳累、饮酒及应用肝损害药物。

（6）定期复查肝功能。

（崔洪美）

第七节 高血糖危象

高血糖危象指的是糖尿病昏迷，而糖尿病是由多种病因引起的以慢性高血糖为特征的代谢紊乱，其基本病理生理为绝对或相对性胰岛素分泌不足所引起的糖代谢紊乱，严重时可导致酸碱平衡失常。特征性的病理改变包括高血糖、高酮血症及代谢性酸中毒，发展到严重时可发生酮症酸中毒昏迷和高渗性非酮症性昏迷。

一、糖尿病酮症酸中毒

糖尿病酮症酸中毒（DKA）为最常见的糖尿病急症，是由于体内胰岛素缺乏引起的以高血糖、高血酮和代谢性酸中毒为主要表现的临床综合征。当代谢紊乱发展至脂肪分解加速、血清酮体积聚超过正常水平时称为酮血症，尿酮体排出增多称为酮尿，临床上统称为酮症。当酮酸积聚而发生代谢性酸中毒时称为酮症酸中毒，常见于1型糖尿病患者或B细胞功能较差的2型糖尿病患者伴应激时。

（一）病因

DKA发生在有糖尿病基础，在某些诱因作用下发病。DKA多见于年轻人，1型糖尿病易发，2型糖尿病可在某些应激情况下发生。发病过程大致可分为代偿性酮症酸中毒与失代偿性酮症酸中毒两个阶段。诱发DKA的原因如下。

1.急性感染

以呼吸、泌尿、胃肠道和皮肤的感染最为常见。伴有呕吐的感染更易诱发急性感染。

2.胰岛素和药物治疗中断

胰岛素和药物治疗中断是诱发DKA的重要因素，特别是胰岛素治疗中断。有时也可因体内产生胰岛素抗体致使胰岛素的作用降低而诱发。

3.应激状态

糖尿病患者出现精神创伤、紧张或过度劳累、外伤、手术、麻醉、分娩、脑血管意外、急性心肌梗死等。

4.饮食失调或胃肠疾病

严重呕吐、腹泻、厌食、高热等导致严重失水,过量进食含糖或脂肪多的食物,酗酒,或每天糖类摄入过少(<100 g)时。

5.不明病因

发生 DKA 时往往有几种诱因同时存在,但部分患者可能找不到明显诱因。

(二)发病机制

主要病理基础为胰岛素相对或绝对不足、拮抗胰岛素的激素(胰高血糖素、皮质醇、儿茶酚胺类、生长激素)增加以及严重失水等,因此产生糖代谢紊乱,血糖不能正常利用,导致血糖增高、脂肪分解增加、血酮增高和继发性酸中毒与水、电解质平衡失调等一系列改变。本病发病机制中各种胰岛素拮抗激素相对或绝对增多起重要作用。

1.脂肪分解增加、血酮增高与代谢性酸中毒的出现

DAK 患者脂肪分解的主要原因有:①胰岛素的严重缺乏,不能抑制脂肪分解。②糖利用障碍,机体代偿性脂肪动员增加。③生长激素、胰高血糖素和糖皮质激素的作用增强,促进脂肪的分解。此时因脂肪动员和分解加速,大量脂肪酸在肝经 B 氧化生成乙酰辅酶 A。正常状态下的乙酰辅酶 A 主要与草酰乙酸结合后进入三羧酸循环。DAK 时,由于草酰乙酸的不足,使大量堆积的乙酰辅酶 A 不能进入三羧酸循环,加上脂肪合成受抑制,使之缩合为乙酰乙酸,再转化为β-羟丁酸、丙酮,三者总称为酮体。与此同时,胰岛素的拮抗激素作用增强,也成为加速脂肪分解和酮体生成的另一个主要方面。在糖、脂肪代谢紊乱的同时,蛋白质的分解过程加强,出现负氮平衡,血中生酮氨基酸增加,生糖氨基酸减少,这在促进酮血症的发展中也起了重要作用。当肝内产生的酮体量超过了周围组织的氧化能力时,便引起高酮血症。

病情进一步恶化将引起:①组织分解加速。②毛细血管扩张和通透性增加,影响循环的正常灌注。③抑制组织的氧利用。④先出现代偿性通气增强,继而 pH 下降,当 pH<7.2 时,刺激呼吸中枢引起深快呼吸(Kussmaul 呼吸),pH<7.0 时,可导致呼吸中枢麻痹,呼吸减慢。

2.胰岛素严重缺乏、拮抗激素增高及严重脱水

当胰岛素严重缺乏和拮抗激素增高情况下,糖利用障碍,糖原分解和异生作用加强,血糖显著增高,可超过 19.25 mmol/L,继而引起细胞外高渗状态,使细胞内水分外移,引起稀释性低钠。一般来说,血糖每升高 5.6 mmol/L,血浆渗量增加 5.5 mmol/L,血钠下降 2.7 mOsm/L。此时,增高的血糖由肾小球滤过时,可比正常的滤过率[5.8~11 mmol/(L·min)]高出 5~10 倍,大大超过了近端肾小管回吸收糖[16.7~27.8 mmol/(L·min)]的能力,多余的糖由肾排出,带走大量水分和电解质,这种渗透性利尿作用必然使有效血容量下降,机体处于脱水状态。此外,由此而引起的机体蛋白质、脂肪过度分解产物(如尿素氮、酮体、硫酸、磷酸)从肺、肾排出,同时厌食、呕吐等症状,都可加重脱水的进程。在脱水状态下的机体,胰岛素利用下降与反调节激素效应增强的趋势又必将进一步发展。这种恶性循环若不能有效控制,必然引起内环境的严重紊乱。

3.电解质失衡

因渗透性利尿作用,从肾排出大量水分的同时也丢失 K^+、Na^+ 和 Cl^- 等离子。血钠在初期可由于细胞内液外移和排出增多而引起稀释性低钠,但若失水超过失钠程度,血钠也可增高。血

钾降低多不明显,有时由于 DKA 时组织分解增加使大量细胞内 K^+ 外移而使测定的血钾不低,但总体上仍以低钾多见。

(三)临床表现

绝大多数 DKA 见于 1 型糖尿病患者,有使用胰岛素治疗史,且有明显诱因,小儿则多以 DKA 为首先症状出现。一般起病急骤,但也有逐渐起病者。早期患者常感软弱、乏力、肌肉酸痛,是为 DKA 的前驱表现,同时糖尿病本身症状也加重,常因大量尿糖及酮尿使尿量明显增加,体内水分丢失,多饮、多尿更为突出,此时食欲缺乏、恶心、呕吐、腹痛等消化道症状及胸痛也很常见。老年有冠心病者可并发心绞痛,甚而心肌梗死及心律失常或心力衰竭等。由于 DKA 时心肌收缩力减低,每搏量减少,加以周围血管扩张,血压常下降,导致周围循环衰竭。

1.严重脱水

皮肤黏膜干燥、弹性差,舌干而红,口唇樱桃红色,眼球下陷,心率增快,心音减弱,血压下降;并可出现休克及中枢神经系统功能障碍,如头痛、神志淡漠、恍惚,甚至昏迷。少数患者尚可在脱水时出现上腹部剧痛、腹肌紧张并压痛,酷似急性胰腺炎或外科急腹症,胰淀粉酶亦可升高,但非胰腺炎所致,与严重脱水和糖代谢紊乱有关,一般在治疗 2～3 天后可降至正常。

2.酸中毒

可见深而快的 Kussmaul 呼吸,呼出气体呈酮味(烂苹果味),但患者常无呼吸困难感觉,少数患者可并发呼吸窘迫综合征。酸中毒可导致心肌收缩力下降,诱发心力衰竭。当 pH<7.2 时中枢神经系统受抑制则出现倦怠、嗜睡、头痛、全身痛、意识模糊和昏迷。

3.电解质失衡

早期低血钾常因病情发展而进一步加重,可出现胃肠胀气、腱反射消失和四肢麻痹,甚至有麻痹性肠梗阻的表现。当同时合并肾功能损害,或因酸中毒致使细胞内大量钾进入细胞外液时,血钾也可增高。

4.其他

肾衰竭时少尿或无尿,尿检出现蛋白、管型;部分患者可有发热,病情严重者体温下降,甚至降至 35 ℃ 以下,这可能与酸血症时血管扩张和循环衰竭有关;尚有少数患者可因 6-磷酸葡萄糖脱氢酶缺乏而产生溶血性贫血或黄疸。

(四)实验室检查

1.尿糖、尿酮检查

尿糖、尿酮强阳性,但当有严重肾功能损害时由于肾小球滤过率减少而导致肾糖阈增高时,尿糖和尿酮亦可减少或消失。

2.血糖、血酮检查

血糖明显增高,多为 16.7～33.3 mmol/L,有时可达 55.5 mmol/L;血酮体明显增高,正常值<0.6 mmol/L,>1.0 mmol/L 为高血酮,>3.0 mmol/L 提示酸中毒。

3.血气分析

代偿期 pH 可在正常范围,HCO_3^- 降低;失代偿期 pH<7.35,HCO_3^- 进一步下降,BE 负值增大。

4.电解质测定

血钾正常或偏低,尿量减少后可偏高,血钠、血氯多偏低,血磷低。

5.其他

肾衰竭时,尿素氮、肌酐增高,尿常规可见蛋白、管型,白细胞计数多增加。

(五)诊断及鉴别诊断

DKA 的诊断基于如下条件:①尿糖强阳性。②尿酮体阳性,但在肾功能严重损伤或尿中以 β-羟丁酸为主时尿酮可减少甚至消失。③血糖升高,多为 16.7～33.3 mmol/L,若＞33.3 mmol/L,要注意有无高血糖高渗状态。④血 pH＜7.35,HCO_3^-＜15 mmol/L。在早期代偿阶段血 pH 可正常,但 BE 负值增大。关键在于对临床病因不明的脱水、酸中毒、休克、意识改变进而昏迷的患者应考虑到 DKA 的可能。若尿糖、尿酮体阳性,血糖明显增高,无论有无糖尿病史,都可结合临床特征而确立诊断。

DKA 可有昏迷,但在确立是否为 DKA 所致时,除需与高血糖高渗状态、低血糖昏迷和乳酸性酸中毒进行鉴别外,还应注意脑血管意外的出现,应详查神经系统体征,特别要急查头颅 CT,以资鉴别,必须注意二者同时存在的可能性。

(六)急诊处理

治疗原则为尽快纠正代谢紊乱,去除诱因,防止各种并发症。补液和胰岛素治疗是纠正代谢紊乱的关键。

1.补液

输入液体的量及速度应根据患者脱水程度、年龄及心脏功能状态而定。一般每天总需量按患者原体重的 10%估算。首剂生理盐水 1 000～2 000 mL,1～2 小时静脉滴注完毕,以后每 6～8 小时输 1 000 mL 左右。补液后尿量应在每小时 100 mL 以上,如仍尿少,表示补液不足或心、肾功能不佳,应加强监护,酌情调整。昏迷者在苏醒后,要鼓励口服液体,逐渐减少输液,较为安全。

2.胰岛素治疗

常规以小剂量胰岛素为宜,这种用法简单易行,不必等血糖结果;无迟发低血糖和低血钾反应,经济、有效。实施时可分两个阶段进行。

(1)第 1 阶段:患者诊断确定后(或血糖＞16.7 mmol/L),开始先静脉滴注生理盐水,并在其中加入短效胰岛素,每小时给予每千克体重 0.1 U 胰岛素,使血清胰岛素浓度恒定为 100～200 μU/mL,每 1～2 小时复查血糖,如血糖浓度下降＜30%,可将胰岛素加量;对有休克和/或严重酸中毒和/或昏迷的重症患者,应酌情静脉注射首次负荷剂量 10～20 U 胰岛素;如血糖浓度下降＞30%,则按原剂量继续静脉滴注,直至血糖浓度下降为≤13.9 mmol/L 后,转第 2 阶段治疗;当血糖浓度≤8.33 mmol/L 时,应减量使用胰岛素。

(2)第 2 阶段:当患者血糖下降至≤13.9 mmol/L 时,将生理盐水改为 5%葡萄糖(或糖盐水),胰岛素的用量则按葡萄糖与胰岛素之比为(3～4)∶1(即每 3～4 g 糖给胰岛素 1 U)继续滴注,使血糖维持在11.1 mmol/L左右,酮体阴性时,可过渡到平日治疗剂量,但在停止静脉滴注胰岛素前 1 小时酌情皮下注射胰岛素 1 次,以防血糖的回升。

3.补钾

DKA 者从尿中丢失钾,加上呕吐与摄入减少,必须补充。但测定的血钾可因细胞内钾转移至细胞外而在正常范围内,因此,除非患者有肾功能障碍或无尿,一般在开始治疗即进行补钾。补钾应根据血钾和尿量:治疗前血钾低于正常,立即开始补钾,前 2～4 小时通过静脉输液每小时补钾为 13～20 mmol/L(相当于氯化钾 1.0～1.5 g);血钾正常、尿量＞40 mL/h,也立即开始补钾;血钾正常、尿量<30 mL/h,暂缓补钾,待尿量增加后再开始补钾;血钾高于正常,暂缓补钾。使用时应随时进行血钾测定和心电图监护。如能口服,用肠溶性氯化钾 1～2 g,3 次/天。用碳酸氢钠时,鉴于它有促使钾离子进入细胞内的作用,故在滴入 5%碳酸氢钠 150～200 mL 时,应加氯化钾 1 g。

4.纠正酸中毒

患者酸中毒是由酮体过多所致,而非 HCO_3^- 缺乏,一般情况下不必用碳酸氢钠治疗,大多可在输注胰岛素及补液后得到纠正。反之,易引起低血钾、脑水肿、反常性脑脊液 pH 下降和因抑制氧合血红蛋白解离而导致组织缺氧。只有 pH<7.1 或 CO_2CP<6.7 mmol/L、HCO_3^-<5 mmol/L时给予碳酸氢钠 50 mmol/L。

5.消除诱因,积极治疗并发症

并发症是关系到患者预后的重要方面,也是酮症酸中毒病情加重的诱因,如心力衰竭、心律失常、严重感染等,都须积极治疗。此外,对患者应用鼻导管供氧,严密监测神志、血糖、尿糖、尿量、血压、心电图、血气、血浆渗量、尿素氮、电解质及出入量等,以便及时发现病情变化,及时予以处理。

(七)急救护理

1.急救护理要点

(1)补液:是抢救 DKA 首要的、极其关键的措施。补液可以迅速纠正失水以改善循环血容量与肾功能。通常使用 0.9%氯化钠注射液。一般补液应遵循以下原则。①若血压正常或偏低,血钠<150 mmoL/L,静脉输入 0.9%氯化钠注射液。发生休克者,还应间断输入血浆或全血。②若血压正常,血钠≥150 mmol/L,或伴有高渗状态,可开始就用低渗液体。③血糖降至13.9 mmol/L以下,改用 5%葡萄糖注射液。补充的量及速度须视失水程度而定。一般按患者体重(kg)的 10%估计输液。补液按先快后慢的原则进行。头 4 个小时补充总量的 1/4～1/3,头8～12 小时补充总量的 2/3,其余的量在 24～48 小时补足。补液途径以静脉为主,辅以胃肠内补液。

(2)应用胰岛素:静脉滴注或静脉推注小剂量胰岛素治疗,此法简单易行,安全有效,较少发生低血钾、脑水肿及后期低血糖等严重不良反应。每小时胰岛素用量 0.1 U/kg(可用 50 U RI 加入 500 mL 0.9%氯化钠注射液中以 1 mL/min 的速度持续静脉滴注)。

(3)保持呼吸道通畅,吸氧,提供保护性措施。

2.一般护理要点

(1)严密观察生命体征和神志变化,低血钾患者应做心电图监测,为病情判断和观察治疗反应提供客观依据。

(2)及时采血、留尿,送检尿糖、尿酮、血糖、血酮、电解质及血气等。

(3)准确记录 24 小时出入量。

(4)补液时密切监测肺水肿发生情况。

(5)遵医嘱用药,纠正电解质及酸碱失衡:轻症患者经补液及胰岛素治疗后,酸中毒可逐渐得到纠正,不必补碱。重症酸中毒,二氧化碳结合力<8.92 mmol/L,pH<7.1,应根据血 pH 和二氧化碳结合力变化,给予适量碳酸氢钠溶液静脉输入。酸中毒时细胞内缺钾,治疗前血钾水平不能真实反映体内缺钾程度,治疗后 4～6 小时血钾常明显下降,故在静脉输入胰岛素及补液同时应补钾,最好在心电监护下,结合尿量和血钾水平,调整补钾量和速度。在使用胰岛素 4 小时后,

只要有尿排出（＞30 mL/h），则应当补钾。

（6）对症护理：针对休克、严重感染、心力衰竭、心律失常、肾衰竭、脑水肿等进行处理，加强护理，注意口腔、皮肤的护理，预防压疮和继发性感染。昏迷患者应加强生活护理。

二、糖尿病高渗性非酮症昏迷

非酮症性高血糖高渗性糖尿病昏迷（NKHDC）是糖尿病的严重急性合并症。特点是血糖极高，没有明显的酮症酸中毒，因高血糖引起血浆高渗性脱水和进行性意识障碍的临床综合征。

（一）病因及发病机制

诱发因素常见的有大量口服或静脉输注糖液，使用糖皮质激素、利尿剂（如呋塞米、噻嗪类、山梨醇）、免疫抑制剂、氯丙嗪、苯妥英钠、普萘洛尔等药物，急性感染，手术，以及脑血管意外、急性心肌梗死、心力衰竭等应激状态，腹膜透析和血液透析等。具体的发病机制还有待于进一步阐明。可能由于本病患者体内仍有一定数量的胰岛素，虽然由于各种不同原因而使其生物效应不足，但其数量足以抑制脂肪细胞脂肪分解，而不能抑制肝糖原分解和糖原异生，肝脏产生葡萄糖增加释入血流，同时葡萄糖因胰岛素不足不能透过细胞膜而为脂肪、肌肉摄取与利用，导致血糖上升。脂肪分解受抑制，游离脂肪酸增加不多，使肝脏没有足够的底物形成较多的酮体。加以本病患者抗胰岛素激素（如生长激素、糖皮质激素等）水平虽然升高，但其出现时间较酮症酸中毒患者迟，且其上升程度不足以引起生酮作用。血糖升高，大量尿糖从肾排出，引起高渗性利尿，从而导致脱水和血容量减少。

（二）临床表现

1.前驱期表现

NKHDC 起病多隐蔽，在出现神经系统症状和进入昏迷前常有一段过程，即前驱期，表现为糖尿病症状如口渴、多尿和倦怠、无力等症状的加重，反应迟钝，表情淡漠，引起这些症状的基本原因是由于渗透性利尿失水。这一期可由几天到数周，发展比糖尿病酮症酸中毒慢，如能对NKHDC 提高警惕，在前驱期及时发现并诊断，则对患者的治疗和预后大有好处，但可惜往往由于前驱期症状不明显，一则易被患者本人和医师所忽视，再者常易被其他合并症症状所掩盖和混淆，而使诊断困难和延误。

2.典型期的临床表现

如前驱期得不到及时治疗，则病情继续发展，由于严重的失水引起血浆高渗和血容量减少，患者主要表现为严重的脱水和神经系统两组症状和体征，我们观察的全部患者都有明显的脱水表现，外观患者的唇舌干裂、眼窝塌陷、皮肤失去弹性，由于血容量不足，大部分患者有血压减低、心跳加速，少数患者呈休克状态，有的由于严重脱水而无尿，神经系统方则表现为不同程度的意识障碍，从意识模糊、嗜睡直至昏迷，可以有一过性偏瘫。病理反射和癫痫样发作，出现神经系统症状常是促使患者前来就诊的原因，因此常误诊为一般的脑血管意外而导致误诊、误治，后果严重。和酮症酸中毒不一样，NKHDC 没有典型的酸中毒呼吸，如患者出现中枢性过度换气现象时，则应考虑是否合并有败血症和脑血管意外。

（三）实验室及其他检查

（1）血常规。由于脱水血液浓缩，血红蛋白增高，白细胞计数多＞10×10^9/L。

（2）血糖极高＞33.3 mmol/L（多数＞44.4 mmol/L）。

（3）血电解质改变不明显。

（4）尿糖强阳性，尿酮体阴性或弱阳性。

（5）血浆渗透压增高血浆渗透压可按下面公式计算：

$$血浆渗透压（mOsm/L）=2(Na^+ + K^+) + \frac{血糖\ mg/dL}{18} + \frac{BUN\ mg/dL}{2.8}$$

正常范围 280～300 mOsm/L，NKHDC 多＞340 mOms。

其他血肌酐和尿素氮多增高，原因可由于肾脏本身因素，但大部分患者是由于高度脱水肾前因素所致，因而血肌酐和尿素氮一般随急性期补液治疗后而下降，如仍不下降或特别高者预后不良。

（四）诊断

NKHDC 的死亡率极高，能否及时诊断直接关系到患者的治疗和预后。从上述 NKHDC 的临床表现看，对本症的诊断并不困难，关键是所有的临床医师要提高对本症的警惕和认识，特别是对中、老年患者有以下临床症状者，无论有无糖尿病历史，均提示有 NKHDC 的可能，应立即做实验室检查：①进行性意识障碍和明显脱水表现者。②中枢神经系统症状和体征，如癫痫样抽搐和病理反射征阳性者。③合并感染、心肌梗死、手术等应激情况下出现多尿者。④大量摄糖，静脉输糖或应用激素、苯妥英钠、普萘洛尔等可致血糖增高的药物时出现多尿和意识改变者。⑤水入量不足、失水和用利尿药、脱水治疗与透析治疗等。

实验室检查和诊断指标：对上述可疑 NKHDC 者应立即取血查血糖、血电解质（钠、钾、氯）、尿素氮和肌酐、CO$_2$CP，有条件做血酮和血气分析，查尿糖和酮体，做心电图。NKHDC 实验室诊断指标：①血糖＞33.3 mmol/L。②有效血浆渗透压＞320 mOsm/L，有效血浆渗透压指不计算血尿素氮提供的渗透压。③尿糖强阳性，尿酮体阴性或弱阳性。

（五）鉴别诊断

首先，需与非糖尿病脑血管意外患者相鉴别，这种患者血糖多不高，或有轻度应激性血糖增高，但不可能＞33.3 mmol/L。其次，需与其他原因的糖尿病性昏迷相鉴别。

（六）危重指标

所有的 NKHDC 患者均为危重患者，但有下列表现者大多预后不良。①昏迷持续 48 小时尚未恢复者。②高血浆渗透压于 48 小时内未能纠正者。③昏迷伴癫痫样抽搐和病理反射征阳性者。④血肌酐和尿素氮增高而持续不降低者。⑤患者合并有革兰阴性细菌性感染者。

（七）治疗

尽快补液以恢复血容量，纠正脱水及高渗状态，降低血糖，纠正代谢紊乱，积极查询并清除诱因，治疗各种并发症，降低死亡率。

1.补液

迅速补液，扩充血容量，纠正血浆高渗状态，是本症治疗中的关键。

（1）补液的种类和浓度：具体用法可按以下 3 种情况。①有低血容量休克者，应先静脉滴注等渗盐水，以较快地提高血容量，升高血压，但因其含钠高，有时可造成血钠及血浆渗透压进一步升高而加重昏迷，故应在血容量恢复，血压回升至正常且稳定而血浆渗透压仍高时，改用低张液（4.5 g/L 氯化钠或 6 g/L 氯化钠）。②血压正常，血钠＞150 mmol/L，应首先静脉滴注 4.5～6 g/L 氯化钠溶液，使血浆渗透压迅速下降。因其含钠量低，输入后可有 1/3 进入细胞内，大量使用易发生溶血或导致继发性脑水肿及低血容量休克危险，故当血浆渗透压降至 330 mmol/L 以下，血钠为 140～150 mmol/L 时，应改输等渗氯化钠溶液。若血糖降至 13.8～16.5 mmol/L 时，改用 50 g/L 有萄糖液或葡萄糖盐水。③休克患者或收缩压持续＞10.6 kPa者,除补等渗液外,应间断输血浆或全血。

(2)补液量估计:补液总量可按体重的 10% 估算。

(3)补液速度:一般按先快后慢的原则,前 4 小时补总量的 1/3,1.5～2 L,前 8、12 小时补总量的1/2加尿量,其余在 24～48 小时内补足。但在估计输液量及速度时,应根据病情随时调整仔细观察并记录尿量,血压和脉率,应注意监测中心静脉压和心电图等。

(4)鼻饲管内补给部分液体:可减少静脉补液量,减轻心肺负荷,对部分无胃肠道症状患者可试用,但不能以此代替输液,以防失去抢救良机。

2.胰岛素治疗

本症患者一般对胰岛素较敏感,有的患者尚能分泌一定量的胰岛素,故患者对胰岛素的需要量比酮症酸中毒者少。目前多采用小剂量静脉滴注,一般 5～6 U/h 与补液同时进行,大多数患者在 4～8 小时后血糖降至 14 mmol/L 左右时,改用 50 g/L 葡萄糖液或葡萄糖盐水静脉注射,病情稳定后改为皮下注射胰岛素。应 1～2 小时监测血糖 1 次,对胰岛素却有抵抗者,在治疗2～4 小时内血糖下降不到 30% 者应加大剂量。

3.补钾

尿量充分,宜早期补钾。用量根据尿量、血钾值、心电监护灵活掌握。

4.治疗各种诱因与合并症

(1)控制感染:感染是本症最常见的诱因,也是引起患者后期死亡的主要因素,必须积极控制各种感染合并症。强调诊断一经确立,即应选用强有力抗生素。

(2)维持重要脏器功能:合并心脏疾病者,如心力衰竭,应控制输液量及速度,避免引起低血钾和高血钾;保持血渗透压,血糖下降速度,以免引起脑水肿;加强支持疗法等。

(八)急救护理

1.急救护理要点

(1)补液:与 DKA 相近,但因患者失水更严重,应更积极补液。迅速补液以恢复血容量,纠正高渗和脱水。早期静脉输入 0.9% 氯化钠注射液,以便较快扩张微循环而补充血容量,迅速纠正血压。但需注意迅速大量输液不当时,可发生肺水肿等并发症。补充大量低渗溶液,有发生溶血、脑水肿及低血容量休克的危险。故应随时观察患者,如发现患者咳嗽、呼吸困难、烦躁不安、脉搏加快,特别是在昏迷好转过程中出现上述表现,提示可能输液过量,应立即减慢输液速度并及时处理。尿色变粉红提示发生溶血,应停止输入低渗溶液并对症处理。

(2)应用胰岛素:需要量相对酮症酸中毒昏迷为少,一般用普通胰岛素,剂量为 3～5 U/h。血糖降至 13.9 mmol/L 时停止注射胰岛素,防止因血糖下降太快、太低而发生脑水肿。也可一开始采用上述小剂量胰岛素治疗的方法,每 2～4 小时测血糖。

2.一般护理要点

(1)严密观察病情:与糖尿病酮症酸中毒的观察大致相似,应随时观察患者的呼吸、脉搏、血压、神志变化,观察尿液颜色和量。

(2)遵医嘱用药,纠正电解质紊乱:主要是补充钾盐,若有低血钙、低血镁或低血磷时,可酌情给予葡萄糖酸钙、硫酸镁或磷酸钾缓冲液。

(3)积极治疗诱因及伴随症:患者死亡与潜在疾病和诱发因素密切相关,故应及时协助完善各项检查,仔细辨别原发病,包括控制感染,纠正休克,防止心力衰竭、肾衰竭、脑水肿的发生等。

3.健康教育

待病情稳定给予以下指导。

(1)增加对疾病的认识:指导患者和其亲属增加对疾病的认识,让患者和其亲属了解糖尿病的病因、临床表现,提高患者对治疗的依从性,使之积极配合治疗。

(2)了解糖尿病的控制目标,指导患者进行血糖的自我监测,掌握血糖仪的使用方法。了解糖尿病的控制目标。

(3)用药及饮食指导:向患者讲解降糖药物的种类及作用、给药方法和时间,使用胰岛素的患者应教会患者或其亲属掌握正确的注射方法。强调饮食治疗的重要性,指导患者通过营养师制订切实可行的饮食计划。

(4)指导患者定期复查,以了解病情控制情况。每3～6个月门诊定期复查,每年全身检查一次,以便及早防治慢性并发症。

(5)指导患者外出时携带识别卡,以便发生紧急情况时及时处理。

（丁海宁）

第八节　低血糖危象

低血糖危象又称低血糖症,是血葡萄糖(简称血糖)浓度低于正常的临床综合征。成人血糖低于2.8 mmol/L可认为血糖过低,但是否出现症状,个体差异较大。当血糖降低,引起交感神经过度兴奋和中枢神经异常的症状和体征时,就称为低血糖危象。

一、病因与发病机制

(一)病因

引起低血糖的病因有很多,根据低血糖发作的特点可分为空腹低血糖、餐后低血糖、药物引起的低血糖3类。

1.空腹低血糖

(1)内分泌性:胰岛素或胰岛素样物质过多。

(2)肝源性:肝炎,肝硬化,肝淤血,先天性糖原代谢酶缺乏。

(3)营养障碍:尿毒症,严重营养不良。

2.餐后低血糖

(1)胃切除术后饮食性反应性低血糖。

(2)功能性餐后低血糖:多在餐后2～4小时发作,特点是低血糖症状不经治疗可恢复。

(3)晚期或迟发性餐后低血糖:为糖尿病早期表现之一,进食后引起迟发性低血糖。

3.药物因素

(1)胰岛素:糖尿病患者因胰岛素应用不当而致低血糖是临床最常见的原因。

(2)口服降糖药:对初用降糖药的老年患者,若用量不当容易发生低血糖。

(3)其他药物:如乙醇、水杨酸、磺胺类、β受体阻滞剂等。

(二)发病机制

人体内维持血糖正常有赖于消化道、肝肾及内分泌腺体等多器官功能的协调一致。人体通过神经体液调节机制来维持血糖的稳定,当血糖下降时,体内胰岛素分泌减少,而胰岛素的反调节激素如肾上腺素、胰高血糖素、皮质醇分泌增加。使肝糖原产生增加,糖利用减少,以保持血糖稳定。其主要生理意义在于保证对脑细胞的供能。当血糖降到≤2.8 mmol/L 时,一方面引起交感神经兴奋,大量儿茶酚胺释放,另一方面由于能量供应不足使大脑皮质功能抑制,皮质下功能异常,即表现为中枢神经低糖和交感神经兴奋两组症状。

二、护理评估

(一)临床表现

1.神经性低血糖症状

即脑功能障碍症状,受累部位可从大脑皮质开始,表现为精神不集中、头晕、迟钝、视物不清、步态不稳;也可有幻觉、躁动、行为怪异等精神失常表现;波及表层下中枢、中脑、延髓等时,表现为神志不清、幼稚动作、舞蹈样动作,甚至阵挛性、张力性痉挛,锥体束征阳性,乃至昏迷、血压下降。这些症状随着血糖逐渐下降而出现。

2.交感神经过度兴奋症状

因释放大量肾上腺素,临床表现为出汗、颤抖、心悸、饥饿、焦虑、紧张、软弱无力、面色苍白、流涎、肢凉震颤、血压轻度升高等。这些症状的严重性与低血糖的程度、持续时间以及血糖下降速度有关。

(二)病情判断

可依据 Whipple 三联征确定低血糖:①低血糖症状。②发作时检测血糖低于 2.8 mmol/L。③供糖后低血糖症状迅速缓解。

三、急救护理

(一)急救护理要点

(1)立即采血、测血糖。

(2)如患者尚清醒,有吞咽动作时,马上喂糖水。

(3)如患者已昏迷,立即建立静脉通道,遵医嘱升高血糖。①注射 50%葡萄糖注射液,大多数患者经过立即注射 50%葡萄糖注射液 50~100 mL 后能迅速清醒。未清醒者可反复注射直到清醒。因口服降糖药物引起的低血糖症,血液中较高的药物浓度仍在继续起作用,患者易再度陷于昏迷,故应继续静脉滴注 5%~10%的葡萄糖注射液。并应根据病情观察数小时至数天。②应用升糖激素:经上述处理患者神志仍不清醒或血糖未达到目标,必要时可选用以下方法。氢化可的松静脉推注或加入葡萄糖中静脉滴注,一天总量控制在 200~400 mg。胰升糖素 0.5~1 mg 皮下、肌内或静脉注射。

(二)一般护理要点

(1)严密观察病情:①密切监测血糖,观察生命体征及神志变化,持续多功能心电监护。②观察治疗前后的病情变化,评估治疗效果。③记录 24 小时出入量。

(2)采取适当的体位:采取头高脚低位,头部抬高 15°~30°角,并偏向一侧。

(3)保持呼吸道通畅,持续氧气吸入,氧流量为 2~4 L/min。

（4）注意保暖。

（5）昏迷患者按昏迷常规护理,加强安全防范。

（三）健康教育

（1）教会糖尿病患者自我监测血糖、尿糖。

（2）按时应用降糖药,按时进食,一旦发生心慌、冷汗、饥饿感等低血糖现象时,应及时处理,如自服糖水或进食含糖食物,缓解病情。

（3）定期门诊随访,有异常及时就医。

（4）饮食指导:平日饮食应少食多餐,低糖、高纤维素、高蛋白饮食,必要时咨询营养师。

（丁海宁）

第九节　高血压危象

在高血压过程中,由于某种诱因使周围小动脉发生暂时性强烈痉挛,使血压进一步地急剧增高,引起一系列神经-血管加压性危象、某些器官性危象及体液性反应,这种临床综合征称为高血压危象。

一、病因

本病可发生于缓进型或急进型高血压、各种肾性高血压、嗜铬细胞瘤、妊娠高血压综合征、卟啉病等,也可见于主动脉夹层动脉瘤和脑出血,在用单胺氧化酶抑制剂治疗的高血压患者,进食过含酪胺的食物或应用拟交感药物后,均可导致血压的急剧升高。精神创伤、情绪激动、过度疲劳、寒冷刺激、气候因素、月经期和更年期内分泌改变等为常见诱因。在上述诱因的作用下,原有高血压患者的周围小动脉突然发生强烈痉挛,周围阻力骤增,血压急剧升高而导致本病的发生。心、脑、肾动脉有明显硬化的患者,在危象发生时易发生急性心肌梗死、脑出血和肾衰竭。

二、发病机制

高血压危象的发生机制,多数学者认为是由于高血压患者在诱发因素的作用下,血液循环中肾素、血管紧张素、去甲基肾上腺素和精氨酸升压素等收缩血管活性物质突然急骤的升高,引起肾脏出入球小动脉收缩或扩张,这种情况若持续性存在,除了血压急剧增高外还可导致压力性多尿,继而发生循环血容量减少,又反射性引起血管紧张素Ⅱ、去甲肾上腺素和精氨酸升压素生成和释放增加,使循环血中血管活性物质和血管毒性物质达到危险水平,从而加重肾小动脉收缩。

三、病情评估

（一）主要症状

1.神经系统症状

剧烈头痛、多汗、视力模糊、耳鸣、眩晕或头晕、手足震颤、抽搐、昏迷等。

2.消化道症状

恶心、呕吐、腹痛等。

3.心脏受损症状

胸闷、心悸、呼吸困难等。

4.肾脏受损症状

尿频、少尿、无尿、排尿困难或血尿。

(二)主要体征

(1)突发性血压急剧升高,收缩压＞26.7 kPa(200 mmHg),舒张压≥16.0 kPa(120 mmHg),以收缩压升高为主。

(2)心率加快(＞110 次/分)心电图可表现为左心室肥厚或缺血性改变。

(3)眼底视网膜渗出、出血和视盘水肿。

(三)主要实验室检查

危象发生时,血中游离肾上腺素或去甲肾上腺素增高、肌酐和尿素氮增高、血糖增高,尿中可出现蛋白和红细胞,酚红排泄试验、内生肌酐清除率均可低于正常。

(四)详细评估

(1)有无突然性血压急剧升高:在原高血压的基础上,动脉血压急剧上升,收缩压高达26.7 kPa(200 mmHg),舒张压 16.0 kPa(120 mmHg)。

(2)有无存在诱发危象的因素:包括情绪激动、寒冷刺激、精神打击、过度劳累、内分泌功能失调等。

(3)血压、脉搏、呼吸、瞳孔、意识,注意有无脑疝的前驱症状。

(4)患者对疾病、治疗方法以及饮食和限盐的了解。

(5)观察尿量及外周血管灌注情况,评估出入量是否平衡。

(6)用药效果及不良反应。

(7)有无并发症发生。

四、急救护理

(一)急救干预

(1)立即给患者半卧位,吸氧,保持安静。

(2)尽快降血压,一般收缩压＜21.3 kPa(160 mmHg),舒张压＜13.3 kPa(100 mmHg),平均动脉压＜16.0 kPa(120 mmHg),不必急于将血压完全降至正常;一般采用硝酸甘油、压宁定(利喜定)静脉给药。

(3)有抽搐、躁动不安者使用安定等镇静药。

(4)如有脑水肿发生可适当使用脱水药和利尿药,常用药物有 20％甘露醇和呋塞米。

(二)基础护理

(1)保持环境安静,绝对卧床休息。

(2)给氧,昏迷患者应保持呼吸道通畅,及时清除呼吸道分泌物。

(3)建立静脉通路,保证降压药的及时输入。

(4)做好心理护理,消除紧张状态,避免情绪激动,酌情使用有效镇静药。

(5)限制钠盐摄入,每天小于 6 g,多食新鲜蔬菜和水果,保证足够的钾、钙、镁摄入;禁食刺激性食物如酒、烟等,昏迷患者给予鼻饲。

(6)保持大便通畅,排便时避免过度用力。

（7）严密观察血压,严格按规定的测压方法定时测量血压并做好记录,最好进行 24 小时动态血压监测,并进行心电监护,观察心率、心律变化,发现异常及时处理。

（8）观察头痛、烦躁、呕吐、视力模糊等症状经治疗后有无好转,精神状态有无由兴奋转为安静。高血压脑病随着血压的下降,神志可以恢复,抽搐可以停止,所以应迅速降压、制止抽搐以减轻脑水肿,按医嘱适当使用脱水剂。

（9）记录 24 小时出入量,昏迷患者给予留置导尿管,维持水、电解质和酸碱平衡。

（三）预见性观察

（1）心力衰竭:主要为急性左心衰竭,应注意观察患者的心率、心律变化,做心电监护,及时观察有否心悸、呼吸困难、粉红色泡沫样痰等情况出现。

（2）脑出血表现为嗜睡、昏迷、肢体偏瘫、面瘫,伴有或不伴有感觉障碍,应加以观察,出现情况及时处理。

（3）肾衰竭观察尿量,定期复查肾功能,使用呋塞米时尤其应注意。

（丁海宁）

第十节　超高热危象

危象不是一个独立的疾病,它是指某一疾病在病程进展过程中所表现的一组急性综合征。多数危象的发生是由于某些诱发因素对基础疾病所导致的原有内环境急剧变化,并对生命重要器官特别是大脑功能构成严重的威胁。抢救不及时,死亡率和致残率均较高。但若能够及时发现治疗,护理措施得当,危象是可以得到有效的控制的。

体温超过 41 ℃称为高热。超高热危象是指高热同时伴有抽搐、昏迷、休克、出血等,多有体温调节中枢功能障碍。超高热可使肌肉细胞快速代谢,引起肌肉僵硬、代谢性酸中毒及心脑血管系统等的损害,严重者可导致患者死亡。

一、病因

（一）感染性发热

任何病原体(各种病毒、细菌、真菌、寄生虫、支原体、螺旋体、立克次体等)引起的全身各系统器官的感染。

（二）非感染性发热

凡是病原体以外的各种物质引起的发热均属于非感染性发热。常见病因如下。

1.体温调节中枢功能异常

体温调节中枢受到损害,使体温调定点上移,造成发热。常见于中暑、安眠药中毒、脑外伤、脑出血等。

2.变态反应与过敏性疾病

变态反应时形成抗原抗体复合物,激活白细胞释放内源性致热源而引起发热,如血清病、输液反应、药物热及某些恶性肿瘤等。

3.内分泌与代谢疾病

如甲亢、硬皮病等。

二、临床表现

(一)体温升高

患者体温达到或超过 41 ℃,出现呼吸急促、烦躁、抽搐、休克、昏迷等症状。

(二)发热的特点

许多发热疾病具有特殊热型,根据不同热型,可提示某些疾病的诊断,如稽留热常见于伤寒、大叶性肺炎;弛张热常见于败血症、严重化脓性感染等。

(三)伴随症状

发热可伴有皮疹、寒战、淋巴结或肝脾大等表现。

三、实验室及其他检查

有针对性地进行血常规、尿常规、便常规、脑脊液等常规检查,病原体显微镜检查,细菌学检查,血清学检查,血沉、免疫学检查、X 线、超声、CT 检查等。

四、治疗要点

(一)治疗原则

迅速降温,有效防治并发症,加强支持治疗,对因治疗。

(二)治疗措施

1.降温

迅速而有效地将体温降至 38.5 ℃是治疗超高热危象的关键。

(1)物理降温的常用方法:①冰水擦浴。对高热、烦躁、四肢末梢灼热者可用。②温水擦浴。对寒战、四肢末梢厥冷的患者,用 32～35 ℃温水擦浴,以免寒冷刺激而加重血管收缩。③酒精擦浴。30％～50％酒精擦拭。④冰敷。用冰帽、冰袋置于前额及腋窝、腹股沟、腘窝等处。

物理降温的注意事项:①擦浴方法是自上而下,由耳后、颈部开始,直至患者皮肤微红,体温降至 38.5 ℃左右。②不宜在短时间内将体温降得过低,以防引起虚脱。③伴皮肤感染或有出血倾向者,不宜皮肤擦浴。④降温效果不佳者可适当配合药物降温等措施。

(2)药物降温的常用药物:①复方氨基比林 2 mL 或柴胡注射液 2 mL 肌内注射。②阿司匹林、对乙酰氨基酚,地塞米松等。③对高热伴惊厥的患者,可用人工冬眠药物(哌替啶 100 mg、异丙嗪 50 mg、氯丙嗪 50 mg)全量或半量静脉滴注。

药物降温的注意事项:降温药物可以减少产热和利于散热,故用药时要防止患者虚脱。及时补充水分,冬眠药物可引起血压下降,使用前应补足血容量、纠正休克,注意血压的变化。

2.病因治疗

(1)对于各种细菌感染性疾病,除对症处理外,应早期使用广谱抗生素,如有病原体培养结果及药敏试验,可针对感染细菌应用敏感的抗生素。

(2)非感染性发热,一般病情复杂,应根据患者的原发病进行有针对性的处理。

五、护理措施

(一)一般护理

保持室温在 22~25 ℃,迅速采取有效的物理降温方式,高热惊厥的患者,置于保护床内,防止坠床或碰伤,备舌钳或牙垫防止舌咬伤。建立静脉通路,保持呼吸道通畅。

(二)严密观察病情

注意观察患者生命体征、神志、末梢循环和出入量的变化,特别应注意体温的变化及伴随的症状,每4小时测一次体温,降至 39 ℃ 以下后,每目测体温 4 次,直至体温恢复正常。观察降温治疗的效果。避免降温速度过快,防止患者出现虚脱现象。

(三)加强基础护理

(1)患者卧床休息,保持室内空气新鲜,避免着凉。

(2)降温过程中出汗较多的患者,要及时更换衣裤被褥。保持皮肤清洁舒适。卧床的患者,要定时翻身,防止压疮。

(3)给予高热量、半流质饮食,鼓励患者多进食、多饮水、每天液体入量达 3 000 mL;保持大便通畅。

(4)加强口腔和呼吸道护理,防止感染及黏膜溃破;协助患者排痰;咳嗽无力或昏迷无咳嗽反射者,可气管切开,保持呼吸道通畅。

(姚彦茹)

第八章

急诊科护理

第一节　结核性脑膜炎

结核性脑膜炎是神经系统结核病最常见的类型。发病特点如下。①儿童发病高于成人：这是由于儿童抵抗力相对较低，防御功能薄弱，增加了感染的概率。②农村高于城市：这是由于农村卫生条件差，诊断、治疗和预防条件差。③北方高于南方：这是由于北方气候寒冷，人们为了保持室内温度居室很少开窗通风换气，造成相对密闭状态。如果家中有一传染源患者存在，则被感染的危险性很大。又因冬季长，阳光不足，结核菌易于生存，导致结核性脑膜炎发病。

一、感染途径与发病机制

（1）结核菌侵入血流，经脑膜动脉到达脑膜称为真性血行感染，多见乳幼儿。由于肺内原发灶恶化，发生干酪样坏死、液化形成原发空洞，或肺门淋巴结发生干酪样坏死，干酪物破溃使大量结核菌随着侵入血流内，开成结核菌血症，经血液循环播散至脑膜。

（2）结核菌经血行播散到脉络丛形成结核病灶，以后病灶破入脑室，累及脑室室管膜系统，引起室管膜炎、脉络丛炎导致脑脊液分泌增多，故结核性脑膜炎通常并发交通性脑积水。

（3）全身粟粒性结核，通过血液循环直接播散到脑膜上。结核菌一旦在大脑皮质停留便有两种可能，一是不繁殖，故不产生活动性结核病变；二是繁殖，形成干酪样病变，侵犯脑室和蛛网膜下腔。该病变可突然排出干酪样物质和结核菌，引起急性结核性脑膜炎，而较多的情况是缓慢排出结核菌，引起亚急性或慢性结核性脑膜炎，临床以后者居多。

（4）颅外感染灶以肺、纵隔内淋巴结为主，其次则为脊柱结核或椎旁脓肿、盆腔结核、肠系膜淋巴结结核及泌尿生殖系结核并发结核性脑膜炎为多见。这是因为人的机体所有部位的活动性或干酪性结核病变都可借助淋巴、血行播散而发生结核性脑膜炎。上述各部位只是发生的概率多少有所不同。肺内任何类型的病变都可并发结核性脑膜炎，但是慢性纤维空洞型肺结核、肺硬化、肺结核瘤、已钙化的局灶型结核等并发结核性脑膜炎的概率明显减少。全身急性肺结核并发结核性脑膜炎概率最多，其次为原发复合征后期。

脊柱结核、椎旁脓肿、慢性结核性脓胸、盆腔及泌尿生殖系统结核病灶中的结核菌都可借椎动脉系统进入脑底动脉环，从而形成脑底脑膜炎。而椎静脉无静脉瓣且又与肋间静脉相通，胸腔内的长期炎症与充血,使肋间静脉长期充盈扩张,血流量增加,由于阵咳肺急剧收缩与扩张,不论肺或胸壁来的结核菌或干酪样物质,都易于通过肋间静脉沿椎静脉系统逆行感染形成脑底脑膜炎。

腹腔脏器结核处的结核菌及干酪物质,可因病变侵蚀门静脉系统与下腔静脉,结核菌进入肺血液循环,从而形成周身粟粒结核与结核性脑膜炎。

脑附近组织如中耳、乳突窦、颈椎或颅骨的结核病灶可能直接侵犯脑膜,但引起发病者为数较少。

二、病理改变

结核性脑膜炎是在血管屏障受到破坏,结核菌经血液循环侵入脑膜的基础上发生的。以脑膜病变为最突出,但实际上炎症常同时侵犯到脑实质或同时伴有结核瘤、结核性脑动脉炎并引起脑梗死,或脑血管炎坏死而破裂出血等病变。也可侵犯脊髓蛛网膜。现将主要病理分述如下。

(一)脑膜病变

结核菌侵入血管,由脑膜动脉弥散而发生。因此最早期表现为血管的病变,血管的病理特点是以渗出和浸润性改变为主。脑膜血管充血、水肿,脑膜浑浊、粗糙、失去光泽、大量白色或灰黄色渗出物沿着脑基底、延髓、脑桥、脚间池、大脑外侧裂、视交叉等处蔓延,以底部与脑外侧裂最为显著。脑膜上有多数散在的粟粒样灰黄色或灰白色小结节。显微镜下见到软脑膜及蛛网膜下腔有弥散性细胞浸润。主要为单核细胞、淋巴细胞及少量中性白细胞。血管周围也有单核细胞及淋巴细胞浸润。此时期如能得到及时治疗,脑膜渗出性病变可全部被吸收。如治疗不规则,病变可呈慢性经过,以增生性病变为主。此时颅底渗出物粘连、增厚、机化,出现较多的肉芽组织及干酪样坏死灶。

(二)脑实质病变

脑膜因炎症而产生渗出物,脑实质浅层可因脑膜炎而有脑炎改变,并发程度不等的脑水肿及脑肿胀。脑膜病变越重,在相近的脑实质病变越重。脑实质发生充血及不同程度的水肿。外观表现脑沟变浅,脑回变宽。严重者脑沟回消失而连成一片。在脑实质有结核结节、结核瘤的形成。显微镜下见到血管周围淋巴细胞炎性浸润,神经细胞有不同程度的退行性变及胶质细胞增生,还有髓鞘脱失。脑实质可见出血性病变,多数为点状出血,少数呈弥漫甚至大片出血。

(三)脑血管病变

结核性脑膜炎时,由于炎症的渗出和增生,可产生动脉内膜炎或全动脉炎。在脑膜动脉的外膜、中层及在血管内膜都有炎症改变。这些血管的炎症变化可发展成类纤维性坏死或完全干酪样化,结果导致血栓形成梗死。这些情况在未经抗结核治疗的患者表现更为明显。梗死可以是表浅的,但当动脉被累及时,基底节动脉也往往发生梗死,从而导致脑组织软化。

(四)脑脊液通路阻塞及脑积水

结核性脑膜炎时,大量灰黄色或灰白色黏稠的渗出物蔓延到延髓、脑桥、脚间池、大脑外侧裂、视交叉等处蛛网膜。这些渗出物及水肿液包围、挤压颅底血管及神经引起第Ⅱ、Ⅲ、Ⅵ、Ⅶ对脑神经损害。随着病情迁延,聚集在脑底部的渗出物进而发生干酪样坏死及纤维蛋白增生机化,形成又硬又厚的结核肉芽组织,阻碍脑脊液的循环,继而发生交通性脑积水。

当结核性脑膜炎急性期,结核炎症侵及脑室内脉络丛及室管膜时,使之充血、水肿、浑浊、增厚,有结核结节和干酪坏死。当脑脊液循环通路发生阻塞时,如一侧或双侧室间孔狭窄,阻塞可出现一侧或双侧侧脑室扩张,如导水管狭窄或阻塞时可发生第三脑室以上的扩张。当第四脑室正中孔或外侧孔开口处被大量干酪物阻塞,可发生整个脑室扩张,称之为非交通性脑积水。在结核性脑膜炎晚期或慢性期因脑室极度扩大或结核瘤压迫脑血液循环使回流受阻,或蛛网膜回吸收障碍,或因颅底渗出物机化,粘连堵塞,脑脊液部分或全部不能流入蛛网膜下腔,而形成慢性脑积水。

(五)脊髓和脊膜病变

结核性脑膜炎常伴有脊髓蛛网膜炎,脊髓早期以炎性渗出为主,脊髓各段脊膜肿胀、充血、水肿、粘连增厚,可见大量结核结节和干酪样坏死。粘连脊膜可以包绕成囊肿,或形成瘢痕将蛛网膜下腔完全闭塞。其病变可以弥散而不规则分布在颈、胸、腰段,也可只局限于1～2脊髓节段。如粘连严重,病变范围广泛,影响了脊髓腔脑脊液循环,或使脊髓的血管受压,脊髓发生软化或退化性变化;脊髓实质在显微镜下可见单核细胞浸润、髓鞘脱失,神经细胞出现退行性变和坏死。

(六)脑结核瘤的形成

脑结核瘤来自血行播散,在脑内或脊髓内形成块状结核肉芽肿,多见于脑内,好发于小脑、大脑半球、脑皮质等各部位。少见于脊髓内。大小不一,一般以0.5 cm以上的结核结节称为结核瘤。其小如黄豆,大如栗子,可单个孤立存在,也有多个融合成团或串状。一旦结核瘤液化破溃入脑部或脊髓血管或直接侵入脑室及蛛网膜下腔则发生结核性脑膜炎或结核性脊膜炎。

三、临床表现

(一)临床症状与体征

1.一般症状

发病年龄多为儿童及少年,但成人也不少见,儿童以3岁以下居多,成人以18～30岁发病较多。男女发病无差异。四季均可发病,以春季较多。起病多缓慢或呈亚急性,但也有呈急性的。起病时有发冷发热,全身过敏,畏光,周身疼痛,食欲减低,精神差,便秘,头痛,呕吐。有的呼吸道症状较为突出,如咳嗽、喘憋、缺氧等;有的消化道症状突出,以腹泻多见,便秘较少。

2.神经系统症状

(1)脑膜刺激征:颈和腰骶神经根受炎症渗出物刺激,多数患者出现颈部伸肌收缩,颈项强直,克氏征阳性,布氏征阳性。但少数患者没有或仅晚期出现。婴儿及老年患者此征不甚典型。

(2)脑神经损害症状:结核性脑膜炎的病理变化主要为颅底炎症。脑神经通过颅底受到炎症渗出物的刺激、包埋、压迫;或结核性栓塞性动脉内膜炎,使脑实质缺血、软化;或脑结核瘤侵及脑神经核及其通路;以及颅内高压的影响均可导致脑神经损害。临床多见于面神经,次为外展神经、动眼神经、视神经,可以是部分的或完全的,也可以是一侧的或双侧的,可以是结核性脑膜炎的首发症状,但多数于病象明显时出现。

(3)颅内压增高的症状:①头痛是由于颅内压增高,引起脑血管张力增高及脑膜紧张,或脑膜炎症刺激脑神经末梢而产生头痛。为结核性脑膜炎首发症状,常较剧烈而持久,以枕后痛多见,因结核性脑膜炎的病变部位大多以脑底为主,不少也可出现额颞部痛。②呕吐是由于脑室内压力增高或结核炎症刺激迷走神经核及延髓网状结构导致呕吐,是颅内压增高、脑膜受刺激的一个常见症状,多发生于头痛剧烈时,有的呈喷射性呕吐,可伴或不伴恶心,若在晨间空腹出现,且无恶心先兆,则更有意义。③视盘水肿是由于颅内压增高,压迫其内通过的视网膜中央血管,妨碍来自视网膜中央血管周围与视神经周围间歇的液体流通,发生视盘水肿,进而萎缩而失明。④意识障碍;颅内压增高,炎症刺激引起脑皮质缺血、缺氧及脑干网状结构受损,导致意识障碍,可表现为嗜睡、昏睡、意识模糊、谵妄,甚至昏迷。⑤脑疝:颅内压进一步增高,脑组织向压力小的地方移动,形成脑疝。临床上常见小脑幕切迹疝(颞叶钩回疝)及枕骨大孔疝(小脑扁桃体疝)。小脑幕切迹疝表现为昏迷、一侧瞳孔散大、光反射消失、对侧肢体瘫痪、全身抽搐及生命体征改变。枕骨大孔疝表现为急性发生、突然呼吸停止、深昏迷、双侧瞳孔散大、光反射消失、四肢弛缓、血压下降、迅速死亡。

(4)脑实质损害症状:由于结核性脑膜炎可同时侵犯脑实质,或合并脑血管病变,脑组织缺血、缺氧、软化,导致脑实质损害,临床表现多种多样,常见有以下几种。①瘫痪:可出现偏瘫、单瘫、截瘫、四肢瘫,以偏瘫多见。②去大脑强直:临床呈现牙关紧闭,向后伸仰,双侧上下肢伸直,常伴呼吸不规则,肌肉颤搐。系中脑红核水平以下和脑桥上部的神经结构破坏或功能中断所致,常见于小脑幕切迹疝。③去皮质强直:表现为双上肢屈曲,双下肢强直性伸直。系中脑红核水平以上的双侧内囊及皮质损害所致。强痛刺激可诱发出去大脑皮质强直反应。④四肢手足徐动、震颤,为基底神经损害所致。⑤舞蹈样运动:表现为极快的不规则和无意义的不自主运动如挤眉、弄眼、吐舌、耸肩等,系基底节、小脑、黑质病损所致。

(5)自主神经受损症状:表现为皮质-内脏联合损害如呼吸异常、循环障碍、胃肠紊乱、体温调节障碍。还可表现为肥胖、尿崩症和脑性失盐综合征等。

(6)脊髓受损症状:结核性脑膜炎随病情的进展,病变可蔓延至脊髓膜、脊髓神经根和脊髓实质,临床上表现为脊神经受刺激和脊髓受压迫症状,椎管不通畅,脑脊液呈结核性脑膜炎改变等。结核性脊髓蛛网膜炎、椎管内结核瘤及脊柱结核均可伴发不同程度的脊髓损害。

(二)临床分型

目前国内大致把结核性脑膜炎分为以下几型。

1.单纯型结核性脑膜炎

这是临床上较常见的一种类型。病变主要限于脑膜,临床表现具有脑膜刺激症状和体征,以及典型的结核性脑膜炎脑脊液改变,无意识障碍、昏迷、抽搐等脑实质受损症状,若能早期诊断,及时治疗,预后较好。

2.脑膜脑炎型

除脑膜炎症状外,同时出现脑实质弥散性或局限性受损表现如精神症状(精神运动性兴奋、幻觉);不同程度的意识障碍,严重时昏迷、瘫痪抽搐、失语;少数可出现异常运动如偏侧舞蹈、手足徐动、震颤等及自主神经功能紊乱症状如尿崩症、过度睡眠等。此型临床症状严重,一般预后较差。

3.结核性脑膜炎并发缺血性脑血管病

临床上也常见,表现为在清醒的发展过程中较快地(1~3天)出现或突然出现单瘫或偏瘫,以及其他神经系统局灶性症状和体征。如损害优势半球可伴有失语,此为大脑中动脉或颈内动脉发生闭塞。若四肢瘫伴小脑共济失调则为基底动脉闭塞。脑血管造影常显示管径变细、局部狭窄或闭塞。

4.浆液型结核性脑膜炎

婴幼儿、儿童较成人多见,常伴有活动性结核病灶,多由于结核病的中毒反应所致。浆液渗出物只限于脑底部,视交叉附近,临床表现脑膜刺激征轻微,脑脊液压力增高,细胞(以淋巴细胞为主)和蛋白轻度增高或正常。可出现头痛、发热、盗汗、感觉过敏等结核中毒症状。经过治疗,可以很快恢复,预后良好。

5.脊髓型

幼儿及儿童多见,结核炎症侵犯脊髓导致脊髓压迫和软化。临床表现除脑膜刺激征外,还合并脊髓横贯性完全性或部分性损害,表现病灶水平以下运动障碍,深浅感觉障碍及二便障碍。脑脊液可黄变,蛋白细胞分离,脑脊液动力学试验可不通或半通。此型恢复很慢,预后不良。

6.结核性慢性蛛网膜炎

不多见,主要是由于结核性脑膜炎病变局限于部分脑膜或脊膜,呈一种慢性炎症经过,引起软膜、蛛网膜增厚,形成粘连。粘连的脑膜或脊膜可以包绕形成囊肿或形成瘢痕将脑或脊髓的蛛网膜下腔部分压闭。前者如阻碍了脑脊液循环可出现严重的颅内压增高症状;后者如影响了脊髓的脑脊液循环或供应脊髓的血管受压,脊髓发生软化,则临床出现脊髓受损症状。脊髓碘油造影见低动缓慢,分散呈点滴状或索条状,或出现不规则充盈缺损。

(三)临床分期

结核性脑膜炎发病过程一般比较缓慢,临床上可以分为早期、中期、晚期。此三期是结核性脑膜炎在无化疗前自然发展的临床表现。

1.早期(前驱期)

一般见于起病的1~2周,起病缓慢,多表现一般结核的中毒症状如发热、食欲缺乏、消瘦、精神差、感觉过敏。由于脑膜刺激征缺乏,造成早期诊断的困难。

2.中期(脑膜刺激期)

1~2周,表现为头痛、呕吐、颈项强直,此期可出现颅内压增高症状及脑实质受损症状,脊髓受损症状及自主神经功能障碍。腰穿脑脊液呈典型结核性脑膜炎变化。

3.晚期(昏迷期)

1~3周,以上症状加重,意识障碍加深进入昏迷,临床出现频繁抽搐,弛张高热,呼吸不整,去脑或去皮质强直,可出现脑疝危象,多因呼吸和循环中枢麻痹而死亡。

4.慢性期(迁延期)

结核性脑膜炎经化疗后,特别是经不规则化疗后,使病情迁延达数月之久。头痛、呕吐轻微可间断出现,意识可以清楚,脑膜刺激征轻微或缺如,脑脊液基本正常或变化不大。这样既不能定为晚期,又不是早期或中期。属慢性迁延期即病程超过1个月而病情又不符合晚期者。如今在化疗时代,此型在临床上颇为多见。

四、实验室及辅助检查

(一)血液检查

少数伴有轻度贫血,与长期低热、食欲缺乏、呕吐及营养不良有关。白细胞数大都正常或轻度升高,少数严重病例可有明显的中性粒细胞升高,个别可出现类白血病反应。血沉多升高,临床上一直将血沉升高作为判断结核病活动性的依据之一,但血沉并不能把结核病变的活动性部位反映出来。

(二)脑脊液检查

结核性脑膜炎脑脊液的变化出现较早,是诊断和鉴别诊断之一。

1.压力

一般都升高到1.765~1.961 kPa(180~200 mmH$_2$O)。外观:可为清亮或呈淡黄色,甚至呈草黄色,或稍浑浊或毛玻璃状。有时因纤维蛋白原含量过多,脑脊液放出后可立即凝固于试管内。有的静置数小时至 24 小时后液面可形成薄膜,对诊断结核性脑膜炎很有价值,但此现象并非结核性脑膜炎所特有。

2.脑脊液细胞学检查

结核性脑膜炎的脑脊液,绝大多数白细胞数升高到$(300\sim500)\times10^{6}/L$,甚至少数白细胞数可达 $1.5\times10^{9}/L$,嗜中性粒细胞的比例较高$(60\%\sim80\%)$。

3.脑脊液生化改变

(1)糖含量降低:一般常低于 4.5 mmol/L。病程早期糖量可以不低。随着病程的进展出现糖降低。糖越低越有诊断价值。其机制在于炎症时,细菌及白细胞对葡萄糖的利用增加;细菌毒素引起神经系统代谢改变;脑膜炎症细胞的代谢产物抑制了膜携带运转功能,致使糖由血向脑脊液运转发生障碍,脑脊液内糖量减少。但单独糖量降低一项指标不能作为诊断结核性脑膜炎的依据。因为影响糖量降低的因素很多,如脑脊液置放过久、呕吐、进食过少及化脓性脑膜炎、隐球菌性脑膜炎等都可以影响脑脊液中糖的含量,而使糖量降低。

(2)氯化物降低:一般低于 120 mmol/L。氯化物含量降低,比糖的指标灵敏,其诊断意义比糖量降低更大,可作为结核性脑膜炎诊断的重要参考。病程越长,氯化物含量越低,诊断价值越大。特别在氯化物含量降低与糖含量平行降低时,更有诊断价值。其机制与葡萄糖降低相同。也有人认为由于结核性脑膜炎患者频发呕吐,大量出汗,服盐过少,与血浆氯化物减少有直接关系。

(3)蛋白质含量增高:对诊断、处理和预后观察具有重要作用。一般在 450 mg/L 以上。后期若发生椎管内蛛网膜粘连,蛋白质可增至 10 000 mg/L 以上。但脑脊液蛋白变化没有葡萄糖、氯化物和细胞学检查敏感。如果结核性脑膜炎在治疗过程中,脑脊液蛋白持续增高或长期不能下降,则有可能成为慢性的危险,预后十分不良。同时,脑脊液蛋白增高不是结核性脑膜炎特有,只要脑膜及脉络丛有炎性改变或腰穿时外伤性出血,脑脊液蛋白含量就会增加甚至很高,且能持续很久不能吸收,故须结合葡萄糖及氯化物的变化综合分析判断。

4.脑脊液细菌学检查

细菌学检查为结核性脑膜炎的重要诊断依据,可用直接涂片或用薄膜法找细菌,或培养结核菌生长。但目前无论集菌或培养阳性率均不很高,近年报道脑脊液 TB-PCR 及 TB-Ab 阳性率较高,对诊断有较高的意义。

5.脑脊液的实验室检查

近年来,许多学者努力在免疫学方面进行研究,探索新的有效诊断方法,以解决结核性脑膜炎早期实验室诊断的问题。脑脊液中免疫球蛋白测定及淋巴细胞转化试验对结核性脑膜炎的诊断、鉴别诊断及预后判定上有一定意义。脑脊液中醛缩酶活性在结核性脑膜炎初期即显示升高,可作为早期诊断参考。溶菌酶的测定可作为结核性脑膜炎诊断及判定预后的参考。利用结核菌特异性免疫反应来检测脑脊液中结核菌可溶性抗原或特异性抗体,无疑会对确定诊断提供更有力的证据。此外,其他方法,如荧光素钠试验和溴化测定有助于结核性脑膜炎的早期诊断。色氨酸试验对结核性脑膜炎的诊断也有一定意义。脑脊液中乳酸含量测定,可用于结核性脑膜炎的诊断和鉴别诊断的辅助方法。脑脊液中氨基酸的分析可作为早期诊断的参考。色谱仪的应用为近来诊断结核性脑膜炎提供了线索。

(三)CT 扫描

结核性脑膜炎 CT 扫描虽无特异性,但有其规律性变化。一般在 CT 扫描上可显示直接及间接两方面的变化。直接变化主要有结核瘤、基底池渗出物及脑实质粟粒性结核;间接变化主要有脑积水、脑水肿及脑梗死等。CT 的主要表现如下。

1.脑实质粟粒性病灶

脑实质粟粒性病灶是结核性脑膜炎早期组织内形成的粟粒样肉芽肿。CT 表现为广泛分布于大脑皮质或脑组织内细小的密度均等的结节,强化扫描时密度增加。

2.脑膜密度增强

当位于大脑皮质或脑膜的粟粒样肉芽肿破入蛛网膜下腔后,脑膜产生大量渗出物,积聚于脑底各脑池内。早期病理变化以浆液性为主,此时 CT 扫描无变化;当浆液渗出被纤维素性渗出代替,并有结核性肉芽肿形成时,CT 扫描在脑底部可显示已有改变的各脑池轮廓及脑膜广泛密度增强。最常见的部位是鞍上池、环池、大脑外侧裂等。

3.环状、盘状、团块状和点状阴影

环状、盘状、团块状和点状阴影是结核瘤的 CT 表现。结核瘤可发生于大脑或小脑的任何部位,多位于小脑幕上,分布在额叶、颞叶、顶叶;小脑幕下多在小脑半球或蚓部。结核性脑膜炎早期有较多的炎性反应,边缘胶原组织较少,周围为程度不等的炎性水肿区,此时 CT 平扫表现为高密度、等密度或低密度区,一般呈盘状或不规则团块状。等密度结核瘤平扫时仅可见一环形低密度带,即周围脑水肿区,如果没有周围脑水肿区,则等密度的结核瘤在平扫时不能辨认。平扫呈低密度的结核瘤不能与脑梗死鉴别,但强化扫描后结核瘤密度增强,脑梗死则不能增强。因此,强化扫描应视为确定结核瘤的必不可少的 CT 检查步骤。随病程延长,结核瘤边缘渐形成胶原组织,内部物质干酪化,周围组织水肿消失,平扫一般呈高密度盘状阴影,强化扫描表现中心密度较低,周边密度明显增强的环形影,少数可呈串珠样影,这是一种特征性表现。

4.脑室扩张和缩小

脑底部的渗出物阻塞脑脊液流通,导致脑脊液循环障碍,因而各脑室出现积水而扩张。CT 扫描即可见各脑室有不同程度的扩张积水,其程度可随病程延长而加重,随抗结核治疗而减轻,直至恢复正常大小。但如脑池或其他梗阻部位形成纤维粘连时,则脑积水不能减轻甚至加重。在结核性脑膜炎的 CT 扫描中,脑积水发生率最高,出现时间也早,国内报道阳性率占 52.38%。此外尚见有脑室缩小,为急性广泛性脑实质水肿或为低颅内压综合征所致。

5.脑室周围密度减低

为沿脑室周围分布的低密度带,强化扫描影像不增强,脑室周围密度减低与脑积水有密切关系。

6.局部或广泛低密度水肿区

结核性脑膜炎时因脑水肿程度不同,CT 检查可有局部或广泛性低密度影或伴随中线移位。强化扫描影像不增强。

7.脑实质密度减低梗死区

这是脑软化的 CT 表现。是由结核性脑膜炎时结核性动脉炎或动脉周围炎导致局部脑组织缺血、软化而形成,多见为大脑中动脉支配区受累。CT 扫描所见为脑实质局部或广泛性低密度区,形状不规则,范围大小不一,强化扫描不增强。

8.索状、结节状高密度影像

索状密度增高影像是由结核性炎症累及动脉内膜及外壁所形成,强化扫描密度增强;结节状高密度影像是由结节性小肉芽肿所构成,强化扫描后密度增强。索状与结节混合高密度影像表明脑动脉、脑实质同时具有结核性改变强化,扫描后密度增强。索状与结节混合高密度影像表明脑动脉、脑实质同时具有结核性改变,强化扫描后密度增强。索状影像为早期结核性脑膜炎特征性表现,具有诊断上的意义。

此外,对于结核性脑膜炎各型,CT能显示的病变部位与临床表现基本一致,因此CT扫描还可协助判断病变的部位和范围。为结核性脑膜炎的诊断提供了一种重要的检测手段。

五、诊断与鉴别诊断

(一)诊断

诊断结核性脑膜炎除脑脊液内结核菌检出阳性外,还没有其他特异性检查方法,从而在诊断方面还存在着一定的困难。但结核性脑膜炎脑脊液内结核菌的阳性率很低,因此单靠脑脊液结核菌检出以确定诊断是不明智的。综合判断是必需的,如症状的特征、颅内压高低;脑脊液氯化物、糖减低及蛋白含量的增多,脑脊液细胞学呈混合细胞反应;意识障碍与麻痹的出现;与临床表现一致的规律性CT变化等迄今是惯用的诊断手段,其中动态观察脑脊液的生化及细胞学检查具有重要诊断价值,特别强调如下数值界限:①颅内压增高在 1.961 kPa(200 mmH$_2$O)以上。②脑脊液氯化物下降到 65 mmol/L 以下时,且有逐渐递减或持续之趋势。③脑脊液糖含量下降到 4.5 mmol/L 以下时,且有逐渐递减或持续之趋势。④脑脊液蛋白含量增高到 450 mg/L 以上,且有逐渐递增之趋势。⑤脑脊液白细胞总数局限于(300~500)×10^6/L,持续时间较长的以淋巴细胞、激活淋巴细胞为主混合细胞反应。⑥用玻片离心沉淀法收集脑脊液标本,发现结核菌,对诊断有重要意义。1~5项均超出正常数值对诊断有肯定意义;其中有 4 项异常对诊断有重要意义;②~③项异常仅具有参考意义。

为做到早期诊断,凡有以下情况者应高度怀疑结核性脑膜炎:①微热一周以上伴无症状者。②未查明原因的烦躁、嗜睡或哭闹、失眠等脑症状。③出现不明原因的神经定位症状。④癫痫样抽搐伴发热者。⑤呕吐伴有微热查不到原因者。⑥持续 2 周以上头痛查不到原因者。此时,需及时反复腰穿行脑脊液检查。

(二)鉴别诊断

典型的结核性脑膜炎临床诊断并不困难,但在结核性脑膜炎的早期或不典型病例,诊断不十分容易,常与结核性脑膜炎发生混淆而难于鉴别的疾病如下。

1.化脓性脑膜炎

起病急,除发热外很快出现呕吐、抽风、嗜睡、昏迷,早期即有脑膜刺激征,可伴感染性休克或全身败血症表现及硬膜下积液;血白细胞高,中性粒细胞高,有核左移现象及中毒性颗粒;胸片可有肺炎、肺脓肿、脓胸;结核菌素试验多为阴性;脑脊液检查最为重要,化脓性脑膜炎时脑脊液外观早期仍清亮,稍后显浑浊或呈脓性。细胞数每立方毫米可达数千至数万;氯化物降低不如结核性脑膜炎明显,但糖降低更著,蛋白升高相似。离心后的脑脊液涂片及培养可找到化脓细菌。脑脊液细胞学检查在渗出期,以嗜中性粒细胞反应为主。由于致病因素的持续作用,有些嗜中性粒细胞胞体变小,染色变灰,核染色质浓密呈块状,胞质浑浊,颗粒消失,胞体破碎或轮廓模糊,而成为脓细胞,感染严重时嗜中性粒细胞胞质内可见中毒性颗粒及相应的致病菌;增生期以单核-吞噬细胞反应为主,嗜中性粒细胞急剧减少;修复期以淋巴细胞反应为主,直至嗜中性粒细胞完全消失,小淋巴细胞和单核细胞比例正常化。

2.病毒性脑膜炎

发热、呕吐、抽风、意识障碍、精神症状发展较快,伴有各种病毒感染的特殊症状,有些显示季节性,结核菌素试验多阴性,胸片多正常,血常规白细胞总数及中性粒细胞可正常或偏高,脑积水罕见。脑脊液检查对鉴别极其重要。外观无色透明,白细胞计数为$(50\sim500)\times10^6$/L,糖及氯化物含量正常,蛋白正常或轻度增高。脑脊液细胞学检查早期可有明显的嗜中性粒细胞反应,但因持续时间短(可仅数小时,一般为$24\sim48$小时),又因患者往往来诊较迟,致使化验检查很难见到病毒性脑膜炎时脑脊液的嗜中性粒细胞反应。而由淋巴细胞、激活淋巴细胞和浆细胞的增加所代替,形成病毒性脑膜炎的典型的脑脊液细胞学图像——淋巴样细胞反应。随着病情发展而进入修复阶段时,可出现单核细胞反应。在单纯疱疹病毒性脑膜炎的淋巴样细胞中常可见到特征性的胞质内包涵体。国内已有学者用单克隆抗体(McAb)酶联免疫吸附试验(ELISA)和免疫荧光快速诊断法检测脑脊液单纯病毒抗原和抗体,使早期诊断成为可能。

3.新型隐球菌性脑膜炎

与结核性脑膜炎的临床表现和脑脊液改变很相似,唯一可靠的鉴别方法,是脑脊液经细胞玻片离心后,对所收集物行MGG染色,常可在脑脊液标本中直接发现隐球菌,菌体圆形,直径$5\sim15\ \mu m$,MGG染色呈蓝色,无核,常于圆形菌体上长出有较小的芽孢,菌体中心折光性较强;或做墨汁染色黑底映光法可见圆形,具有厚荚膜折光之隐球菌孢子;脑脊液培养也可发现隐球菌。脑脊液细胞学变化以激活淋巴细胞和单核-吞噬细胞反应为主,后者常可吞噬隐球菌,类似脂肪吞噬细胞和红细胞吞噬细胞。

4.癌性脑膜炎

有一些中枢神经系统转移癌为脑软膜的弥散性癌转移,而脑内并无肿块,称为癌性脑膜炎,多见于中年以上患者,系由肺癌或身体其他器官的恶性肿瘤转移到脑膜而引起,发病急,病程进展快,迅速恶化死亡。如为肺癌转移时,X线检查可显示癌性病灶,且无临床结核病中毒症状。脑脊液细胞学检查常常发现有癌细胞。而对部分此类患者采用CT扫描也常常难以发现。

5.淋巴细胞脉络丛脑膜炎

结核性脑膜炎的脑脊液除了细胞数增加外,还有糖、氯化物的减少。而本病脑脊液糖和氯化物含量一般少有改变;淋巴细胞增多并占绝对优势,无粒细胞反应期;预后良好。

六、治疗

结核性脑膜炎应采取综合治疗,治疗必须及时和彻底。

(一)抗结核药物治疗

结核性脑膜炎的抗结核药物治疗原则同肺结核一样,即早期、适量、联合、规律及全程用药。为了提高疗效,结核性脑膜炎化疗药物选择应考虑脑膜的结构,从药物动力学和药物的通透性来决定。此外,一般有炎症的脑膜,其血管的通透性是增加的,有利于抗生素及化疗药物进入脑脊液。

以药物通透性及总体有效性的标准选择结核性脑膜炎系统治疗的药物,首选五化治疗,强化期治疗方案为INH、RFP、SM、PZA、EMB(PAS)使用$3\sim4$个月,在此期脑脊液基本恢复正常,然后转入巩固期治疗,INH、RFP、PZA或INH、RFP、EMB使用$5\sim6$个月。脊髓型或部分危重者疗程适当延长到 12 个月。一般经 9～12 个月的治疗可取得良好的效果。

用药剂量:成人每天 INH 0.6～0.9 g,SM 0.75～1 g,PZA 1.5 g,PAS 8～12 g,EMB 0.75～1.00 g,RFP 0.45～0.60 g,儿童每天每千克体重 INH 15～30 mg,SM 15～30 mg,RFP 10～20 mg,PZA 20～30 mg,PAS 200～300 mg。

近年来,国内外有关耐药菌逐年增加的报道,如从患儿接触史中提示有原发耐药或通过治疗发生继发耐药时,应及时改用其他抗结核药,如氧氟沙星、卷曲霉素、利福喷汀、阿米卡星、力排肺疾等。

对有下列情况之一者应考虑耐药的可能:①脑脊液培养出结核菌,并证实为耐药菌株。②不规则治疗超过 3 个月或中途自行停药者。③不规则化疗 6 个月疗效不佳者。④传染源是久治不愈的结核患者或不规则治疗者,复发的结核性脑膜炎患者。⑤肺结核或肺外结核合并结核性脑膜炎者。可根据药物敏感试验,治疗反应,必要时再改动治疗方案。

(二)激素治疗

激素具有抗炎、抗感染、抗纤维化、抗过敏及抑制海士曼反应的作用。激素与抗结核药物合用可提高结核性脑膜炎之疗效,对此目前认识基本一致。

1.应用激素的作用

减少脑膜的炎性渗出,促进脑和脑膜的炎症的消散和吸收,对防止纤维组织增生有良好的效果。减轻继发的动脉内膜炎和脑软化及神经根炎;减轻炎症反应,抑制结缔组织增生。

激素能抑制海士曼反应,防止患者在急性期死亡,有人解释这种现象是由于大量结核菌死亡,释放出大量结核蛋白引起反应所致;改善机体的应激能力和一般状态,促进食欲,增加消化液的分泌,有利于疾病的恢复,使患者较顺利地度过危险期;激素尚可补充某些严重的结核患者存在的肾上腺皮质功能不全,并可减少抗结核药物的毒性反应。

2.激素使用原则

(1)使用激素应有明确目的,一般是促使脑和脑膜的炎症消散和吸收,防止纤维组织增生和动脉炎等,它主要对渗出性病变疗效最好,因此,在急性期越早应用越好,急性期使用激素的剂量应该充分,以求迅速控制急性渗出性炎症。

(2)对于不同类型使用激素的原则也不尽相同,对脑膜炎型开始可用短期突击性的大剂量激素,以后维持时间也要长。此型不仅全身应用激素,还要积极配合鞘内注入激素,才能收到良好的效果。

(3)使用激素的具体剂量和时限根据机体的反应、病变的性质和轻重、体重大小等因素来确定,以达到上述临床效果为目的,经巩固一个阶段后应考虑及时减少激素的剂量和逐步停药的问题。

(4)对晚期患者虽疗效较差也可适当应用。因晚期者以增生的干酪性病变占优势,但仍有渗出性病变,其临床征象主要是由于脑水肿和脑膜渗出性病变引起的。

(5)使用激素静脉输注比口服效果好。

3.应用剂量及疗程

对急性期患者多用短期突击大剂量的激素,以求迅速控制炎性反应。因患者多有呕吐,服药后不能保证吸收,所以对重症患者常采用静脉输注给药。

用法:氢化可的松(也可用地塞米松)静脉输注,成人剂量为 150～200 mg/d,小儿 5～7 mg/(kg·d),情况好转后改用口服泼尼松成人口服 30 mg/d,儿童口服 15 mg/d。临床症状和脑脊液检查明显好转,病情稳定时开始减量,一般首次减量在用药后第3～5周,以后每7～10天减量一次,每次减量为5 mg。总疗程为8～12周(早期及部分患者8～10周即可),总疗程不宜超过3个月,若病情实属需要而难以停药时,也可适当延长至半年,但用药时间超过3个月患者尸检证实,肾上腺皮质萎缩程度与激素应用时间长短成正比。

激素减量的时间不应呆板地确定,主要根据具体情况而定。在激素减量过程中,由于减量过快脑膜炎症状未得到控制或由于患者对激素形成了依赖,此时可重新出现脑膜刺激征或颅高压的症状,脑脊液化验又出现反跳现象。这种情况观察数天后,如仍未消退,应增加激素的用量至最低有效量,待上述症状完全消失,脑脊液基本变到原来水平再缓慢减量。

(三)抗脑水肿治疗

无论急性期或慢性期出现颅内压增高时,采取适当措施来降低颅内压,控制脑水肿是结核性脑膜炎治疗极其重要的环节。

脱水疗法主要作用是利用高渗溶液提高血浆渗透压,使血与脑脊液和脑组织内不同浓度所造成的渗透压差异进行脱水,使脑组织及脑脊液中的部分液体通过血液循环经肾脏排出,从而达到减轻脑水肿,降低颅内压的目的。

1.甘露醇

甘露醇是临床最常用的脱水药,广泛使用于结核性脑膜炎伴有颅内压增高的患者。甘露醇通过血与脑和血与脑脊液间渗透压差而产生脱水作用。一般配成20%过饱和溶液,同时须加温使其溶解,否则可发生休克。每次1～2 g/kg,于15分钟内静脉滴注。静脉给药后20分钟开始起作用,2～3小时作用最强,维持4～6小时,一般每天用2～4次。不良反应甚少,偶可引起一时性头痛和心律失常。

2.甘油

复方甘油注射液,系由甘油和氯化钠配制而成的灭菌水溶液。使脑脊液同血液间形成暂时性渗透压梯度,从而将细胞间及组织间隙中的水分吸入血中,使组织发生脱水状态。其优点是:①降低颅内压迅速,且因进入脑组织的量不多,并参与代谢,故一般不伴"反跳"。②选择性地脱去脑组织中的水分,对身体其他组织中的水分影响不大。③不引起过多的水及电解质的丢失,可较长时间使用。④能改善脑代谢及脑血流量,可提供热量。成人,一次500 mL,每天1～2次,静脉滴注。也可口服,配成50%甘油盐水60 mL,每天4次,适用于结核性脑膜炎所致慢性脑积水时,或甘露醇脱水后维持脱水。该药毒副作用甚少,偶出现血红蛋白尿,其发生率与滴注速度过快有关,故应严格控制滴注速度,以每分钟2 mL为宜。一旦发生血红蛋白尿,应及时停药,很快即可消失,恢复后可继续使用。

3.葡萄糖

能提高血浆渗透压,具有脱水利尿作用,使颅内压迅速降低,血容量改善,提高血糖,供给能量,促进神经细胞的氧化过程,改善脑细胞代谢,有利于脑功能的恢复,且无不良反应,故常用于不需强烈脱水或适用于其他脱水剂的2次用药之间,以防止"反跳"出现,一般用50%葡萄糖60 mL,静脉滴注,每天2～4次。

4.血清蛋白或浓缩血浆

直接使血胶体渗透压增高而引起脱水,降低颅内压;使抗利尿激素分泌减少而利尿;血黏度降低而有助于脑循环,还能补充蛋白质,参与氨基酸代谢,产生能量,故有其优点。一般用20%～25%人血清蛋白50 mL,或浓缩血浆100～200 mL,每天静脉滴注1～2次,适用于重症结核性脑膜炎且营养及免疫功能低下者。由于脱水作用较差且价格昂贵,故常不做常规脱水剂作用。

5.利尿剂

主要通过增加肾小球滤过率,抑制肾小管对钠、钾及氯离子的重吸收,使肾小管内保持较高的渗透压,减少水的再吸收,使尿量显著增加,而造成机体脱水,从而间接使脑组织脱水,降低颅内压。利尿剂的脱水功效远不及高渗脱水药,先决条件是肾功能良好和血压正常,适用于结核性脑膜炎时与甘露醇、葡萄糖合并使用,以增加脱水效果。

常用药物如下:①呋塞米,20～40 mg,每天 3～4 次,也有主张用大剂量 250 mg,加入 500 mL 林格液,静脉滴注,1 小时内滴完。利尿作用持久,降低颅内压显著,可用于结核性脑膜炎急救。不良反应相对较少,偶见呕吐、皮疹、直立性低血压、粒细胞减少等。②乙酰唑胺,一般用量 0.25～0.50 g,每天 2～3 次,连服一周。不良反应较少,长期大剂量可发生代谢性酸中毒,少见血尿、腹痛。适用于结核性脑膜炎急性脑积水进行不甚急剧及慢性进行性脑积水者,或用于高渗液静脉滴注疗程之前后。

(四)脑代谢活化剂治疗

结核性脑膜炎炎症、水肿和充血可使脑细胞功能受到严重的损害,为积极改善脑代谢紊乱,促进脑功能恢复,防止和减少脑损害的后遗症,可在急性期已过,病情稳定后应用促进脑细胞代谢,改善脑功能的药物即脑代谢活化剂。

1.胞二磷胆碱

可促进磷脂代谢,改善神经细胞功能;提高脑干网状结构上行激活系统的作用,促进意识恢复;改善脑血管运动张力,增加脑血流,提高脑内氧分压,改善脑缺氧。一般以 250～500 mg 加入 25%～50%葡萄糖 20～40 mL 静脉注射或 10%葡萄糖液 500 mL 静脉滴注,也可肌内注射 250 mg,一天两次。

2.细胞色素 C

对组织的氧化和还原起促进作用。可增加脑血流和脑氧代谢率,从而改善脑代谢,一般 15～30 mg 加入 25%～50%葡萄糖 20～40 mL 缓慢静脉推注或 10%葡萄糖液 500 mL 静脉滴注,每天 1～2 次,连用 7～30 天。

3.三磷酸腺苷

三磷酸腺苷是机体能量的主要来源,可通过血-脑脊液屏障,为脑细胞的主要能源,可增加脑血液循环,且能直接作用于脑组织,激活脑细胞的代谢,每次 20 mg 肌内注射,每天 1～2 次,或每次 20～40 mg 加入 25%～50%葡萄糖 40 mL 静脉注射,或加入 5%～10%葡萄糖 500 mL 静脉滴注,每天 1 次,2～3 周。

4.辅酶 A

对糖、脂肪、蛋白质的代谢起重要作用,可促进受损细胞恢复功能,一般以 50～100 U 加 25%～50%葡萄糖液 40 mL 静脉注射,或加入 5%～10%葡萄糖液 500 mL 静脉滴注,每天1 次,连用 2～3 周。常与三磷酸腺苷、细胞色素 C 合用可提高疗效。

(五)鞘内注射

目前临床上多采用 INH＋地塞米松鞘内注射,这样既可减少抗结核药物的局部刺激作用,又可迅速地控制脑膜炎局部炎症反应。在实际工作中鞘内注射有如下优点。

(1)可提高脑脊液中 INH 和激素有效浓度,形成局部高浓度的杀灭结核菌的环境,有利于治疗。

(2)避免 INH 全身给药通过肝脏乙酰化形成乙酰异烟肼。

(3)迅速降低脑脊液中细胞数和蛋白含量,使脑脊液恢复正常时间快 1/2。并有效地预防和治疗椎管内脑脊液的阻塞。

(4)腰穿后放脑脊液降低颅内压,减轻脑水肿,防止脑疝形成,降低病死率。

因此,在全身应用抗结核药物和激素基础上并用鞘内注射可大大缩短结核性脑膜炎的疗程。鞘内注药:INH 50～100 mg,地塞米松 1～2 mg,一次注入。开始每天 1 次,3 天后隔天 1 次,7 次为 1 个疗程。待病情好转、脑脊液恢复正常,则逐渐停用。注药前要放脑脊液 5～6 mL,如颅内压很高时放液要慎重,可将腰穿针芯不要全部拔出,以使脑脊液缓慢流出后再注药。患者昏迷前夕、晚期结核性脑膜炎是鞘内注射的最好适应证。

七、外科手术

侧脑室引流适用于结核性脑膜炎所致急性脑积水,内科治疗无效者,特别是脑疝将要形成,或刚形成时,可起到抢救生命的明显效果;慢性脑积水急性发作时或慢性进行性脑积水用其他降颅内压措施无效时也可考虑使用。不良反应是引流过速可致脑内静脉破裂,造成脑出血;引流过多可造成脑脊液分泌过多;引流过久可继发颅内细菌感染。在结核性脑膜炎治疗过程中,经常发生粘连梗阻而致难以控制的脑积水。可采用脑室、脑池分流术以达持久性的减低颅内压作用。

八、预后与转归

结核性脑膜炎发病急慢不定,但病程都较长,自愈者少,恶化、死亡者较多。自化疗应用以来,不良的预后大有改善。结核性脑膜炎的预后取决于抗结核药物治疗的早晚,以及开始治疗的方法正确与否;所感染的结核菌是否为耐药菌株;患者的发病年龄;治疗时期的病期、病型;是否合并脑积水;初治或复治(恶化或复发);脑脊液生化和细胞学变化等都能影响治疗的效果。这些综合因素和预后都有密切的关系。

结核性脑膜炎早期,脑底渗出物可因及时治疗而完全吸收,临床可无症状或症状完全好转,治疗后可无任何后遗症。脑脊液恢复正常,结核菌转阴,中枢神经系统的病灶也可完全吸收。但是如果诊断和治疗被延误,则结核性脑膜炎颅底炎症由脑膜延及脑实质,引起意识障碍和精神症状。累及脑血管,引起脑软化、偏瘫、癫痫发作、失语。炎症波及间脑,引起严重自主神经功能紊乱。累及锥体外系出现各种异常运动。累及脑桥及延髓引起吞咽、迷走和副神经损害。患者因渗出物的粘连和压迫引起呼吸不畅或出现陈-施呼吸,可因呼吸中枢麻痹而死亡。上述不同程度的临床征象既是造成死亡的原因,也是出现后遗症的主要原因。常见有肢体运动障碍、视听觉障碍、智力障碍。当发生后遗症时,根据病情,选择使用新针疗法、推拿按压、中医中药、康复锻炼。药物方面可根据病情选用脑细胞代谢活化剂、脱水药物、内分泌制剂及镇静地西泮剂型。

九、护理

(一)一般护理

(1)绝对卧床休息。卧床时间一般为半年,卧床给以头高位 15°～20°,颈项强直者去枕。

(2)保持病室安静,避免强光强声刺激。

(3)保持床单位整齐、清洁、干燥,加强皮肤护理,防止压疮的发生。

(4)注意保持大便通畅。3 天无大便,遵医嘱给予缓泻剂,预防颅内压增高。

(5)如呕吐或惊厥时,将患者侧卧,以免呕吐物吸入气管。

(6)饮食护理:易进高蛋白、高热量、高维生素、高糖、低脂饮食。

(7)心理护理:保持患者情绪稳定,避免精神紧张,帮助患者树立战胜疾病的信心,配合治疗。

(8)配合医师做好腰椎穿刺前、中、后的护理工作。

(9)密切观察神志、瞳孔、体温、脉搏、呼吸血压等变化,及时记录。瞳孔忽大忽小时提示中脑受损。注意颅内高压及肢体活动情况。观察药物的不良反应。

(10)遵医嘱给予持续低流量吸氧。

(11)发热患者遵医嘱给予降温。做好口腔护理。

(12)昏迷患者注意眼睛的保护,做好各种管道的护理,保持通畅;严格无菌操作,防感染。对烦躁不安、抽搐的患者,给以保护性措施。保持呼吸道通畅,头偏向一侧,定期翻身叩背防坠积性肺炎。

(13)加强肢体功能锻炼,制订有效的肢体训练计划。

(二)颅内高压的护理

(1)观察患者头痛的程度及持续时间,有无呕吐,呕吐是否为喷射性及呕吐物的性质,患者的呼吸情况,判断颅内压升高的程度,为降颅内压治疗提供依据。

(2)观察脱水剂的临床反应:①观察脱水前后患者头痛、呕吐物情况。②脱水剂快慢对病情的影响。③脱水剂间隔时间的影响。④严重颅内高压患者甘露醇与呋塞米间隔使用。⑤肾功能不全应观察尿量变化,以防肾功能恶化。

(3)侧脑室引流的护理:①首先做好侧脑室引流术前准备、术中护理。②术后观察脑脊液颜色及每天脑脊液引流量。③正确判断脑室内压力。④观察脑室内压力与临床症状的关系。⑤注意引流后的消毒、无菌处理。

十、健康教育

(1)讲解结脑患者的早期症状及特点,以便早发现早治疗。

(2)宣传结核病的传染传播途径、传染方式,注意个人卫生,杜绝随地吐痰,加强个人防护。

(3)讲解卧床休息的重要性,避免过早下床活动。

(4)坚持长期、规律服药原则。

(5)新生儿接种卡介苗是预防儿童结脑的有效措施。

(6)合理膳食,进高热量、高蛋白、高维生素、低脂、易消化的饮食。

(7)加强肢体功能锻炼。

(8)定期复查肝、肾功能,以及脑脊液、尿、痰、血常规。

(9)禁烟酒。

（崔洪美）

第二节 心源性猝死

一、疾病概述

(一)概念和特点

心源性猝死是指由心脏原因引起的急性症状发作后以意识突然丧失为特征的自然死亡。世界卫生组织将发病后立即或 24 小时以内的死亡定为猝死,美国心脏病学会会议上将发病 1 小时内死亡定为猝死。

据统计,全世界每年有数百万人因心源性猝死丧生,占死亡人数的 15%～20%。美国每年有约 30 万人发生心源性猝死,占全部心血管病死亡人数的 50% 以上,而且是 20～60 岁男性的首位死因。在我国,心源性猝死也居死亡原因的首位,虽然没有大规模的临床流行病学资料报道,但心源性猝死比例在逐年增高,且随年龄增加发病率也逐渐增高,老年人心源性猝死的概率为 80%～90%。

心源性猝死的发病率男性较女性高,美国弗明汉 20 年随访发现:冠心病猝死发病率男性为女性的 3.8 倍;北京市的流行病学资料显示,心源性猝死的男性年平均发病率为 10.5/10.0 万,女性为 3.6/10.0 万。

(二)相关病理生理

冠状动脉粥样硬化是最常见的病理表现,病理研究显示心源性猝死患者急性冠状动脉内血栓形成的发生率为 15%～64%。陈旧性心梗也是心源性猝死的病理表现,这类患者也可见心肌肥厚、冠状动脉痉挛、心电不稳与传导障碍等病理改变。

心律失常是导致心源性猝死的重要原因,通常包括致命性快速心律失常、严重缓慢性心律失常和心室停顿。致命性快速心律失常导致冠状动脉血管事件、心肌损伤、心肌代谢异常和/或自主神经张力改变等因素相互作用,从而引起的一系列病理生理变化,引发心源性猝死,但其最终作用机制仍无定论。严重缓慢性心律失常和心室停顿的电生理机制是当窦房结和/或房室结功能异常时,次级自律细胞不能承担起心脏的起搏功能,常见于病变弥漫累及心内膜下浦肯野纤维的严重心脏疾病。

非心律失常导致的心源性猝死较少,常由心脏破裂、心脏流入和流出道的急性阻塞、急性心脏压塞等原因导致。心肌电-机械分离是指心肌细胞有电兴奋的节律活动,而无心肌细胞的机械收缩,是心源性猝死较少见的原因之一。

(三)病因与危险因素

1.基本病因

绝大多数心源性猝死发生在有器质性心脏病的患者。Braunward 认为心源性猝死的病因有 10 类:①冠状动脉疾病;②心肌肥厚;③心肌病和心力衰竭;④心肌炎症、浸润、肿瘤及退行性变;⑤瓣膜疾病;⑥先天性心脏病;⑦心电生理异常;⑧中枢神经及神经体液影响的心电不稳;⑨婴儿猝死及儿童猝死;⑩其他。

(1)冠状动脉疾病:主要包括冠心病及其引起的冠状动脉栓塞或痉挛等。另一些较少见的病因,如先天性冠状动脉异常、冠状动脉栓塞、冠状动脉炎、冠状动脉机械性阻塞等都是引起心源性猝死的原因。

(2)心肌问题和心力衰竭:心肌的问题引起的心源性猝死常在剧烈运动时发生,其机制认为是心肌电生理异常的作用。慢性心力衰竭患者由于其射血分数较低常常引发猝死。

(3)瓣膜疾病:在瓣膜疾病中最易引发猝死的是主动脉瓣狭窄,瓣膜狭窄引起心肌突发性、大面积的缺血而导致猝死。梅毒性主动脉炎、主动脉扩张引起主动脉瓣关闭不全时引起的猝死也不少见。

(4)电生理异常及传导系统的障碍:心传导系统异常、Q-T 间期延长、不明或未确定原因的心室颤动等都是引起心源性猝死的病因。

2.主要危险因素

(1)年龄:从年龄关系而言,心源性猝死有两个高峰期,即出生后至 6 个月内及 45～75 岁人群。成年人心源性猝死的发病率随着年龄增长而增长,而老年人是成年人心源性猝死的主要人群。随着年龄的增长,高血压、高血脂、心律失常、糖尿病、冠心病和肥胖的发生率增加,这些危险因素促进了心源性猝死的发生率。

(2)冠心病和高血压:在西方国家,心源性猝死约 80% 是由冠心病及其并发症引起。冠心病患者发生心肌梗死后,左心室射血分数降低是心源性猝死的主要因素。高血压是冠心病的主要危险因素,且在临床上两种疾病常常并存。高血压患者左心室肥厚,维持血压应激能力受损,交感神经控制能力下降易出现快速心律失常而导致猝死。

(3)急性心功能不全和心律失常:急性心功能不全患者心脏机械功能恶化时,可出现心肌电活动紊乱,引发心力衰竭患者发生猝死。临床上多种心脏病理类型几乎都是由心律失常恶化引发心源性猝死的。

(4)抑郁:其机制可能是抑郁患者交感或副交感神经调节失衡,导致心脏的电调节失调所致。

(5)时间:美国 Framingham 38 年随访资料显示,猝死发生以 7:00～10:00 和 16:00～20:00 为两个高峰期,这可能与此时生活、工作紧张,交感神经兴奋,诱发冠状动脉痉挛,导致心律失常有关。

(四)临床表现

心源性猝死可分为四个临床时期:前驱期、终末事件期、心脏骤停期与生物学死亡期。

1.前驱期

前驱症状表现形式多样,具有突发性和不可测性,如在猝死前数天或数月,有些患者可出现胸痛、气促、疲乏、心悸等非特异性症状,但也可无任何前驱症状,瞬间发生心脏骤停。

2.终末事件期

终末事件期是指心血管状态出现急剧变化到心搏骤停发生前的一段时间,时间从瞬间到 1 小时不等。心源性猝死所定义时间多指该时期持续的时间。其典型表现包括严重胸痛、急性呼吸困难、突发心悸或眩晕等。在猝死前常有心电活动改变,其中以致命性快速心律失常和室性异位搏动为主因心室颤动猝死者,常先有室性心动过速,少部分以循环衰竭为死亡原因。

3.心脏骤停期

心搏骤停后脑血流急剧减少,患者出现意识丧失,伴有局部或全身的抽搐。心搏骤停刚发生时可出现叹息样或短促痉挛性呼吸,随后呼吸停止,皮肤苍白或发绀,瞳孔散大,脉搏消失,大小便失禁。

4.生物学死亡期

从心搏骤停至生物学死亡的时间长短取决于原发病的性质和复苏开始时间。心搏骤停后4～6分钟脑部出现不可逆性损害,随后经数分钟发展至生物学死亡。心搏骤停后立即实施心肺复苏和除颤是避免发生生物学死亡的关键。

（五）急救方法

1.识别心搏骤停

在最短时间内判断患者是否发生心搏骤停。

2.呼救

在不影响实施救治的同时,设法通知急救医疗系统。

3.初级心肺复苏

初级心肺复苏即基础生命活动支持,包括人工胸外按压、开放气道和人工呼吸。如果具备自动电除颤仪,应联合应用心肺复苏和电除颤。

4.高级心肺复苏

高级心肺复苏即高级生命支持,是在基础生命支持的基础上,应用辅助设备、特殊技术等建立更为有效的通气和血运循环,主要措施包括气管插管、电除颤转复心律、建立静脉通道并给药维护循环等。在这一救治阶段应给予心电、血压、血氧饱和度及呼气末二氧化碳分压监测,必要时还需进行有创血流动力学监测,如动脉血气分析、动脉压、中心动脉压、肺动脉压、肺动脉楔压等。早期电除颤对于救治心搏骤停至关重要,如有条件越早进行越好。心肺复苏的首选药物是肾上腺素,每3～5分钟重复静脉推注 1 mg,可逐渐增加剂量到 5 mg。低血压时可使用去甲肾上腺素、多巴胺、多巴酚丁胺等,抗心律失常药物常用胺碘酮、利多卡因、β受体阻滞剂等。

5.复苏后处理

处理原则是维护有效循环和呼吸功能,特别是维持脑灌注,预防再次发生心搏骤停,维护水、电解质和酸碱平衡,防治脑水肿、急性肾衰竭和继发感染等,其中重点是脑复苏提高营养补充。

（六）预防

1.识别高危人群、采用相应预防措施

对高危人群,针对其心脏基础疾病采用相应的预防措施能减少心源性猝死的发生率,如对冠心病患者采用减轻心肌缺血、预防心梗或缩小梗死范围等措施;对急性心梗、心梗后充血性心力衰竭的患者应用β受体阻滞剂;对充血性心力衰竭患者应用血管紧张素转化酶抑制剂。

2.抗心律失常

胺碘酮在心源性猝死的二级预防中优于传统的Ⅰ类抗心律失常药物。抗心律失常的外科手术治疗对部分药物治疗效果欠佳的患者有一定的预防心源性猝死的作用。近年来研究证明,埋藏式心脏复律除颤器能改善一些高危患者的预后。

3.健康知识和心肺复苏技能的普及

高危人群尽量避免独居,对其及家属进行相关健康知识和心肺复苏技能普及。

二、护理评估

（一）一般评估

（1）识别心搏骤停:当发现无反应或突然倒地的患者时,首先观察其对刺激的反应,并判断有无呼吸和大动脉搏动。判断心搏骤停的指标为意识突然丧失或伴有短阵抽搐;呼吸断续,喘息,随后呼吸停止;皮肤苍白或明显发绀,瞳孔散大,大小便失禁;颈、股动脉搏动消失;心音消失。

(2)患者主诉:胸痛、气促、疲乏、心悸等前驱症状。

(3)相关记录:记录心搏骤停和复苏成功的时间。

(4)复苏过程中须持续监测血压、血氧饱和度,必要时进行有创血流动力学监测。

(二)身体评估

1.头颈部

轻拍肩部呼叫,观察患者反应、瞳孔变化情况,气道内是否有异物。手指于胸锁乳突肌内侧沟中检测颈总动脉搏动(耗时不超过10秒)。

2.胸部

视诊患者胸廓起伏,感受呼吸情况,听诊呼吸音判断自主呼吸恢复情况。

3.其他

观察全身皮肤颜色及肢体活动情况,触诊全身皮肤温湿度等。

(三)心理-社会评估

复苏后应评估患者的心理反应与需求,家庭及社会支持情况,引导患者正确配合疾病的治疗与护理。

(四)辅助检查结果评估

(1)心电图:显示心室颤动或心电停止。

(2)各项生化检查情况和动脉血气分析结果。

(五)常用药物治疗效果的评估

1.血管升压药的评估要点

(1)用药剂量和速度、用药的方法(静脉滴注、注射泵/输液泵泵入)的评估与记录。

(2)血压的评估:患者意识是否恢复,血压是否上升到目标值,尿量、肤色和肢端温度的改变等。

2.抗心律失常药的评估要点

(1)持续监测心电,观察心律和心率的变化,评估药物疗效。

(2)不良反应的评估:应观察用药后不良反应是否发生,如使用胺碘酮可能引起窦性心动过缓、低血压等现象,使用利多卡因可能引起感觉异常、窦房结抑制、房室传导阻滞等。

三、主要护理诊断/问题

(一)循环障碍

与心脏收缩障碍有关。

(二)清理呼吸道无效

与微循环障碍、缺氧和呼吸形态改变有关。

(三)潜在并发症

脑水肿、感染、胸骨骨折等。

四、护理措施

(一)快速识别心搏骤停,正确及时进行心肺复苏和除颤

心源性猝死抢救成功的关键是快速识别心搏骤停和启动急救系统,尽早进行心肺复苏和复律治疗。快速识别是进行心肺复苏的基础,而及时行心肺复苏和尽早除颤是避免发生生物学死亡的关键。

(二)合理饮食

多摄入水果、蔬菜和黑鱼等易消化的清淡食物,可通过改善心律变异性预防心源性猝死。

(三)用药护理

应严格按医嘱用药,并注意观察常用药的疗效和毒副作用,发现问题及时处理等。

(四)心理护理

复苏后部分患者会对曾发生的猝死产生明显的恐惧和焦虑心情,应帮助患者正确评估所面对情况,鼓励患者积极参与治疗和护理计划的制订,使之了解心源性猝死的高危因素和救治方法。帮助患者建立良好有效的社会支持系统,帮助患者克服恐惧和焦虑的情绪。

(五)健康教育

1.高危人群

对高危人群,如冠心病患者应教会患者及家属了解心源性猝死早期出现的症状和体征,做到早发现、早诊断、早干预。教会家属基本救治方法和技能,患者外出时随身携带急救物品和救助电话,以方便得到及时救助。

2.用药原则

按时、正确服用相关药物,让患者了解常用药物不良反应及自我观察要点。

五、急救效果的评估

(1)患者意识清醒。

(2)患者恢复自主呼吸和心跳。

(3)患者瞳孔缩小。

(4)患者大动脉搏动恢复。

(崔洪美)

第三节　急性心肌梗死

急性心肌梗死是急性心肌缺血性坏死。它是在冠状动脉病变的基础上,发生冠状动脉血供急剧减少或中断,使相应的心肌严重而持久的急性缺血所致。原因通常是在冠状动脉粥样硬化病变的基础上继发血栓形成所致。非动脉粥样硬化所导致的心肌梗死可由感染性心内膜炎、血栓脱落、主动脉夹层形成、动脉炎等引起。

本病在欧美常见,20世纪50年代美国本病死亡率>300/10万,20世纪70年代以后死亡率降到<200/10万。美国35~84岁人群中年发病率男性为71‰,女性为22‰;每年约有80万人发生心肌梗死,45万人再梗死。在我国本病远不如欧美多见,20世纪70~80年代,北京、河北、哈尔滨、黑龙江、上海、广州等省市年发病率仅0.2‰~0.6‰,其中以华北地区最高。

一、病因和发病机制

急性心肌梗死绝大多数(90%以上)是由于冠状动脉粥样硬化所致。由于冠状动脉有弥漫而广泛的粥样硬化病变,使管腔有＞75％的狭窄。侧支循环尚未充分建立。一旦由于管腔内血栓形成、劳力、情绪激动、休克、外科手术或血压剧升等诱因而导致血供进一步急剧减少或中断,使心肌严重而持久急性缺血达1小时,即可发生心肌梗死。

冠状动脉闭塞后约半小时,心肌开始坏死,1小时后心肌凝固性坏死,心肌间质充血、水肿、炎性细胞浸润。以后坏死心肌逐渐溶解,形成肌溶灶,随后逐渐有肉芽组织形成,坏死组织在1～2周开始吸收,逐渐纤维化,在6～8周形成瘢痕而愈合,即为陈旧性心肌梗死。坏死心肌波及心包可引起心包炎。心肌全层坏死可产生心室壁破裂、游离壁破裂或室间隔穿孔,也可引起乳头肌断裂。若仅有心内膜下心肌坏死,在心室腔压力的冲击下,外膜下层向外膨出,形成室壁膨胀瘤,造成室壁运动障碍甚至矛盾运动,严重影响左心室射血功能。冠状动脉可有1支或几支闭塞而引起所供血区部位的梗死。

急性心肌梗死时,心脏收缩力减弱、顺应性减低、心肌收缩不协调、心排血量下降,严重时发生泵衰竭、心源性休克及各种心律失常,死亡率高。

二、病理生理

主要出现左心室舒张和收缩功能障碍的一些血流动力学变化,其严重度和持续时间取决于梗死的部位、程度和范围。心脏收缩力减弱、顺应性减低、心肌收缩不协调,左心室压力曲线最大上升速度减低,左心室舒张末期压增高、舒张和收缩末期容量增多。射血分数减低,每搏输出量和心排血量下降,心率增快或有心律失常,血压下降,静脉血氧含量降低。心室重构出现心壁厚度改变、心脏扩大和心力衰竭(先左心衰竭后全心衰竭),可发生心源性休克。右心室心肌梗死在心肌梗死患者中少见,其主要病理生理改变是右心衰竭的血流动力学变化,右心房压力增高,高于左心室舒张末期压,心排血量减低,血压下降。

急性心肌梗死引起的心力衰竭称为泵衰竭,按 Killip 分级法可分以下几级:① Ⅰ 级,尚无明显心力衰竭;② Ⅱ 级,有左心衰竭;③ Ⅲ 级,有急性肺水肿;Ⅳ级,有心源性休克等不同程度或阶段的血流动力学变化。心源性休克是泵衰竭的严重阶段。但如兼有肺水肿和心源性休克则情况最严重。

三、临床表现

(一)病史

发病前常有明显诱因,如精神紧张、情绪激动、过度体力活动、饱餐、高脂饮食、糖尿病未控制、感染、手术、大出血、休克等。少数在睡眠中发病。有半数以上的患者过去有高血压及心绞痛史。部分患者则无明确病史及先兆表现,首次发展即是急性心肌梗死。

(二)症状

1.先兆症状

急性心肌梗死多突然发病,少数患者起病症状轻微。1/2～2/3 的患者起病前1～2天至1～2周或更长时间有先兆症状,其中最常见的是稳定型心绞痛转变为不稳定型;或既往无心绞痛,突然出现心绞痛,且发作频繁,程度较重,用硝酸甘油难以缓解,持续时间较长。伴恶心、呕吐、血压剧烈波动。心电图显示 ST 段一时性明显上升或降低,T 波倒置或增高。这些先兆症状如诊断及时,治疗得当,半数以上患者可免于发生心肌梗死;即使发生,症状也较轻,预后较好。

2.胸痛

胸痛为最早出现而突出的症状。其性质和部位多与心绞痛相似,但程度更为剧烈,呈难以忍受的压榨、窒息,甚至濒死感,伴有大汗淋漓及烦躁不安。持续时间可为1~2小时甚至10小时以上,或时重时轻达数天之久。用硝酸甘油无效,需用麻醉性镇痛药才能减轻。疼痛部位多在胸骨后,但范围较为广泛,常波及整个心前区,约10%的患者波及剑突下及上腹部或颈、背部,偶尔到下颌、咽部及牙齿处。约25%患者无明显的疼痛,多见于老年、糖尿病(由于感觉迟钝)或神志不清患者,或有急性循环衰竭者,疼痛被其他严重症状所掩盖。15%~20%患者在急性期无症状。

3.心律失常

心律失常见于75%~95%的患者,多发生于起病后1~2周,而以24小时内最多见。经心电图观察可出现各种心律失常,可伴乏力、头晕、晕厥等症状,且为急性期引起死亡的主要原因之一。其中最严重的心律失常是室性异位心律(包括频发性期前收缩、阵发性心动过速和心室颤动)。频发(>5次/分)、多源、成对出现,或R波落在T波上的室性期前收缩可能为心室颤动的先兆。房室传导阻滞和束支传导阻滞也较多见,严重者可出现完全性房室传导阻滞。室上性心律失常则较少见,多发生于心力衰竭患者。前壁心肌梗死易发生室性心律失常。下壁梗死易发生房室传导阻滞。

4.心力衰竭

主要是急性左心衰竭,为心肌梗死后收缩力减弱或不协调所致,可出现呼吸困难、咳嗽、烦躁及发绀等症状。严重时两肺满布湿啰音,形成肺水肿,进一步则导致右心衰竭。右心室心肌梗死者可一开始就出现右心衰竭。

5.低血压和休克

仅于疼痛剧烈时血压下降,未必是休克。但如疼痛缓解而收缩压仍低于10.7 kPa(80 mmHg),伴有烦躁不安、大汗淋漓、脉搏细快、尿量减少(<20 mL/h)、神志恍惚甚至晕厥时,则为休克,主要为心源性,由于心肌广泛坏死、心排血量急剧下降所致。而神经反射引起的血管扩张尚属次要,有些患者还有血容量不足的因素参与。

6.胃肠道症状

疼痛剧烈时,伴有频繁的恶心、呕吐、上腹胀痛、肠胀气等,与迷走神经张力增高有关。

7.坏死物质吸收引起的症状

主要是发热,一般在发病后1~3天出现,体温38 ℃左右,持续约1周。

(三)体征

(1)约半数患者心浊音界轻度至中度增大,有心力衰竭时较显著。

(2)心率多增快,少数可减慢。

(3)心尖区第一心音减弱,有时伴有奔马律。

(4)10%~20%的患者在病后2~3天出现心包摩擦音,多数在几天内又消失,是坏死波及心包面引起的反应性纤维蛋白性心包炎所致。

(5)心尖区可出现粗糙的收缩期杂音或收缩中晚期喀喇音,为二尖瓣乳头肌功能失调或断裂所致。

(6)可听到各种心律失常的心音改变。

(7)常见到血压下降到正常以下(病前高血压者血压可降至正常),且可能不再恢复到起病前水平。

(8)还可有休克、心力衰竭的相应体征。

(四)并发症

心肌梗死除可并发心力衰竭及心律失常外,还可有下列并发症。

1.动脉栓塞

主要为左心室壁血栓脱落所引起。根据栓塞的部位,可能产生脑部或其他部位的相应症状,常在起病后1~2周发生。

2.心室膨胀瘤

梗死部位在心脏内压的作用下,显著膨出。心电图常提示持久的 ST 段抬高。

3.心肌破裂

少见。可在发病1周内出现,患者常突然休克甚至造成死亡。

4.乳头肌功能不全

乳头肌功能不全的病变可分为坏死性与纤维性2种,在发生心肌梗死后,心尖区突然出现响亮的全收缩期杂音,第一心音减低。

5.心肌梗死后综合征

心肌梗死后综合征发生率约为10%,于心肌梗死后数周至数月内出现,可反复发生,表现为发热、胸痛、心包炎、胸膜炎或肺炎等症状、体征,可能为机体对坏死物质的变态反应。

四、诊断要点

(一)诊断标准

诊断急性心肌梗死必须至少具备以下标准中的两条。

(1)缺血性胸痛的临床病史,疼痛常持续30分钟以上。

(2)心电图的特征性改变和动态演变。

(3)心肌坏死的血清心肌标志物浓度升高和动态变化。

(二)诊断步骤

对怀疑为急性心肌梗死的患者,应争取在10分钟内完成。

(1)临床检查(问清缺血性胸痛病史,如疼痛性质、部位、持续时间、缓解方式、伴随症状;查明心、肺、血管等的体征)。

(2)描记18导联心电图(常规12导联加 $V_7 \sim V_9$,$V_{3R} \sim V_{5R}$),并立即进行分析、判断。

(3)迅速进行简明的临床鉴别诊断后作出初步诊断(老年人突发原因不明的休克、心力衰竭、上腹部疼痛伴胃肠道症状、严重心律失常或较重而持续性胸痛或胸闷,应慎重考虑有无本病的可能)。

(4)对病情作出基本评价并确定即刻处理方案。

(5)继之尽快进行相关的诊断性检查和监测,如血清心肌标志物浓度的检测,结合缺血性胸痛的临床病史、心电图的特征性改变,作出急性心肌梗死的最终诊断。此外,尚应进行血常规、血脂、血糖、凝血时间、电解质等检测,以及二维超声心动图检查、床旁心电监护等。

(三)危险性评估

(1)伴下列任一项者,如高龄(>70 岁)、既往有心肌梗死史、心房颤动、前壁心肌梗死、心源性休克、急性肺水肿或持续低血压等可确定为高危患者。

(2)死亡率随心电图 ST 段抬高的导联数的增加而增加。

(3)血清心肌标志物浓度与心肌损害范围呈正相关,可帮助估计梗死面积和患者预后。

五、鉴别诊断

(一)不稳定型心绞痛

疼痛的性质、部位与心肌梗死相似,但发作持续时间短、次数频繁、含服硝酸甘油有效。心电图的改变及酶学检查是与心肌梗死鉴别的主要依据。

(二)急性肺动脉栓塞

大块的栓塞可引起胸痛、呼吸困难、咯血、休克,但多出现右心负荷急剧增加的表现,如右心室增大、P_2 亢进和分裂、有心力衰竭体征。无心肌梗死时的典型心电图改变和血清心肌酶的变化。

(三)主动脉夹层

该病也具有剧烈的胸痛,有时出现休克,其疼痛常为撕裂样,一开始即达高峰,多放射至背部、腹部、腰部及下肢。两上肢的血压和脉搏常不一致是本病的重要体征。可出现主动脉瓣关闭不全的体征,心电图和血清心肌酶学检查无急性心肌梗死时的变化。X 线和超声检查可出现主动脉明显增宽。

(四)急腹症

急性胆囊炎、胆石症、急性坏死性胰腺炎、溃疡穿孔等常出现上腹痛及休克的表现,但应有相应的腹部体征,心电图及酶学检查有助于鉴别。

(五)急性心包炎

急性心包炎尤其是非特异性急性心包炎,也可出现严重胸痛、心电图 ST 段抬高,但该病发病前常有上呼吸道感染,呼吸和咳嗽时疼痛加重,早期即有心包摩擦音。无心电图的演变及酶学异常。

六、处理

(一)治疗原则

改善冠状动脉血液供给,减少心肌耗氧,保护心脏功能,挽救因缺血而濒死的心肌,防止梗死面积扩大,缩小心肌缺血范围,及时发现、处理、防治严重心律失常、泵衰竭和各种并发症,防止猝死。

(二)院前急救

流行病学调查发现,50%的患者发病后 1 小时在院外猝死,死因主要是可救治的心律失常。因此,院前急救的重点是尽可能缩短患者就诊延误的时间和院前检查、处理、转运所用的时间;尽量帮助患者安全、迅速地转送到医院;尽可能及时给予相关急救措施,如嘱患者停止任何主动性活动和运动、舌下含化硝酸甘油、高流量吸氧、镇静止痛(吗啡或哌替啶),必要时静脉注射或滴注利多卡因,或给予除颤治疗和心肺复苏;缓慢性心律失常给予阿托品肌内注射或静脉注射;及时将患者情况通知急救中心或医院,在严密观察、治疗下迅速将患者送至医院。

(三)住院治疗

急诊室医师应力争在 10~20 分钟完成病史、临床检查记录 18 导联心电图,尽快明确诊断。对 ST 段抬高者应在 30 分钟内收住冠心病监护病房并开始溶栓,或在 90 分钟内开始行经皮冠状动脉腔内成形术。

1.休息

患者应卧床休息,保持环境安静,减少探视,防止不良刺激。

2.监测

在冠心病监护室进行心电图、血压和呼吸的监测,需5～7天,必要时进行床旁血流动力学监测,以便于观察病情和指导治疗。

3.护理

第1周完全卧床,加强护理,患者进食、洗漱、大小便、翻身等,都需要别人帮助。第2周可从床上坐起,第3～4周可逐步离床和室内缓步走动。但病重或有并发症者,卧床时间宜适当延长。食物以易消化的流质或半流质饮食为主,病情稳定后逐渐改为软食。便秘3天者可服轻泻剂或用甘油栓等,必须防止用力大便造成病情突变。焦虑、不安患者可用地西泮等镇静药。禁止吸烟。

4.吸氧

在急性心肌梗死早期,即便未合并有左心衰竭或肺疾病,也常有不同程度的动脉低氧血症。其原因可能由于细支气管周围水肿,使小气道狭窄,增加小气道阻力,气流量降低,局部换气量减少,特别是两肺底部最为明显。有些患者虽未测出动脉低氧血症,由于增加肺间质液体,肺顺应性一过性降低,而有气短症状。因此,应给予吸氧,通常在发病早期用鼻塞给氧24～48小时,3～5 L/min。有利于氧气运送到心肌,可能减轻气短、疼痛或焦虑症状。在严重左心衰竭、肺水肿和并有机械并发症的患者,多伴有严重低氧血症,需面罩加压给氧或气管插管并机械通气。

5.补充血容量

心肌梗死患者,由于发病后出汗,呕吐或进食少,以及应用利尿剂等因素,引起血容量不足和血液浓缩,从而加重缺血和血栓形成,有导致心肌梗死面积扩大的危险。因此,如每天摄入量不足,应适当补液,以保持出入量的平衡。一般可用极化液。

6.缓解疼痛

急性心肌梗死时,剧烈胸痛使患者交感神经过度兴奋,产生心动过速、血压升高和心肌收缩力增强,从而增加心肌耗氧量。并易诱发快速性室性心律失常,应迅速给予有效镇痛药。本病早期疼痛是难以区分坏死心肌疼痛和可逆性心肌缺血疼痛,二者常混杂在一起。先予以含服硝酸甘油,随后静脉滴注硝酸甘油,如疼痛不能迅速缓解,应立即用强的镇痛药,吗啡和派替啶最为常用。吗啡是解除急性心肌梗死后疼痛最有效的药物。其作用于中枢阿片受体而发挥镇痛作用,并阻滞中枢交感神经冲动的传出,导致外周动、静脉扩张,从而降低心脏前后负荷及心肌耗氧量。通过镇痛,减轻疼痛引起的应激反应,使心率减慢。1次给药后10～20分钟发挥镇痛作用,1～2小时作用最强,持续4～6小时。通常静脉注射吗啡3 mg,必要时每5分钟重复1次,总量不宜超过15 mg。吗啡治疗剂量时即可发生不良反应,随剂量增加,发生率增加。不良反应有恶心、呕吐、低血压和呼吸抑制。其他不良反应有眩晕、嗜睡、表情淡漠、注意力分散等。一旦出现呼吸抑制,可每隔3分钟静脉注射纳洛酮有拮抗吗啡的作用,剂量为0.4 mg,总量不超过1.2 mg。一般用药后呼吸抑制症状可很快消除,必要时采用人工辅助呼吸。派替啶有消除迷走神经作用和镇痛作用,其血流动力学作用与吗啡相似,75 mg派替啶相当于10 mg吗啡,不良反应有致心动过速和呕吐作用,但较吗啡轻。可用阿托品0.5 mg对抗。临床上可肌内注射25～75 mg,必要时2～3小时重复,过量出现麻醉作用和呼吸抑制,当引起呼吸抑制时,也可应用纳洛酮治疗。

对重度烦躁者可应用冬眠疗法,经肌内注射哌替啶25 mg、异丙嗪(非那根)12.5 mg,必要时 4～6 小时重复 1 次。

中药可用复方丹参滴丸、麝香保心丸口服,或复方丹参注射液 16 mL 加入 5%葡萄糖液 250～500 mL 中静脉滴注。

(四)再灌注心肌

起病 3～6 小时,使闭塞的冠状动脉再通,心肌得到再灌注,濒临坏死的心肌可能得以存活或使坏死范围缩小,预后改善,是一种积极的治疗措施。

1.急诊溶栓治疗

溶栓治疗是 20 世纪 80 年代初兴起的一项新技术,其治疗原理是针对急性心肌梗死发病的基础,即大部分穿壁性心肌梗死是由于冠状动脉血栓性闭塞引起的。血栓是由于凝血酶原在异常刺激下被激活,形成凝血酶,使纤维蛋白原转化为纤维蛋白,然后与其他有形成分如红细胞、血小板一起形成的。机体内存在一个纤维蛋白溶解系统,它是由纤维蛋白溶解原和内源性或外源性激活物组成的。在激活物的作用下,纤维蛋白溶酶原被激活,形成纤维蛋白溶酶,它可以溶解稳定的纤维蛋白血栓,还可以降解纤维蛋白原,促使纤维蛋白裂解、使血栓溶解。但是纤维蛋白溶酶的半衰期很短,要想获得持续的溶栓效果,只有依靠连续输入外源性补给激活物的办法。现在临床常用的纤溶激活物有两大类:一类为非选择性纤溶剂,如链激酶、尿激酶。它们除了激活与血栓相关的纤维蛋白溶酶原外,还激活循环中的纤溶酶原,导致全身的纤溶状态,因此可以引起出血并发症。另一类为选择性纤溶剂,有重组组织型纤溶酶原激活剂、单链尿激酶型纤溶酶原激活剂及乙酰化纤溶酶原-链激酶激活剂复合物。它们选择性的激活与血栓有关的纤溶酶原,而对循环中的纤溶酶原仅有中等度的作用。这样可以避免或减少出血并发症的发生。

(1)溶栓疗法的适应证:①持续性胸痛超过半小时,含服硝酸甘油片后症状不能缓解者。②相邻两个或更多导联 ST 段抬高>0.2 mV 者。③发病 6 小时内,或虽超过 6 小时,患者仍有严重胸痛,并且 ST 段抬高的导联有 R 波者,也可考虑溶栓治疗。

(2)溶栓治疗的禁忌证:①近 10 天内施行过外科手术者,包括活检、胸腔或腹腔穿刺和心脏体外按压术等。②10 天内进行过动脉穿刺术者。③颅内病变者,包括出血、梗死或肿瘤等。④有明显出血或潜在的出血性病变者,如溃疡性结肠炎、胃十二指肠溃疡或有空洞形成的肺部病变。⑤有出血性或脑栓死倾向的疾病者,如各种出血性疾病、肝肾疾病、心房颤动、感染性心内膜炎、收缩压>24.0 kPa(180 mmHg),舒张压>14.7 kPa(110 mmHg)等。⑥妊娠期和分娩后头 10 天的妇女。⑦在半年至 1 年内进行过链激酶治疗者。⑧年龄>65 岁者,因为高龄患者溶栓疗法引起颅内出血者多,而且冠脉再通率低于中年。

链激酶是 C 类乙型链球菌产生的酶,在体内将前活化素转变为活化素,后者将纤溶酶原转变为纤溶酶。有抗原性,用前需做皮肤过敏试验。静脉滴注常用量为 500 000～1 000 000 U 加入 5%葡萄糖液 100 mL 内,30～60 分钟滴完,后每小时给予 100 000 U,滴注 24 小时。治疗前半小时肌内注射异丙嗪 25 mg,加少量(2.5～5.0 mg)地塞米松同时滴注可减少变态反应的发生。用药前后进行凝血方面的化验检查,用量大时尤其应注意出血倾向。冠脉内注射时先做冠脉造影,经导管向闭塞的冠状动脉内注入硝酸甘油 0.2～0.5 mg,后注入链激酶20 000 U,继之每分钟 2 000～4 000 U,共 30～90 分钟,再通后继用每分钟 2 000 U,共 30～60 分钟。患者胸痛突然消失,ST 段恢复正常,心肌酶峰值提前出现为再通征象,可每分钟注入1 次造影剂观察是否再通。

尿激酶作用于纤溶酶原使之转变为纤溶酶。本品无抗原性,作用较链激酶弱。500 000～1 000 000 U静脉滴注,60分钟滴完。冠状动脉内应用时每分钟6 000 U持续1小时以上至溶栓后再维持0.5～1.0小时。

重组组织型纤溶酶原激活剂:本品对血凝块有选择性,故疗效高于链激酶。冠脉内滴注0.375 mg/kg,持续45分钟。静脉滴注用量为0.75 mg/kg,持续90分钟。

其他制剂还有单链尿激酶型纤溶酶原激活剂、乙酰化纤溶酶原-链激酶激活剂复合物等。

(3)以上溶栓剂的选择:文献资料显示,用药2～3小时的开通率重组组织型纤溶酶原激活剂为65%～80%,链激酶为65%～75%,尿激酶为50%～68%,乙酰化纤溶酶原-链激酶激活剂复合物为68%～70%。究竟选用哪一种溶栓剂,不能根据以上的数据武断的选择,而应根据患者的病变范围、部位、年龄、起病时间的长短及经济情况等因素选择。比较而言,如患者年轻(年龄小于45岁)、大面积前壁急性心肌梗死、到达医院时间较早(2小时内)、无高血压,应首选重组组织型纤溶酶原激活剂。如果年龄较大(大于70岁)、下壁急性心肌梗死、有高血压,应选链激酶或尿激酶。由于乙酰化纤溶酶原-链激酶激活剂复合物的半衰期最长(70～120分钟),因此它可在患者家中或救护车上一次性快速静脉注射;重组组织型纤溶酶原激活剂的半衰期最短(3～4分钟),需静脉持续滴注90～180分钟;链激酶的半衰期为18分钟,给药持续时间为60分钟;尿激酶半衰期为40分钟,给药时间为30分钟。链激酶与乙酰化纤溶酶原-链激酶激活剂复合物可引起低血压和变态反应,尿激酶与重组组织型纤溶酶原激活剂无这些不良反应。重组组织型纤溶酶原激活剂需要联合使用肝素,链激酶、尿激酶、乙酰化纤溶酶原-链激酶激活剂复合物除具有纤溶作用外,还有明显的抗凝作用,不需要积极使用静脉肝素。另外,重组组织型纤溶酶原激活剂价格较贵,链激酶、尿激酶较低廉。以上这些因素在临床选用溶栓剂时应予以考虑。

(4)溶栓治疗的并发症:①出血,轻度出血时皮肤、黏膜、肉眼及显微镜下血尿,或少量咯血、呕血等(穿刺或注射部位少量瘀斑不作为并发症)。重度出血时会大量咯血或消化道大出血,腹膜后出血等引起失血性休克或低血压,需要输血者。危及生命部位的出血,即颅内、蛛网膜下腔、纵隔内或心包出血。②再灌注心律失常,注意其对血流动力学的影响。③一过性低血压及其他的变态反应。

溶栓治疗急性心梗的价值是肯定的。加速血管再通,减少和避免冠脉早期血栓性再堵塞,可望进一步增加疗效。已证实有效的抗凝治疗可加速血管再通和有助于保持血管通畅。今后研究应着重于改进治疗方法或使用特异性溶栓剂,以减少纤维蛋白分解,防止促凝血活动和纤溶酶原偷窃;研制合理的联合使用的药物和方法。如此,可使现已明显降低的急性心梗死亡率进一步下降。

2.经皮冠状动脉腔内成形术

(1)直接经皮冠状动脉腔内成形术:急性心肌梗死发病后直接做经皮冠状动脉腔内成形术。指征:静脉溶栓治疗有禁忌证者;合并心源性休克者(急诊经皮冠状动脉腔内成形术挽救生命是作为首选治疗);诊断不明患者,如急性心肌梗死病史不典型或左束支传导阻滞者,可从直接冠状动脉造影和经皮冠状动脉腔内成形术中受益;有条件在发病后数小时内行经皮冠状动脉腔内成形术者。

(2)补救性经皮冠状动脉腔内成形术:在发病24小时内,静脉溶栓治疗失败,患者胸痛症状不缓解时,行急诊经皮冠状动脉腔内成形术,以挽救存活的心肌,限制梗死面积进一步扩大。

(3)半择期经皮冠状动脉腔内成形术:溶栓成功患者在梗死后7～10天,有心肌缺血指征或冠脉再闭塞者。

(4)择期经皮冠状动脉腔内成形术:在急性心肌梗死后 4～6 周,用于再发心绞痛或有心肌缺血客观指征,如运动试验、动态心电图、²⁰¹Tl 运动心肌断层显像等证实有心肌缺血。

(5)冠状动脉旁路移植术:适用于溶栓疗法及经皮冠状动脉腔内成形术无效,而仍有持续性心肌缺血;急性心肌梗死合并有左心房室瓣关闭不全或室间隔穿孔等机械性障碍需要手术矫正和修补,同时进行冠状动脉旁路移植术;多支冠状动脉狭窄或左冠状动脉主干狭窄。

(五)缩小梗死面积

急性心肌梗死是心肌氧供/氧需的严重失衡,纠正这种失衡,就能挽救濒死的心肌,限制梗死的扩大,有效地减少并发症和改善患者的预后。控制心律失常,适当补充血容量和治疗心力衰竭,均有利于减少梗死区。目前多主张采用以下几种药物。

1.扩血管药物

扩血管药物必须应用于梗死初期的发展阶段,即起病后 4～6 小时之内。一般首选硝酸甘油静脉滴注或异山梨酯舌下含化,也可在皮肤上用硝酸甘油贴片或软膏。使用时应注意:静脉给药时,最好有血流动力学监测,当肺动脉楔嵌压小于 2.4 kPa(18 mmHg),动脉压正常或增高时,其疗效较好,反之,则可使病情恶化;应从小剂量开始,在应用过程中保持肺动脉楔嵌压不低于 2.0 kPa(15 mmHg),且动脉压不低于正常低限,以保证必需的冠状动脉灌注。

2.β 受体阻滞剂

大量临床资料表明,在急性心肌梗死发生后的 4～12 小时,给普萘洛尔或美托洛尔、阿普洛尔、阿替洛尔等药治疗(最好是早期静脉内给药),常能达到明显降低患者的最高血清酶水平,提示有限制梗死范围扩大的作用。但因这些药的负性肌力、负性频率作用,临床应用时,当心率低于每分钟 60 次,收缩压≤14.6 kPa,有心力衰竭及下壁心梗者应慎用。

3.右旋糖酐-40 及复方丹参等活血化瘀药物

一般可选用右旋糖酐-40 每天静脉滴注 250～500 mL,7～14 天为 1 个疗程。在右旋糖酐-40内加入活血化瘀药物如血栓通 4～6 mL、川芎嗪 80～160 mg 或复方丹参注射液 12～30 mL,疗效更佳。心功能不全者右旋糖酐-40 者慎用。

4.极化液

可减少心肌坏死,加速缺血心肌的恢复。但近几年因其效果不显著,已趋向不用,仅用于急性心肌梗死伴有低血容量者。其他改善心肌代谢的药物有维生素 C(3～4 g)、辅酶 A(50～100 U)、肌苷(0.2～0.6 g)、维生素 B₆(50～100 mg),每天 1 次静脉滴注。

5.其他

有人提出用大量激素(氢化可的松 150 mg/kg)或透明质酸酶(每次 500 U/kg,每 6 小时 1 次,每天 4 次),或用钙通道阻滞剂(硝苯地平 20 mg,每 4 小时 1 次)治疗急性心肌梗死,但对此分歧较大,尚无统一结论。

(六)严密观察,及时处理并发症

1.左心功能不全

急性心肌梗死时左心功能不全因病理生理改变的程度不同,可表现轻度肺淤血、急性左心衰竭(肺水肿)、心源性休克。

(1)急性左心衰竭(肺水肿)的治疗:可选用吗啡、利尿剂(呋塞米等)、硝酸甘油(静脉滴注),尽早口服血管紧张素转化酶抑制剂(以短效制剂为宜)。肺水肿合并严重高血压时应静脉滴注硝普钠,由小剂量(10 μg/min)开始,据血压调整剂量。伴严重低氧血症者可行人工机械通气治疗。洋地黄制剂在急性心肌梗死发病24小时内不主张使用。

(2)心源性休克:在严重低血压时应静脉滴注多巴胺5～15 μg/(kg·min),一旦血压升至12.0 kPa(90 mmHg)以上,则可同时静脉滴注多巴酚丁胺3～10 μg/(kg·min),以减少多巴胺用量。如血压不升应使用大剂量多巴胺[≥15 μg/(kg·min)]。大剂量多巴胺无效时,可静脉滴注去甲肾上腺素2～8 μg/min。轻度低血压时,可用多巴胺或与多巴酚丁胺合用。药物治疗无效者,应使用主动脉内球囊反搏。急性心肌梗死合并心源性休克提倡经皮冠状动脉腔内成形术再灌注治疗。中药可酌情选用独参汤、参附汤、生脉散等。

2.抗心律失常

急性心肌梗死有90%以上出现心律失常,绝大多数发生在梗死后72小时内,不论是快速性或缓慢性心律失常,对急性心肌梗死患者均可引起严重后果。因此,及早发现心律失常,特别是严重的心律失常前驱症状,并给予积极的治疗。

(1)对出现室性期前收缩的急性心肌梗死患者,应严密心电监护及处理。频发的室性期前收缩或室速,应以利多卡因50～100 mg静脉注射,无效时5～10分钟可重复,控制后以每分钟1～3 mg静脉滴注维持,情况稳定后可改为药物口服;美西律150～200 mg,普鲁卡因胺250～500 mg,溴苄胺100～200 mg等,6小时1次维持。

(2)对已发生心室颤动者,应立即行心肺复苏术,在进行心脏按压和人工呼吸的同时争取尽快实行电除颤,一般首次即采取较大能量(200～300 J),争取1次成功。

(3)对窦性心动过缓,如心率小于每分钟50次,或心率在每分钟50～60次但合并低血压或室性心律失常者,可以阿托品每次0.3～0.5 mg静脉注射,无效时5～10分钟重复,但总量不超过2 mg。也可以氨茶碱0.25 g或异丙基肾上腺素1 mg分别加入300～500 mL液体中静脉滴注,但这些药物有可能增加心肌氧耗或诱发室性心律失常,故均应慎用。以上治疗无效症状严重时可采用临时起搏措施。

(4)对房室传导阻滞一度和二度量型者,可应用肾上腺皮质激素、阿托品、异丙肾上腺素治疗,但应注意其不良反应。对三度及二度Ⅱ型者宜行临时心脏起搏。

(5)对室上性快速心律失常者可选用β受体阻滞剂、洋地黄类(24小时内尽量不用)、维拉帕米、胺碘酮、奎尼丁、普鲁卡因胺等治疗,对阵发性室上性、心房颤动及心房扑动药物治疗无效可考虑直流同步电转复或人工心脏起搏器复律。

3.机械性并发症的处理

(1)心室游离壁破裂:可引起急性心包压塞致突然死亡,临床表现为电-机械分离或心脏停搏,常因难以即时救治而死亡。亚急性心脏破裂应积极争取冠状动脉造影后行手术修补及血管重建术。

(2)室间隔穿孔:伴血流动力学失代偿者,提倡在血管扩张剂和利尿剂治疗及主动脉内球囊反搏支持下,早期或急诊手术治疗。如穿孔较小,无充血性心力衰竭,血流动力学稳定,可保守治疗,6周后择期手术。

(3)急性二尖瓣关闭不全:急性乳头肌断裂时突发左心衰竭和/或低血压,主张用血管扩张剂、利尿剂及主动脉内球囊反搏治疗,在血流动力学稳定的情况下急诊手术。因左心室扩大或乳头肌功能不全者,应积极应用药物治疗心力衰竭,改善心肌缺血并行血管重建术。

(七)恢复期处理

住院3～4周后,如病情稳定,体力增进,可考虑出院。近年来主张出院前做症状限制性运动负荷心电图、放射性核素和/或超声显像检查,如显示心肌缺血或心功能较差,宜行冠状动脉造影检查考虑进一步处理。心室晚电位检查有助于预测发生严重室性心律失常的可能性。

七、护理

(一)护理评估

1.病史

发病前常有明显诱因,如精神紧张、情绪激动、过度体力活动、饱餐、高脂饮食、糖尿病未控制、感染、手术、大出血、休克等。少数在睡眠中发病。有半数以上的患者过去有高血压及心绞痛史。部分患者则无明确病史及先兆表现,首次发展即是急性心肌梗死。

2.身体状况

(1)先兆:半数以上患者在梗死前数天至数周,有乏力、胸部不适、活动时心悸、气急、心绞痛等,最突出为心绞痛发作频繁,持续时间较长,疼痛较剧烈,甚至伴恶心、呕吐、大汗、心动过缓,硝酸甘油疗效差等,特称为梗死先兆。应警惕近期内发生心肌梗死的可能,要及时住院治疗。

(2)症状:急性心肌梗死的临床表现与梗死的大小、部位、发展速度及原来心脏的功能情况等有关。①疼痛:是最常见的起始症状。典型的疼痛部位和性质与心绞痛相似,但疼痛更剧烈,诱因多不明显,持续时间较长,多在30分钟以上,也可达数小时或更长,休息和含服硝酸甘油多不能缓解。患者常烦躁不安、出汗、恐惧,或有濒死感。老年人、糖尿病患者,以及脱水、休克患者常无疼痛。少数患者以休克、急性心力衰竭、突然晕厥为始发症状。部分患者疼痛位于上腹部,或者疼痛放射至下颌、颈部、背部上方,易被误诊,应与相关疾病鉴别。②全身症状:有发热和心动过速等。发热由坏死物质吸收所引起,一般在疼痛后24～48小时出现,体温一般在38 ℃左右,持续约1周。③胃肠道症状:常伴有恶心、呕吐、肠胀气和消化不良,特别是下后壁梗死者。重症者可发生呃逆。④心律失常:见于75%～95%的患者,以发病24小时内最多见,可伴心悸、乏力、头晕、晕厥等症状。其中以室性心律失常居多,可出现室性期前收缩、室性心动过速、心室颤动或加速性心室自主心律。如出现频发的、成对的、多源的和R落在T的室性期前收缩,或室性心动过速,常为心室颤动的先兆。心室颤动是急性心肌梗死早期主要的死因。室上性心律失常则较少,多发生在心力衰竭者中。缓慢型心律失常中以房室传导阻滞最为常见,束支传导阻滞和窦性心动过缓也较多见。⑤低血压和休克:见于20%～30%的患者。疼痛期的血压下降未必是休克。如疼痛缓解后收缩压仍低于10.7 kPa(80 mmHg),伴有烦躁不安、面色苍白、皮肤湿冷、大汗淋漓、脉细而快、少尿、精神迟钝甚至昏迷,则为休克表现。休克多在起病后数小时至1周内发生,主要是心源性,为心肌收缩力减弱、心排血量急剧下降所致,尚有血容量不足、严重心律失常、周围血管舒缩功能障碍和酸中毒等因素参与。⑥心力衰竭:主要为急性左心衰竭。可在发病最初的几天内发生,或在疼痛、休克好转阶段出现。这是因为心肌梗死后心脏收缩力显著减弱或不协调所致。患者可突然出现呼吸困难、咳泡沫痰、发绀等,严重时可发生急性肺水肿,也可继而出现全心衰竭。

(3)体征:①一般情况。患者常呈焦虑不安或恐惧,手抚胸部,面色苍白,皮肤潮湿,呼吸增快;如左心功能不全时呼吸困难,常采用半卧位或咳粉红色泡沫痰;发生休克时四肢厥冷,皮肤有蓝色斑纹。多数患者于发病第2天体温升高,一般在38 ℃左右,1周内退至正常。②心脏浊音界可轻至中度增大;心率增快或减慢;可有各种心律失常;心尖部第一心音常减弱,可出现第三心音或第四心音奔马律;一般听不到心脏杂音,二尖瓣乳头肌功能不全或腱索断裂时心尖部可听到明显的收缩期杂音;室间隔穿孔时,胸骨左缘可闻及响亮的全收缩期杂音;发生严重的左心衰竭时,心尖部也可闻及收缩期杂音;1%～20%的患者可在发病1～3天出现心包摩擦音,持续数天,少数可持续1周以上。③发病早期肺底可闻及少数湿啰音,常在1～2天消失,啰音持续存在或增多常提示左心衰竭。

3.实验室及其他检查

(1)心电图检查:可起到定性、定位、定期的作用。透壁性心肌梗死典型改变是出现异常、持久的Q波或QS波。损伤型ST段的抬高,弓背向上与T波融合形成单向曲线,起病数小时之后出现,数天至数周回到基线。起病数小时内异常增高,数天至2周左右变为平坦,继而倒置。但有5%～15%病例心电图表现不典型,其原因为小灶梗死、多处或对应性梗死、再发梗死、心内膜下梗死及伴室内传导阻滞、心室肥厚或预激综合征等。以上情况可不出现坏死性Q波,只表现为QRS波群高度、ST段、T波的动态改变。另外,右侧心肌梗死、真后壁和局限性高侧壁心肌梗死,常规导联中不显示梗死图形,应加做特殊导联以明确诊断。

(2)心向量图检查:当心电图不能肯定诊断为心肌梗死时,往往可通过心向量图得到证实。

(3)超声心动图检查:超声心动图并不用来诊断急性心肌梗死,但对探查心肌梗死的各种并发症极有价值,尤其是室间隔穿孔破裂,乳头肌或腱索断裂或功能不全造成的二尖瓣关闭不全、脱垂、室壁瘤和心包积液。

(4)放射性核素检查:放射性核素心肌显影、心室造影^{99m}Tc及^{131}I等形成热点成像或^{201}Tl及^{42}K等冷点成像可判断梗死的部位和范围。用门电路控制γ闪烁照相法进行放射性核素血池显像,可观察壁动作及测定心室功能。

(5)心室晚电位检查:心肌梗死时心室晚电位阳性率28%～58%,其出现不似陈旧性心梗稳定,但与室速与心室颤动有关,阳性者应进行心电监护及予以有效治疗。

(6)磁共振成像(MRI):易获得清晰的空间隔像,故对发现间隔段运动障碍、间隔心肌梗死并发症较其他方法优越。

(7)血常规检查:白细胞计数上升,达(10～20)×10^9/L,中性粒细胞增至75%～90%。

(8)红细胞沉降率检查:增快,可持续1～3周。

(9)血清酶学检查:心肌细胞内含有大量的酶,受损时这些酶进入血液,测定血中心肌酶谱对诊断及估计心肌损害程度有十分重要的价值。常用的有以下几方面:①血清肌酸激酶:发病4～6小时在血中出现,24小时达峰值,后很快下降,2～3天消失。②乳酸脱氢酶在起病8～10小时后升高,达到高峰时间在2～3天,持续1～2周恢复正常。其中肌酸激酶的同工酶和乳酸脱氢酶的同工酶诊断的特异性最高,其增高程度还能准确地反映梗死的范围。

(10)肌红蛋白测定:血清肌红蛋白升高出现时间比肌酸激酶略早,在4小时左右,多数24小时即恢复正常;尿肌红蛋白在发病后5～40小时开始排泄,持续时间平均达83小时。

(二)护理目标

(1)患者疼痛减轻。

(2)患者能遵医嘱服药,说出治疗的重要性。

(3)患者的活动量增加、心率正常。

(4)生命体征维持在正常范围。

（5）患者看起来放松。

（三）护理措施

1.一般护理

（1）安置患者于冠心病监护病房，连续监测心电图、血压、呼吸 5～7 天，对行漂浮导管检查者做好相应护理，询问患者有无心悸、胸闷、胸痛、气短、乏力、头晕等不适。

（2）病室保持安静、舒适，限制探视，有计划地护理患者，减少对患者的干扰，保证患者充足的休息和睡眠时间，防止任何不良刺激。据病情安置患者于半卧位或平卧位。第 1～3 天绝对卧床休息，翻身、进食、洗漱、排便等均由护理人员帮助料理；第 4～6 天可在床上活动肢体，无并发症者可在床上坐起，逐渐过渡到坐在床边或椅子上，每次 20 分钟，每天 3～5 次，鼓励患者深呼吸；第 1～2 周开始在室内走动，逐步过渡到室外行走；第 3～4 周可试着上下楼梯或出院。病情严重或有并发症者应适当延长卧床时间。

（3）介绍本病知识和监护室的环境。关心、尊重、鼓励、安慰患者，以和善的态度回答患者提出的问题，帮助其树立战胜疾病的信心。

（4）给予低钠、低脂、低胆固醇、无刺激、易消化的饮食，少量多餐，避免进食过饱。

（5）心肌梗死患者由于卧床休息、消化功能减退、哌替啶或吗啡等止痛药物的应用，使胃肠功能和膀胱收缩无力抑制，易发生便秘和尿潴留。应予以足够的重视，酌情给予轻泻剂，嘱患者排便时勿屏气，避免增加心脏负担和导致附壁血栓脱落。排便不畅时宜加用开塞露，对 5 天无大便者可保留灌肠或给低压盐水灌肠。对排尿不畅者，可采用物理或诱导法，协助排尿，必要时行导尿。

（6）吸氧：氧治疗可提高改善低氧血症，有利于心肌梗死的康复。急性期给患者高流量吸氧，持续48 小时。氧流量在每分钟 3～5 L，病情变化可延长吸氧时间。待疼痛减轻，休克解除，可减低氧流量。注意鼻导管的通畅，24 小时更换 1 次。如果合并急性左心衰竭，出现重度低氧血症时。死亡率较高，可采用加压吸氧或乙醇除泡沫吸氧。

（7）防止血栓性静脉炎或深部静脉血栓形成：血栓性静脉炎表现为受累静脉局部红、肿、痛，可延伸呈条索状，多因反复静脉穿刺输液和多种药物输注所致。所以行静脉穿刺时应严格无菌操作，患者感觉输液局部皮肤疼痛或红肿，应及时更换穿刺部位，并予以热敷或理疗。下肢静脉血栓形成一般在血栓较大引起阻塞时才出现患肢肤色改变，皮肤温度升高和可凹性水肿。应注意每天协助患者做被动下肢活动 2～3 次，注意下肢皮肤温度和颜色的变化避免选用下肢静脉输液。

2.病情观察与护理

急性心肌梗死为危重疾病，应早期发现危及患者生命的先兆表现，如能得到及时处理，可使病情转危为安。故需严密观察以下情况。

（1）血压：始发病时应 0.5～1.0 小时测量 1 次血压，随血压恢复情况逐步减少测量次数为每天 4～6 次，基本稳定后每天 1～2 次。若收缩压在 12.0 kPa（90 mmHg）以下，脉压减小，且音调低落，要注意患者的神志状态、脉搏、面色、皮肤色泽及尿量等，是否有心源性休克的发生。此时，在通知医师的同时，对休克者采取抗休克措施，如补充血容量，应用升压药、血管扩张剂，以及纠正酸中毒，避免脑缺氧，保护肾功能等。有条件者应准备好中心静脉压测定装登或漂浮导管测定肺微血管楔嵌压设备，以正确应用输液量及调节液体滴速。

（2）心率、心律：在冠心病监护病房进行连续的心电、呼吸监测，在心电监测示波屏上，应注意观察心率及心律变化。及时检出可能作为恶性心动过速先兆的任何室性期前收缩,以及心室颤动或完全性房室传导阻滞、严重的窦性心动过缓、房性心律失常等,如发现室性期前收缩则表现如下:①每分钟 5 次以上;②呈二、三联律;③多源性期前收缩;④室性期前收缩的 R 波落在前一次主搏的 T 波之上,均为转变阵发性室性心动过速及心室颤动的先兆,易造成心搏骤停。遇有上述情况,在立即通知医师的同时,需应用相应的抗心律失常药物,并准备好除颤器和人工心脏起搏器,协同医师抢救处理。

(3)胸痛:急性心肌梗死患者常伴有持续剧烈的胸痛,因此,应注意观察患者的胸痛程度,因剧烈胸痛可导致低血压,加重心肌缺氧,扩大梗死面积,引起心力衰竭、休克及心律失常。常用的止痛剂有罂粟碱肌内注射或静脉滴注,硝酸甘油 0.6 mg 含服,疼痛较重者可用哌替啶或吗啡。在护理中应注意可能出现的药物不良反应,同时注意观察血压、尿量、呼吸及一般状态,确保用药的安全。

(4)呼吸急促:注意观察患者的呼吸状态,对有呼吸急促的患者应注意观察血压、皮肤黏膜的血液循环情况、肺部体征的变化及血流动力学和尿量的变化。发现患者有呼吸急促、不能平卧、烦躁不安、咳嗽、咳泡沫样血痰时,立即取半坐位,给予吸氧,准备好快速强心、利尿剂,配合医师按急性心力衰竭处理。

(5)体温:急性心肌梗死患者可有低热,体温在 37.0～38.5 ℃,多持续 3 天左右。如体温持续升高,1 周后仍不下降,应怀疑有继发肺部或其他部位感染,及时向医师报告。

(6)意识变化:如发现患者意识恍惚,烦躁不安,应注意观察血流动力学及尿量的变化。警惕心源性休克的发生。

(7)器官栓塞:在急性心肌梗死第 1、2 周内,注意观察组织或脏器有无发生栓塞现象。因左心室内附壁血栓可脱落,而引起脑、肾、四肢、肠系膜等动脉栓塞,应及时向医师报告。

(8)心室膨胀瘤:在心肌梗死恢复过程中,心电图表现虽有好转,但患者仍有顽固性心力衰竭或心绞痛发作,应疑有心室膨胀瘤的发生。这是由于在心肌梗死区愈合过程中,心肌被结缔组织所替代,成为无收缩力的薄弱纤维瘢痕区。该区内受心腔内的压力而向外呈囊状膨出,造成心室膨胀瘤。应配合医师进行 X 线检查以确诊。

(9)心肌梗死后综合征:需注意在急性心肌梗死后 2 周、数月甚至 2 年内,可并发心肌梗死后综合征。表现为肺炎、胸膜炎和心包炎征象,同时也有发热、胸痛、血沉和白细胞计数升高现象,酷似急性心肌梗死的再发。这是由于坏死心肌引起机体自身免疫变态反应所致。如心肌梗死的特征性心电图变化有好转现象又有上述表现时,应做好 X 线检查的准备,配合医师作出鉴别诊断。因本病应用激素治疗效果良好,若因误诊而用抗凝药物,可导致心腔内出血而发生急性心包压塞。故应严密观察病情,在确诊为本病后,应向患者及家属做好解释工作,解除顾虑,必要时给患者应用镇痛及镇静药;做好休息、饮食等生活护理。

(四)健康教育

(1)注意劳逸结合,根据心功能进行适当的康复锻炼。

(2)避免紧张、劳累、情绪激动、饱餐、便秘等诱发因素。

(3)节制饮食,禁忌烟酒、咖啡、酸辣刺激性食物,多吃蔬菜、蛋白质类食物,少食动物脂肪、胆固醇含量较高的食物。

(4)按医嘱服药,随身常备硝酸甘油等扩张冠状动脉药物,定期复查。

(5)指导患者及家属,病情突变时,采取简易应急措施。

(崔洪美)

第四节 急性肝衰竭

一、定义

急性肝衰竭是原来无肝病者肝脏受损后短时间内发生的严重临床综合征,死亡率高,最常见的病因是病毒性肝炎。

二、病因及发病机制

(一)病因

在中国引起肝衰竭的主要病因是肝炎病毒(主要是乙肝病毒),其次是药物及肝毒性物质(如乙醇、化学制剂等)。在欧美国家,药物是引起急性、亚急性肝衰竭的主要原因。

(二)发病机制

1.内毒素与肝损伤

内毒素使肝脏能量代谢发生障碍。还可诱导中性粒细胞向肝内聚集,并激活中性粒细胞,参与导致大块肝细胞坏死的炎症过程。内毒素作用于肝窦内皮细胞及微血管,引起肝微循环障碍,导致缺氧缺血性损伤。

2.细胞因子与肝损伤

细胞因子不仅是肝坏死过程的主要因素,还与肝衰竭时肝细胞再生抑制状态有关。

3.细胞凋亡

肝细胞凋亡在肝衰竭病理形成过程中也起着重要的作用。

4.多器官功能衰竭与肝衰竭

肝衰竭是多器官功能衰竭的主要起因,而多器官功能衰竭又可加重肝衰竭。

三、临床表现

(一)神经、精神症状

早期以性格和行为改变为主,如情绪激动、精神错乱、行为荒诞等,少数患者可被误诊为精神疾病。晚期出现肝性脑病、肝臭,各种反射迟钝或消失,肌张力改变,踝阵挛阳性。

(二)黄疸

典型病例先是尿色加深,2～3天皮肤巩膜出现黄疸,迅速加深,少数患者的黄疸可出现在神经、精神症状前,但较轻微,以后随病情恶化而加深。

(三)出血

因肝脏内凝血因子合成障碍,导致弥散性血管内凝血、血小板计数减少。

(四)肝脏缩小

多数急性肝衰竭肝脏呈进行性缩小,此为诊断本病的重要体征。

(五)腹水

多数患者迅速出现腹水,大多属于漏出液,少数为渗出液或血性。

(六)脑水肿、脑疝综合征

发生率为24%～82%,单纯脑水肿表现为呕吐、头痛、烦躁、血压轻度上升。合并脑疝则出现去大脑强直、抽搐、瞳孔对光反应减弱或消失、呼吸节律不齐、呼吸骤停等。

(七)肝肾综合征

表现为少尿或无尿、氮质血症、稀释性低血钠、低尿钠,尿中可无蛋白质及管型。

四、实验室及其他检查

肝炎病毒学检查:肝功能检查转氨酶升高或发生胆-酶分离现象;血生化检查凝血酶原时间延长。

五、紧急救护

(一)去除诱因

针对引起急性肝衰竭的不同诱因,给予治疗和护理。

(二)保肝治疗

(1)应用细胞活性药物,如ATP、辅酶A、肌苷、1,6-二磷酸果糖等。

(2)胰岛素-胰高血糖素疗法。

(3)促肝细胞生长素促使肝细胞再生。

(4)前列腺素E可扩张血管、改善肝微循环、稳定肝细胞膜、防止肝细胞坏死。

(5)适量补充新鲜血、新鲜血浆及清蛋白,有利于提高胶体渗透压,促进肝细胞的再生和补充凝血因子。

(三)对症处理

1.肝性脑病

避免使用麻醉、镇痛、催眠等中枢抑制药物,及时控制感染和上消化道出血,注意纠正水、电解质和酸碱平衡紊乱,降低血氨。可通过下列方法降低血氨。

(1)禁止经口摄入蛋白质,尤其动物蛋白,以减少氨的形成。

(2)抑制肠道产氨细菌生长,可口服或鼻饲新霉素1～2 g/d,甲硝唑0.2 g,每天4次。

(3)清除肠道积食、积血或其他含氮物质,应用乳果糖或拉克替醇,口服或高位灌肠,可酸化肠道,促进氨的排出,减少肠源性毒素吸收。

(4)视患者的电解质和酸碱平衡情况酌情选择谷氨酸钠、谷氨酸钾、精氨酸等降氨药。

(5)使用支链氨基酸或支链氨基酸与精氨酸混合制剂,以纠正氨基酸失衡。

2.出血

(1)预防胃应激性溃疡出血,可用H_2受体拮抗剂或质子泵抑制剂。

(2)凝血功能障碍者注射维生素K,可促进凝血因子的合成。血小板减少或功能异常者可输注血小板悬液。

(3)胃肠道出血者可用冰盐水加血管收缩药物局部灌注止血。

(4)活动性出血或需接受损伤性操作者,应补充凝血因子,以输新鲜血浆为宜。

(5)一旦出现弥散性血管内凝血、颅内出血,须积极配合抢救。

（四）急性并发症的处理

1.肝肾综合征

（1）及时去除诱因,如避免强烈利尿及大量放腹水,不使用损害肾功能的药物。

（2）在改善肝功能的前提下,适当输注右旋糖酐-40、清蛋白等胶体溶液,以提高循环血容量。

（3）补充血容量的同时给予利尿剂,常用20％甘露醇,无效时可用呋塞米,可消除组织水肿、腹水,减轻心脏负荷,清除有害代谢产物。

（4）应用血管活性药,可选用多巴胺、酚妥拉明等药物,以扩张肾血管,增加肾血流量。

（5）经上述治疗无效时,宜尽早进行血液透析,清除血内有害物质,减轻氮质血症,纠正高钾血症和酸中毒。

2.感染

一旦出现感染,可单用或联合应用抗生素,但不应使用有肝、肾毒性的药物。

3.脑水肿

颅内压增高者给予高渗性脱水药。

（五）血液净化疗法

可清除因肝功能严重障碍而产生的各种有害物质,使血液得以净化,帮助患者度过危险期。血浆置换是较为成熟的血液净化方法,可以去除与血浆蛋白结合的毒物,补充血浆蛋白、凝血因子等人体所需物质,从而减轻急性肝衰竭患者的症状。

（六）肝替代治疗

（1）人工肝支持治疗：人工肝是指通过体外的机械、物理化学或生物装置,清除各种有害物质,补充必需物质,改善内环境,暂时替代衰竭肝的部分功能的治疗方法,能为肝细胞再生及肝功能恢复创造条件或等待机会进行肝移植。

（2）肝移植。

六、观察要点

（1）判断神志是否清醒,性格和行为有无异常,以便及时发现肝性脑病的先兆。

（2）密切观察生命体征变化,注意每天测量腹围、体重。

（3）黄疸：了解黄疸的程度,有无逐渐加重。

（4）出血：注意皮肤、黏膜及消化道等部位有无出血,抽血及穿刺后要长时间压迫穿刺点,防止渗血。

（5）监测中心静脉压、血气分析变化。

（6）监测肝功能、凝血功能变化。

（7）对接受胰高血糖素、胰岛素疗法的患者,用药期间随时监测血糖水平,以便随时调整药物的用量。

（8）应用谷氨酸钾时须监测钾、钠、氯含量,保持电解质平衡。

七、护理

（一）充分休息与心理护理

患者应绝对卧床休息,腹水患者采取半卧位。鼓励患者保持乐观情绪,以最佳心理状态配合治疗。

（二）饮食护理

给予低脂、低盐、高热量、清淡、易消化的食物。戒烟酒，忌辛辣刺激性食物，少量多餐可进食流质或半流质，以保证营养充分吸收，促进肝细胞再生和修复。有腹水者控制钠盐摄入，肝性脑病者忌食蛋白。

（三）口腔护理

饭前饭后可用5％碳酸氢钠漱口。

（四）皮肤护理

保持皮肤清洁干燥，黄疸较深、瘙痒严重者可给予抗组胺药物。

（五）并发症的护理

1.肝肾综合征

严格控制液体入量，避免使用损害肝、肾功能的药物。注意观察尿量的变化及尿的颜色和性状，准确记录每天出入液量。

2.感染

加强支持疗法，调整免疫功能。

3.大量腹水

（1）安置半卧位，限制钠盐和每天入水量。

（2）遵医嘱应用利尿剂，避免快速和大量利尿，用药后注意监测血电解质。

（3）每天称体重、测腹围、记录尿量，密切观察腹水增长及消退情况。④腹腔穿刺放腹水1次量不能超过3 000 mL，防止水、电解质紊乱和酸碱失衡。

4.脑水肿

密切观察患者有无头痛、呕吐、眼底视盘水肿及意识障碍等表现。一旦发生，应协助患者取平卧位，抬高床头15°～30°，以利颅内静脉回流，减轻脑水肿。使用脱水药、利尿剂后易出现电解质紊乱，应定时监测。

（六）安全防护

对于昏迷患者加护床挡，烦躁患者慎用镇静药，必要时可用水合氯醛灌肠。

（七）肠道护理

灌肠可清除肠内积血，使肠内保持酸性环境，减少氨的产生和吸收，协助患者采取左侧卧位，用37～38 ℃温水100 mL加食醋50 mL灌肠1～2次/天，或乳果糖500 mL加温水500 mL保留灌肠，使血氨降低。肝性脑病者禁用肥皂水灌肠。

（崔洪美）

第五节　急性呼吸衰竭

呼吸衰竭是指由于各种原因引起的肺通气和/或换气功能严重障碍，以致不能进行有效的气体交换，导致缺氧和/或二氧化碳潴留，从而引起一系列生理功能和代谢功能紊乱的临床综合征。一般认为在海平面、标准大气压、休息状态、呼吸空气条件下（$FiO_2 = 21\%$），动脉血氧分压（PaO_2）<8.0 kPa（60 mmHg）和/或血二氧化碳分压（$PaCO_2$）>6.7 kPa（50 mmHg）时，作为呼吸衰竭的血气诊断标准。根据血气变化,将呼吸衰竭分为两型:①Ⅰ型(换气性)指 PaO_2 下降而 $PaCO_2$ 正常或降低,多为急性呼吸衰竭的表现;②Ⅱ型(通气性)指 PaO_2 下降伴有 $PaCO_2$ 升高,多为慢性呼吸衰竭或兼有急性发作的表现。急性呼吸衰竭是指由于某些突发的致病因素,使肺通气和/或换气功能迅速出现严重障碍,在短时间内引起呼吸衰竭。因机体不能很快代偿,若不及时抢救,会危及患者生命。

一、病因与发病机制

(一)病因

1.呼吸道及肺疾病

严重支气管哮喘、原发性或继发性肺炎、急性肺损伤、急性呼吸窘迫综合症(ARDS)、肺水肿、上呼吸道异物堵塞、喉头水肿、慢性支气管炎急性发作及肺气肿等。

2.中枢神经及传导系统疾病

急性脑炎、颅脑外伤、脑出血、脑梗死、脑肿瘤、安眠药中毒及吸入有害气体等。

3.周围神经传导系统及呼吸肌疾病

脊髓灰质炎、重症肌无力、颈椎外伤、有机磷农药中毒等。

4.胸部病变

胸廓狭窄、胸外伤、自发性气胸、手术损伤、急剧增加的胸腔积液等。

5.肺血管性疾病

急性肺栓塞、肺血管炎、多发性肺微血管栓塞等。

(二)发病机制

急性呼吸衰竭的发生主要有肺泡通气不足、通气/血流比例(V/Q)失调、气体弥散障碍、肺内分流四种机制。

1.肺泡通气不足

肺泡通气不足其结果引起低氧和高碳酸血症。机制主要有以下几点。

(1)呼吸驱动不足:如中枢神经系统病变或中枢神经抑制药过量抑制呼吸中枢,使呼吸驱动力减弱,导致肺容量减少和肺泡通气不足。

(2)呼吸负荷过重:胸廓或横膈机械性运动能力下降,致肺泡通气下降及气道阻力增加,胸肺顺应性下降。

(3)呼吸泵功能障碍:由于呼吸肌本身的病变导致呼吸运动受限,如呼吸肌疾病、有机磷农药中毒等。

2.通气/血流比例(V/Q)失调

正常人肺泡通气量(V)约为 4 L/min,流经肺泡的血流(Q)约为 5 L/min,V/Q 约为 0.8。有效的气体交换主要取决于 V/Q 保持在 0.8 水平。当 V/Q 低于 0.8 时,肺泡通气不足、血流过剩,肺动脉内混合静脉血未经充分氧合即进入肺静脉,引起低氧血症。当 V/Q 大于 0.8 时,肺泡过度通气,肺泡内气体不能与血液进行充分的气体交换而成为无效通气,结果也导致低氧血症。严重的通气/血流比例失调也可导致二氧化碳潴留。

3.气体弥散障碍

氧和二氧化碳可自由通过肺泡毛细血管膜进行气体交换,氧的弥散能力约为二氧化碳的 1/20。当肺不张、肺水肿、肺气肿、肺纤维化导致气体弥散面积减少、弥散距离加大时,往往影响氧的弥散,从而引起低氧血症。

4.肺内分流

肺动脉内的静脉血未经氧合直接流入肺静脉,引起低氧血症,是通气/血流比例失调的特例。常见于肺动脉-静脉瘘。

二、病情评估

(一)临床表现

急性呼吸衰竭患者除原发病表现外,还表现为低氧血症、高碳酸血症或两者兼有,可使机体各组织器官发生不同程度的功能改变。

1.呼吸系统改变

呼吸困难是临床最早出现的症状,表现为呼吸频率加快、呼吸费力、辅助呼吸肌活动增强、胸闷、发绀等。严重时表现为呼吸节律改变,如潮式呼吸、叹息样呼吸、陈-施呼吸。呼吸系统病变所致者,肺部有喘鸣音、湿啰音或呼吸音降低等原发病体征。

2.循环系统改变

早期心率加快,血压正常或轻度升高,严重时心率减慢、心律失常、血压下降。晚期由于严重缺氧和二氧化碳潴留可引起心肌损害,发生心力衰竭、休克、心搏骤停。

3.神经系统改变

大脑皮质对缺氧最敏感。轻度缺氧时出现头晕、注意力下降。明显缺氧时出现焦虑不安、躁动、定向力障碍和精神错乱。明显高碳酸血症时出现中枢神经系统抑制症状,如嗜睡、昏睡,严重缺氧和高碳酸血症均可导致昏迷。

4.其他系统改变

急性缺氧可造成凝血功能障碍、造血功能衰竭、弥散性血管内凝血。急性缺氧和二氧化碳潴留可致胃肠黏膜充血、水肿、糜烂而引起胃肠道出血。也可引起肾血管收缩、肾血流量减少、肾小球滤过率下降而致肾功能不全。

(二)辅助检查

1.实验室检查

尽早抽动脉血进行血气分析,PaO_2、$PaCO_2$ 和 pH 是最重要的血气参数。定时检查有助于判断呼吸衰竭的程度、类型、代偿情况及酸碱平衡紊乱程度和类型。

2.胸部 X 线检查

有助于明确病因、病变范围和程度。根据 X 线检查能了解心脏及血管的状态,分析气胸和血胸的存在及有无肺栓塞、肺炎、肺水肿等。

3.心电图检查

急性呼吸衰竭者可出现心动过速和其他各种心律失常。急性大块肺栓塞者,心电图检查可表现为心动过速,并有电轴右偏、完全性右束支传导阻滞和肺型 P 波。

三、急救护理

(一)紧急处理

1.保持气道通畅

患者缺氧与二氧化碳潴留,主要是由于通气功能障碍所致,而通气功能障碍主要原因是气道阻塞。因此及时清除气道分泌物,保持气道通畅,维持气道完整性,是纠正缺氧与二氧化碳潴留的前提。护理措施包括胸部物理治疗、气道吸引、必要时建立人工气道。

(1)胸部物理治疗:包括指导患者有效咳嗽、协助翻身、体位引流、背部叩击和振动,以促进痰液排出,有助于改善通气和血流灌注,促进某些肺段的痰液引流。

(2)气道吸引:吸引导管可经鼻或经口通过咽部到达呼吸道进行分泌物和痰液抽吸。吸痰时会造成短暂的缺氧,应注意心率、心律、血氧饱和度的变化。

(3)建立人工气道:对昏迷舌根后坠的患者,采用口咽通气管或鼻咽通气管支撑舌体,使其离开咽后壁,从而在短期内保持气道通畅。对需机械通气的患者,采用经鼻或经口气管内插管。经鼻气管插管易于固定,清醒患者易于耐受,用于需气管内插管时间较长者;经口气管插管操作简便,常用于紧急情况,但不易固定,易引起牙齿脱落与口腔黏膜破损。对需长期机械通气者,应行气管造口。气管造口包括气管切开术与经皮扩张气管导管留置术,均需严格无菌操作。

2.氧疗

缺氧是引起呼吸衰竭的直接原因,氧疗是急性呼吸衰竭的重要治疗措施。氧疗要根据缺氧原因和程度调整氧流量与氧浓度,严格掌握适应证,防止不良反应发生。Ⅰ型呼吸衰竭,原则上是按需给氧,根据血气分析结果及时调整氧浓度,一般为50%～60%。Ⅱ型呼吸衰竭,应采用控制性氧疗,持续性低流量吸氧。一般氧流量为1～3 L/min,浓度为25%～30%。氧疗途径采用鼻塞法、面罩法等,对危重患者常规氧疗无效时,及早考虑机械通气给氧。

3.机械通气

机械通气是治疗急性呼吸衰竭重要而有效的措施。但因引起急性呼吸衰竭的病因各异,所造成的病理生理改变不同,故应根据具体病情特点来选择不同的通气模式。机械通气护理:保持呼吸机正常运行;保持各连接口紧密;了解通气量是否合适;及时解除报警原因;积极防治机械通气并发症;防止感染与交叉感染。

4.病因治疗

原发病治疗至关重要。有些病例在去除病因后可逆转呼吸衰竭,如急性上呼吸道阻塞时,治疗关键是建立人工气道;严重肺部感染或全身感染所致者,应尽早给予有效抗生素治疗;心源性肺水肿所致者,可给予硝酸甘油、利尿剂或正性肌力药治疗;气胸或大量胸腔积液所致者,应行胸膜腔穿刺或置导管引流。

(二)用药观察

1.呼吸兴奋剂

(1)尼可刹米:用于各种原因引起的中枢性呼吸抑制,特别是肺性脑病时常用。能兴奋脑干呼吸中枢或刺激颈动脉体的化学感受器,反射性兴奋呼吸中枢,提高呼吸中枢对二氧化碳的敏感性。静脉注射给药,每次0.375 g,必要时每1～2小时重复1次,也可用1.875～3.750 g静脉微量注射泵维持。

(2)纳洛酮:主要用于解除外源性阿片(吗啡和美沙酮等)对中枢神经系统的抑制,对麻醉、镇静催眠药过量和酒精中毒也有效。能与脑干特异性阿片受体竞争性结合,阻断内源性和外源性阿片的呼吸抑制作用。推荐剂量为0.4～0.8 mg,静脉注射,作用维持时间短。对长效呼吸抑制药如美沙酮过量者,首次静脉注射后,继续以0.4～2.0 mg/h速度静脉滴注,持续12～24小时。

应用呼吸兴奋剂时注意:①保持气道通畅。②有心功能不全或ARDS时不宜使用。③观察不良反应,如尼可刹米可致心动过速、血压升高、肌肉震颤或僵直、咳嗽、呕吐、出汗等症状。

2.糖皮质激素

严重支气管哮喘患者对支气管扩张药无效时,给予糖皮质激素治疗。氢化可的松 2 mg/kg,静脉注射,继而 0.5 mg/(kg·h),静脉滴注;或甲泼尼龙 40~125 mg 静脉注射,每 6 小时 1 次。吸入性糖皮质激素对严重支气管哮喘无效。ARDS 患者发病后 7~10 天应用糖皮质激素可减少肺纤维化。

应用糖皮质激素时注意:①用糖皮质激素期间应经常检测血糖,以便及时发现类固醇性糖尿病。②防止各种感染的发生,特别是防止多重感染的发生。③为减少对胃肠道的刺激,加用胃黏膜保护药物。

3.镇静药

预防呼吸衰竭患者的氧输送与氧消耗比例失常。

(1)丙泊酚:用于维持镇静,为短效静脉全身麻醉药,起效迅速,无明显蓄积,停药后苏醒快而完全。根据患者病情及所需镇静深度,可在静脉注射 0.2~0.7 mg/kg 负荷量后,以 0.3~4.0 mg/(kg·h)持续静脉微量注射泵输入,保持患者镇静,可使患者耐受机械通气。小儿禁用丙泊酚镇静。

(2)咪达唑仑:咪达唑仑为最新的苯二氮䓬类药物,起效和消除迅速。咪达唑仑 1~2 mg 静脉注射,根据病情需要也可持续静脉微量注射泵输入。

应用镇静药时注意:①应用镇静药时必须建立人工气道和机械通气。②定时评估患者精神状态,防止镇静过深。③丙泊酚可致血压下降需动态观察血压变化。

4.肌肉松弛药

应用于人机对抗时,消除自主呼吸;减少心肺功能不全者的氧消耗。常选用非去极化性肌肉松弛药。常用药物有潘库溴铵、阿曲库铵和维库溴铵。应用肌肉松弛药时注意:①必须在机械通气下使用。②必须先镇静后肌松。

5.祛痰药

呼吸系统感染常产生黏稠痰液。祛痰药能降低气道分泌物的黏滞性,有利于气道分泌物的清除。常用药物为氨溴索,可静脉注射,也可雾化吸入。应用祛痰药时注意与胸部物理治疗相结合。

(三)病情观察

1.观察生命体征

(1)呼吸:观察呼吸节律、频率、幅度。正常人呼吸频率为 16~20 次/分,新生儿为 30~40 次/分,呼吸幅度均匀,节律规则。成人自主呼吸频率超过 20 次/分,提示呼吸功能不全。超过 30 次/分,常需要机械辅助通气。呼吸节律改变提示脑干呼吸中枢病变或脑水肿。听诊两肺呼吸音是否对称,听诊顺序:肺尖—前胸—侧胸—背部,左右对比,有无痰鸣音、哮鸣音、湿啰音、是否伴咳嗽、咳痰,注意患者对治疗的反应。

(2)心率:观察心率、心律变化。缺氧早期心脏发生代偿作用,导致心率增快。严重缺氧可出现各种类型的心律失常如窦性心动过缓、期前收缩、心室颤动等。如进一步加重,可发展为周围循环衰竭甚至心搏停止。气道吸引时可引起短暂缺氧会诱发各种心律失常,需及时发现和纠正。

(3)体温:建立人工气道及应用机械通气期间,患者鼻、咽、喉自然防御屏障功能丧失、咳嗽咳痰能力减弱或丧失、气道吸引及全身抵抗力下降等增加感染机会,体温波动较大。观察体温变化,有助于判断感染控制情况。当体温升高超过 38.5 ℃时,积极做好降温处理,遵医嘱留取细菌培养标本。

（4）意识：意识反映脑血流灌注和脑组织氧供情况。氧供正常时，患者意识清楚，定向力、计算力良好，能配合治疗。轻度缺氧时，患者兴奋、焦虑和烦躁不安。严重缺氧时出现意识模糊、嗜睡甚至昏迷。当患者出现意识异常时，注意安全防护，适当约束肢体，防止坠床与意外拔管。

2.血氧饱和度

原理：通过红外光传感器来测量毛细血管内氧合血红蛋白的含量。通过氧饱和度估计氧分压，氧饱和度小于95%，氧分压小于10.7 kPa(80 mmHg)，显示轻度缺氧；氧饱和度小于90%，氧分压小于8.0 kPa(60 mmHg)，显示中度缺氧；氧饱和度小于75%，氧分压小于5.3 kPa(40 mmHg)，显示重度缺氧。影响脉搏血氧饱和度测定结果的如下：末梢循环不良如低血压、血管收缩药、低温、动脉压迫等；指甲条件如灰指甲、涂抹指甲油等。对水肿或末梢循环较差的患者，应经常检查、更换检测部位。注意氧饱和度高低不能真正反映组织供氧情况，只能作为参考。

3.血气指标

动态测定血气指标有助于判断血液氧合及酸碱平衡状态，可作为诊断呼吸衰竭、指导机械通气参数调节、纠正酸碱失衡的重要依据。PaO_2反映机体氧合情况，对诊断缺氧和判断缺氧程度有重要价值。$PaCO_2$是判断肺通气功能的重要参数。机械通气开始前及治疗后30分钟常规测定血气指标，以了解治疗效果。根据血气数据调整呼吸机参数。

（钱江敏）

第六节　急性肺栓塞

一、定义

急性肺栓塞是指内源性或外源性栓子堵塞肺动脉或其分支引起肺循环障碍的病理综合征。如发生肺出血或坏死则称为肺梗死。急性肺栓塞是世界上误诊率和死亡率较高的疾病之一，对人类的健康造成了严重的威胁。

二、临床表现

（一）症状

临床症状多种多样，但缺乏特异性。常见症状如下：①不明原因的呼吸困难及气促，尤以活动后明显，为肺栓塞最多见的症状。②胸痛包括胸膜炎性胸痛或心绞痛样胸痛。③晕厥可为肺栓塞的唯一或首发症状。④烦躁不安、惊恐甚至濒死感。⑤咯血常为小量咯血，大咯血少见。⑥咳嗽、心悸等。各病例可出现以上症状的不同组合。临床上有时出现所谓"三联征"，即同时出现呼吸困难、胸痛及咯血，但仅见于约20%的患者。

（二）体征

1.呼吸系统

呼吸急促最常见，发绀，肺部有时可闻及哮鸣音和/或细湿啰音，肺野偶可闻及血管杂音，合并肺不张或胸腔积液时出现相应的体征。

2.循环系统

心动过速；血压变化，严重者可出现血压下降，甚至休克；颈静脉充盈或异常搏动；肺动脉瓣区第二心音亢进或分裂，三尖瓣区收缩期杂音。

3.其他

可伴发热，多为低热，少数患者体温达 38 ℃。

三、病因及发病机制

(一)病因

临床上常见的栓子包括深静脉血栓、感染性病灶、右心房或右心室附壁血栓、空气栓、羊水栓等。引起肺栓塞的基础疾病及诱因有深静脉血栓形成、创伤、肿瘤、制动、妊娠和分娩、口服避孕药、肥胖等。

(二)发病机制

急性肺栓塞所致病理生理改变及其严重程度受多种因素影响，包括栓子的大小和数量、多次栓塞的时间间隔、是否同时存在其他心肺疾病、个体反应的差异及血栓溶解的快慢等。其病理生理改变主要包括血流动力学改变、右心功能不全、心室间相互作用及呼吸生理变化等。轻者可无任何异常改变，重者肺循环阻力突然升高，肺动脉压突然升高，心排血量急骤下降，患者出现休克，甚至死亡。

四、辅助检查

(一)动脉血气分析

动脉血气分析显示低氧血症、低碳酸血症，肺泡-动脉血氧分压差增大。

(二)实验室检查

急性肺栓塞时，血浆 D-二聚体升高，但多种病因可导致其升高，故在临床中对肺栓塞有较大的排除价值，若其含量低于 500 $\mu g/L$，则可基本排除肺栓塞。

(三)影像学检查

肺动脉造影为过去诊断急性肺栓塞的"金标准"，但属于有创检查。近年来，CT、MRI 的发展使急性肺栓塞的诊断率明显提高。

(四)心电图检查

心电图缺乏特异性表现，但若发现心电图动态性变化多较单一固定性异常，对肺栓塞有更大的临床意义。

(五)深静脉血栓的检查

静脉超声检查和静脉造影可辅助诊断深静脉血栓，后者是深静脉血栓诊断的"金标准"。

五、诊断要点

肺栓塞的临床表现多样，有时隐匿，缺乏特异性，确诊需特殊检查。检出肺栓塞的关键是提高诊断意识，对有疑似表现、特别是高危人群中出现疑似表现者，应及时安排相应检查。诊断程序一般包括疑诊、确诊、求因 3 个步骤。

(一)疑诊

如患者出现上述临床症状、体征，特别是存在前述危险因素的病例出现不明原因的呼吸困难、胸痛、晕厥、休克,或伴有单侧或双侧不对称性下肢肿胀、疼痛等,应进行如下检查:动脉血气分析、心电图、胸部 X 线片、超声心动图和血浆 D-二聚体检查。

(二)确诊

在临床表现和初步检查提示肺栓塞的情况下,应安排肺栓塞的确诊检查:放射性核素肺通气/灌注扫描、螺旋 CT 和电子束 CT、磁共振成像和肺动脉造影。

(三)求因

对怀疑肺栓塞的病例,无论其是否有深静脉血栓性成症状,均应进行体检,并行静脉超声、放射性核素或 X 线静脉造影、CT 静脉造影、MRI 静脉造影、肢体阻抗容积图等检查,以帮助明确是否存在深静脉血栓性成及栓子的来源。

六、治疗要点

(一)一般处理

对患者进行严密监护,监测呼吸、心率、血压、静脉压、心电图及动脉血气的变化;卧床休息,保持大便通畅,避免用力,以防血栓脱落;可适当使用镇静、止痛、镇咳等相应的对症治疗。

(二)呼吸循环支持治疗

纠正低氧血症。出现心功能不全但血压正常者,可使用多巴酚丁胺和多巴胺;若出现血压下降,可增大剂量或使用其他血管升压药物,如去甲肾上腺素等。

(三)抗凝治疗

可防止血栓的发展和再发。主要抗凝剂有肝素、华法林。

(四)溶栓治疗

可迅速溶解血栓、恢复肺组织的血液灌注,降低肺动脉压、改善右心室功能。常用的溶栓药物有尿激酶、链激酶和阿替普酶。

七、护理问题

(一)气体交换受损

与肺通气、换气功能障碍有关。

(二)疼痛

与肺栓塞有关。

(三)低效型呼吸形态

与肺的顺应性降低、气道阻力增加不能维持自主呼吸有关。

(四)焦虑/恐惧

与担心疾病预后有关。

(五)睡眠形态紊乱

与呼吸困难、咳嗽、咯血等有关。

(六)活动无耐力

与日常活动供氧不足、疲乏有关。

(七)体液不足

与痰液排出、出汗增加、摄入减少有关。

(八)营养失调

低于机体需要量与食欲下降、摄入不足、消耗增加有关。

(九)有皮肤完整性受损的危险

与长期卧床有关。

八、护理措施

(一)病情观察

评估患者的呼吸频率、节律和深度,呼吸困难程度,呼吸音的变化,患者意识状态、瞳孔、皮肤温度及颜色,询问患者胸闷、憋气、胸部疼痛等症状有无改善。严密监测患者的呼吸、血压、心率、血氧饱和度、心律失常的变化情况,如有异常,及时通知医师。昏迷患者应评估瞳孔、肌张力、腱反射及病理反射。观察痰液的量、颜色及性状,及时了解尿常规、血电解质检查结果。准确记录24 小时出入量。

(二)抢救配合

急性肺栓塞属临床急症,抢救不及时可危及患者生命。应加强患者病情的观察和血流动力学的监测,严密观察心率、心律、血氧饱和度、血压、呼吸的变化,备好抢救物品和药品,如发现患者出现剧烈胸痛、呼吸困难、咯血、面色苍白、血压下降等,立即通知医师并协助抢救。

(三)一般护理

1.环境

提供安静、舒适、整洁的休息环境,限制探视,减少交叉感染。保持室温在 20~22 ℃和相对湿度 60%~70%;没有层流装置的病室,应注意经常通风换气,每天通风 3 次。装有层流装置的病室,应保持层流装置的有效。

2.体位

急性肺栓塞患者应绝对卧床休息、肢体制动。若肺栓塞的位置已经确定,应取健侧卧位。床上活动时应避免突然坐起、转身及改变体位,禁止搬动患者,防止栓子的脱落。下肢静脉血栓者应抬高患肢,并高于肺平面 20~30 cm,密切观察患肢的皮肤有无发绀、肿胀、发冷、麻木等感觉障碍,发现异常及时通知医师给予处理,严禁挤压、热敷、按摩患肢,防止血栓脱落。

3.饮食护理

指导患者进食富含维生素、高蛋白、粗纤维、易消化的饮食,多饮水,保持大便通畅,避免便秘、咳嗽等,以免增加腹腔压力,影响下肢静脉血液回流。做好口腔护理,以增进食欲。

4.吸氧

及早给予氧气吸入,遵医嘱合理氧疗。采用鼻导管或鼻塞给氧,必要时面罩吸氧。氧流量控制在 4~6 L/min。注意及时根据血氧饱和度指数或血气分析结果来调整氧流量。必要时行机械通气。

5.疼痛护理

教会患者自我放松的技巧,如缓慢深呼吸、全身肌肉放松、听音乐、看书报等,以分散注意力,减轻疼痛。剧烈疼痛时,遵医嘱给予药物止痛,如吗啡、哌替啶、可待因等,及时评价止痛效果并观察可能出现的不良反应。

6.心理护理

胸闷、胸痛、呼吸困难,易给患者带来紧张、恐惧的情绪,甚至造成濒死感。尽量帮助患者适应环境,向患者讲解治疗的目的、要求、方法,减少其焦虑和恐惧心理。采取心理暗示和现身说教,帮助患者树立信心,使其积极配合治疗。情绪过于激动可诱发栓子脱落,应指导患者保持情绪稳定。启动家庭支持系统,帮助患者树立治疗的信心。

(四)溶栓及抗凝的护理

(1)使用抗凝剂时,应严格掌握药物的剂量、用法及速度,认真核对,严密观察用药后的反应,发现异常及时通知医师,调整剂量。

(2)进行溶栓、抗凝治疗期间,最主要的并发症是出血,因此应严密观察患者有无出血倾向。注意观察患者皮肤、黏膜、牙龈及穿刺部位有无出血,有无咯血、呕血、便血等现象。观察患者的意识状态、神志的变化,发现患者出现头痛、呕吐症状,要及时报告医师并给予处理,谨防颅内出血的发生。溶栓治疗期间应准备好各种抢救物品。

(3)用药期间应监测凝血时间及凝血酶原时间,避免各种侵入性的操作。指导患者预防出血的方法,如选用质软的牙刷,防止碰伤、抓伤,勿挖鼻、用力咳嗽、排便等。

(陆云红)

第七节　急性呼吸窘迫综合征

急性呼吸窘迫综合征(acute respiratory distress syndrome,ARDS)是指严重感染、创伤、休克等非心源性疾病过程中,肺毛细血管内皮细胞和肺泡上皮细胞损伤造成弥漫性肺间质及肺泡水肿,导致的急性低氧性呼吸功能不全或衰竭,属于急性肺损伤(acute lung injury,ALI)的严重阶段。以肺容积减少、肺顺应性降低、严重的通气/血流比例失调为病理生理特征。临床上表现为进行性低氧血症和呼吸窘迫,肺部影像学表现为非均一性的渗出性病变。本病起病急、进展快、死亡率高。

ALI 和 ARDS 是同一疾病过程中的两个不同阶段,ALI 代表早期和病情相对较轻的阶段,而 ARDS 代表后期病情较为严重的阶段。发生 ARDS 时患者必然经历过 ALI,但并非所有的 ALI 都会发展为 ARDS。引起 ALI 和 ARDS 的原因和危险因素很多,根据肺部直接和间接损伤对危险因素进行分类,可分为肺内因素和肺外因素。肺内因素是指致病因素对肺的直接损伤,包括以下几方面因素:①化学性因素,如吸入毒气和烟尘、胃内容物及氧中毒等。②物理性因素,如肺挫伤、放射性损伤等。③生物性因素,如重症肺炎。肺外因素是指致病因素通过神经体液因素间接引起肺损伤,包括严重休克、感染中毒症、严重非胸部创伤、大面积烧伤、大量输血、急性胰腺炎、药物或麻醉品中毒等。ALI 和 ARDS 的发生机制非常复杂,目前尚不完全清楚。多数学者认为,ALI 和 ARDS 是由多种炎性细胞、细胞因子和炎性介质共同参与引起的广泛肺毛细血管急性炎症性损伤过程。

一、临床特点

ARDS 的临床表现可以有很大差别,取决于潜在疾病和受累器官的数目及类型。

(一)症状、体征

(1)发病迅速:ARDS 多发病迅速,通常在发病因素攻击(如严重创伤、休克、败血症、误吸)后

12～48 小时发病,偶尔有长达 5 天者。

(2)呼吸窘迫:是 ARDS 最常见的症状,主要表现为气急和呼吸频率增快,呼吸频率大多在 25～50 次/分。其严重程度与基础呼吸频率和肺损伤的严重程度有关。

(3)咳嗽、咳痰、烦躁和神志变化:ARDS 可有不同程度的咳嗽、咳痰,可咳出典型的血水样痰,可出现烦躁、神志恍惚。

(4)发绀:是未经治疗 ARDS 的常见体征。

(5)ARDS 患者也常出现呼吸类型的改变,主要为呼吸浅快或潮气量的变化。病变越严重,这一改变越明显,甚至伴有吸气时鼻翼翕动及三凹征。在早期自主呼吸能力强时,常表现为深快呼吸,当呼吸肌疲劳后,则表现为浅快呼吸。

(6)早期可无异常体征,或仅有少许湿啰音;后期多有水泡音,也可出现管状呼吸音。

(二)影像学表现

1.胸部 X 线片检查

早期病变以间质性为主,胸部 X 线片常无明显异常或仅见血管纹理增多,边缘模糊,双肺散在分布的小斑片状阴影。随着病情进展,上述的斑片状阴影进一步扩展,融合成大片状,或两肺均匀一致增加的毛玻璃样改变,伴有支气管充气征,心脏边缘不清或消失,称为“白肺”。

2.胸部 CT 检查

与胸部 X 线片检查相比,胸部 CT 检查尤其是高分辨 CT 检查可更为清晰地显示出肺部病变分布、范围和形态,为早期诊断提供帮助。由于肺毛细血管膜通透性一致性增高,引起血管内液体渗出,两肺斑片状阴影呈现重力依赖性现象,还可出现变换体位后的重力依赖性变化。在 CT 中上表现为病变分布不均匀:①非重力依赖区(仰卧时主要在前胸部)正常或接近正常。②前部和中间区域呈毛玻璃样阴影。③重力依赖区呈现实变影。这些均提示肺实质的实变出现在受重力影响最明显的区域。无肺泡毛细血管膜损伤时,两肺斑片状阴影均匀分布,既不出现重力依赖现象,也无变换体位后的重力依赖性变化。这一特点有助于与感染性疾病鉴别。

(三)实验室检查

1.动脉血气分析

$PaO_2 < 8.0$ kPa(60 mmHg),有进行性下降趋势,在早期 $PaCO_2$ 多不升高,甚至可因过度通气而低于正常;早期多为单纯呼吸性碱中毒;随病情进展可合并代谢性酸中毒,晚期可出现呼吸性酸中毒。氧合指数较动脉氧分压更能反映吸氧时呼吸功能的障碍,而且与肺内分流量有良好的相关性,计算简便。氧合指数参照范围为 53.2～66.5 kPa(400～500 mmHg),在 ALI 时氧合指数≤40.0 kPa(300 mmHg),ARDS 时氧合指数≤26.7 kPa(200 mmHg)。

2.血流动力学监测

通过漂浮导管,可同时测定并计算肺动脉压、肺动脉楔压等,不仅对诊断、鉴别诊断有价值,而且对机械通气治疗也为重要的监测指标。肺动脉楔压一般<1.6 kPa(12 mmHg),若肺动脉楔压>2.4 kPa(18 mmHg),则支持左心衰竭的诊断。

3.肺功能检查

ARDS 发生后呼吸力学发生明显改变,包括肺顺应性降低和气道阻力增高,肺无效腔/潮气量是不断增加的,肺无效腔/潮气量增加是早期 ARDS 的一种特征。

二、诊断及鉴别诊断

中华医学会呼吸病学分会制订的诊断标准如下。

（1）有 ALI 和/或 ARDS 的高危因素。

（2）急性起病、呼吸频数和/或呼吸窘迫。

（3）低氧血症：ALI 时氧合指数≤40.0 kPa（300 mmHg）；ARDS 时氧合指数≤26.7 kPa（200 mmHg）。

（4）胸部 X 线检查显示两肺浸润阴影。

（5）肺动脉楔压≤2.4 kPa（18 mmHg）或临床上能除外心源性肺水肿。

符合以上 5 项条件者，可以诊断 ALI 或 ARDS。必须指出，ARDS 的诊断标准并不具有特异性，诊断时必须排除大片肺不张、自发性气胸、重症肺炎、急性肺栓塞和心源性肺水肿（表 8-1）。

表 8-1　ARDS 与心源性肺水肿的鉴别

类别	ARDS	心源性肺水肿
特点	高渗透性	高静水压
病史	创伤、感染等	心脏疾病
双肺浸润阴影	＋	＋
重力依赖性分布现象	＋	＋
发热	＋	可能
白细胞计数增多	＋	可能
胸腔积液		＋
吸纯氧后分流	较高	可较高
肺动脉楔压	正常	高
肺泡液体蛋白	高	低

三、急诊处理

ARDS 是呼吸系统的一个急症，必须在严密监护下进行合理治疗。治疗目标是改善肺的氧合功能、纠正缺氧、维护脏器功能和防治并发症。治疗措施如下。

（一）氧疗

应采取一切有效措施尽快提高 PaO_2，纠正缺氧。可给高浓度吸氧，使 PaO_2≥8.0 kPa（60 mmHg）或 SaO_2≥90％。轻症患者可使用面罩给氧，但多数患者需采用机械通气。

（二）去除病因

病因治疗在 ARDS 的防治中占有重要地位，主要是针对涉及的基础疾病。感染是 ALI 和 ARDS 常见原因，也是首位高危因素，而 ALI 和 ARDS 又易并发感染。如果 ARDS 的基础疾病是脓毒症，除了清除感染灶外，还应选择敏感抗生素，同时收集痰液或血液标本分离培养病原菌和进行药物敏感试验，指导下一步抗生素的选择。一旦建立人工气道并进行机械通气，即应给予广谱抗生素，以预防呼吸道感染。

（三）机械通气

机械通气是最重要的支持手段。如果没有机械通气，许多 ARDS 患者会因呼吸衰竭在数小时至数天内死亡。机械通气的指征目前尚无统一标准，多数学者认为一旦诊断为 ARDS，就应进行机械通气。在 ALI 阶段可试用无创正压通气，使用无创机械通气治疗时应严密监测患者的生命体征及治疗反应。神志不清、休克、气道自洁能力障碍的 ALI 和 ARDS 患者不宜应用无创机械通气。如无创机械通气治疗无效或病情继续加重,应尽快建立人工气道,行有创机械通气。

为了防止肺泡萎陷,保持肺泡开放,改善氧合功能,避免机械通气所致的肺损伤,目前常采用肺保护性通气策略,主要措施包括以下两方面。

1.呼气末正压

适当加用呼气末正压可使呼气末肺泡内压增大,肺泡保持开放状态,从而达到防止肺泡萎陷,减轻肺泡水肿,改善氧合功能和提高肺顺应性的目的。应用呼气末正压应首先保证有效循环血容量足够,以免因胸内正压增加而降低心排血量,而减少实际的组织氧运输;呼气末正压先从低水平 $0.29\sim0.49$ kPa($3\sim5$ cmH$_2$O)开始,逐渐增加,直到 PaO$_2$>8.0 kPa(60 mmHg)、SaO$_2$>90％时的呼气末正压水平,一般呼气末正压水平为 $0.49\sim1.76$ kPa($5\sim18$ cmH$_2$O)。

2.小潮气量通气和允许性高碳酸血症

ARDS 患者采用小潮气量($6\sim8$ mL/kg)通气,使吸气平台压控制在 $2.94\sim34.3$ kPa($30\sim35$ cmH$_2$O)以下,可有效防止因肺泡过度充气而引起的肺损伤。为保证小潮气量通气的进行,可允许一定程度的 CO$_2$ 潴留[PaCO$_2$ 一般不宜高于 13.3 kPa(100 mmHg)]和呼吸性酸中毒(pH $7.25\sim7.30$)。

(四)控制液体入量

在维持血压稳定的前提下,适当限制液体入量,配合利尿剂,使出入量保持轻度负平衡(每天 500 mL 左右),使肺脏处于相对"干燥"状态,有利于肺水肿的消除。液体管理的目标是在最低[$0.7\sim1.1$ kPa($5\sim8$ mmHg)]的肺动脉楔压下维持足够的心排血量及氧运输量。在早期可给予高渗晶体液,一般不推荐使用胶体液。存在低蛋白血症的 ARDS 患者,可通过补充清蛋白等胶体溶液和应用利尿剂,有助于实现液体负平衡,并改善氧合。若限液后血压偏低,可使用多巴胺和多巴酚丁胺等血管活性药物。

(五)加强营养支持

营养支持的目的在于不但纠正现有的患者的营养不良,还应预防患者营养不良的恶化。营养支持可经胃肠道或胃肠外途径实施。如有可能应尽早经胃肠补充部分营养,不但可以减少补液量,而且可获得经胃肠营养的有益效果。

(六)加强护理、防治并发症

有条件时应在重症监护病房中动态监测患者的呼吸、心律、血压、尿量及动脉血气分析等,及时纠正酸碱失衡和电解质紊乱。注意预防呼吸机相关性肺炎的发生,尽量缩短病程和机械通气时间,加强物理治疗,包括体位、翻身、拍背、排痰和气道湿化等。积极防治应激性溃疡和多器官功能障碍综合征。

(七)其他治疗

糖皮质激素、肺泡表面活性物质替代治疗、吸入一氧化氮在 ALI 和 ARDS 的治疗中可能有一定价值,但疗效尚不肯定。不推荐常规应用糖皮质激素预防和治疗 ARDS。糖皮质激素既不能预防 ARDS 的发生,对早期 ARDS 也没有治疗作用。ARDS 发病>14 天应用糖皮质激素会明显增加死亡率。感染性休克并发 ARDS 的患者,如合并肾上腺皮质功能不全,可考虑应用替代剂量的糖皮质激素。肺表面活性物质有助于改善氧合,但是还不能将其作为 ARDS 的常规治疗手段。

四、急救护理

在救治 ARDS 过程中,精心护理是抢救成功的重要环节。护士应做到及早发现病情,迅速协助医师采取有力的抢救措施。密切观察患者生命体征,做好各项记录,准确完成各种治疗,备齐抢救器械和药品,防止机械通气和气管切开的并发症。

(一)护理目标

(1)及早发现 ARDS 的迹象,及早有效地协助抢救。维持生命体征稳定,挽救患者生命。

(2)做好人工气道的管理,维持患者最佳气体交换,改善低氧血症,减少机械通气并发症。

(3)采取俯卧位通气护理,缓解肺部压迫,改善心脏的灌注。

(4)积极预防感染等各种并发症,提高救治成功率。

(5)加强基础护理,增加患者舒适感。

(6)减轻患者心理不适,使其合作、平静。

(二)护理措施

(1)及早发现病情变化,ARDS 通常在疾病或严重损伤的最初 24～48 小时后发生。首先出现呼吸困难,通常呼吸浅快。吸气时可存在肋间隙和胸骨上窝凹陷。皮肤可出现发绀和斑纹,吸氧不能使之改善。

护士发现上述情况要高度警惕,及时报告医师,进行动脉血气和胸部 X 线等相关检查。一旦诊断考虑 ARDS,立即积极治疗。若没有机械通气的相应措施,应尽早转至有条件的医院。患者转运过程中应有专职医师和护士陪同,并准备必要的抢救设备,氧气必不可少。若有指征行机械通气治疗,可以先行气管插管后转运。

(2)迅速连接监测仪,密切监护心率、心律、血压等生命体征,尤其是呼吸的频率、节律、深度及血氧饱和度等。观察患者意识、发绀情况、末梢温度等。注意有无呕血、黑便等消化道出血的表现。

(3)氧疗和机械通气的护理:治疗 ARDS 最紧迫问题在于纠正顽固性低氧、改善呼吸困难,为治疗基础疾病赢得时间。需要对患者实施氧疗甚至机械通气。

严密监测患者呼吸情况及缺氧症状。若单纯面罩吸氧不能维持满意的血氧饱和度,应予以辅助通气。首先可尝试采用经面罩持续气道正压吸氧等无创通气,但大多需要机械通气吸入氧气。遵医嘱给予高浓度氧气吸入或使用呼气末正压通气(positive end expiratory pressure,PEEP)并根据动脉血气分析值的变化调节氧浓度。

使用 PEEP 时应严密观察,防止患者出现气压伤。PEEP 是在呼气终末时给予气道以一恒定正压使之不能回复到大气压的水平。可以增加肺泡内压和功能残气量改善氧合,防止呼气使肺泡萎陷,增加气体分布和交换,减少肺内分流,从而提高 PaO_2。由于 PEEP 使胸腔内压升高,静脉回流受阻,致心搏减少、血压下降,严重者可引起循环衰竭,另外正压过高,肺泡过度膨胀、破裂有导致气胸的危险。所以在监护过程中,注意 PEEP 观察有无心率增快、突然胸痛、呼吸困难加重等相关症状,发现异常立即调节 PEEP 压力并报告医师处理。

帮助患者采取有利于呼吸的体位,如端坐位或高枕卧位。

人工气道的管理有以下几方面:①妥善固定气管插管,观察气道是否通畅,定时对比听诊双肺呼吸音。经口插管者要固定好牙垫,防止阻塞气道。每班检查并记录导管刻度,观察有无脱出或误入一侧主支气管。套管固定松紧适宜,以能放入一指为准。②气囊充气适量。充气过少易产生漏气,充气过多可压迫气管黏膜导致气管食管瘘,可以采用最小漏气技术,用来减少并发症发生。用 10 mL 注射器将气体缓慢注入,直至在喉及气管部位听不到漏气声,每次向外抽出气体 0.25～0.50 mL,至吸气压力到达峰值时出现少量漏气为止,再注入 0.25～0.50 mL 气体,此时气囊容积为最小封闭容积,气囊压力为最小封闭压力,记录注气量。观察呼吸机上气道峰压是否下降及患者能否发音说话,长期机械通气患者要观察气囊有无破损、漏气现象。③保持气道通畅。严格无菌操作,按需适时吸痰。过多反复抽吸会刺激黏膜,使分泌物增加。先吸气道再吸口、鼻腔,吸痰前给予充分气道湿化、翻身叩背、吸纯氧 3 分钟,吸痰管最大外径不超过气管导管内径的 1/2,迅速插吸痰管至气管插管,感到阻力后撤回吸痰管 1~2 cm,打开负压边后退边旋转吸痰管,吸痰时间不应超过 15 秒。吸痰后密切观察痰液的颜色、性状、量及患者心率、心律、血压和血氧饱和度的变化,一旦出现心律失常和呼吸窘迫,立即停止吸痰,给予吸氧。④用加温湿化器对吸入气体进行湿化,根据病情需要加入盐酸氨溴索、异丙托溴铵等,每天3次雾化吸入。湿化满意标准为痰液稀薄、无泡沫、不附壁能顺利吸出。

呼吸机使用过程中注意电源插头要牢固,不要与其他仪器共用一个插座;机器外部要保持清洁,上端不可放置液体;开机使用期间定时倒掉管道及集水瓶内的积水,集水瓶安装要牢固;定时检查管道是否漏气、有无打折、压缩机工作是否正常。

(4)维持有效循环,维持出入液量轻度负平衡。循环支持治疗的目的是恢复和提供充分的全身灌注,保证组织的灌流和氧供,促进受损组织的恢复。在能保持酸碱平衡和肾功能前提下达到最低水平的血管内容量。①护士应迅速帮助完成该治疗目标。选择大血管,建立 2 个以上的静脉通道,正确补液,改善循环血容量不足。②严格记录出入量、每小时尿量。出入量管理的目标是在保证血容量、血压稳定前提下,24 小时出量大于入量 500~1 000 mL,利于肺内水肿液的消退。充分补充血容量后,护士遵医嘱给予利尿剂,消除肺水肿。观察患者对治疗的反应。

(5)俯卧位通气护理:由仰卧位改变为俯卧位,可使 75% ARDS 患者的氧合改善。可能与血流重新分布,改善背侧肺泡的通气,使部分萎陷肺泡再膨胀达到"开放肺"的效果有关。随着通气/血流比例的改善进而改善了氧合。但存在血流动力学不稳定、颅内压增高、脊柱外伤、急性出血、骨科手术、近期腹部手术、妊娠等禁忌实施俯卧位。①患者发病 24~36 小时后取俯卧位,翻身前给予纯氧吸入 3 分钟。预留足够的管路长度,注意防止气管插管过度牵拉致脱出。②为减少特殊体位给患者带来的不适,用软枕垫高头部 15°~30°,嘱患者双手放在枕上,并在髋、膝、踝部放软枕,每 1~2 小时更换 1 次软枕的位置,每 4 小时更换 1 次体位,同时考虑患者的耐受程度。③注意血压变化,因俯卧位时支撑物放置不当,可使腹压增加,下腔静脉回流受阻而引起低血压,必要时在翻身前提高吸氧浓度。④注意安全、防坠床。

(6)预防感染的护理:①注意严格无菌操作,每天更换气管插管切口敷料,保持局部清洁干燥,预防或消除继发感染。②加强口腔及皮肤护理,以防护理不当而加重呼吸道感染及发生压疮。③密切观察体温变化,注意呼吸道分泌物的情况。

(7)心理护理,减轻恐惧,增加心理舒适度:①评估患者的焦虑程度,指导患者学会自我调整心理状态,调控不良情绪。主动向患者介绍环境,解释治疗原则,解释机械通气、监测及呼吸机的报警系统,尽量消除患者的紧张感。②耐心向患者解释病情,对患者提出的问题要给予明确、有效和积极的信息,消除心理紧张和顾虑。③护理患者时保持冷静和耐心,表现出自信和镇静。④如果患者由于呼吸困难或人工通气不能讲话,可提供纸笔或以手势与患者交流。⑤加强巡视,了解患者的需要,帮助患者解决问题。⑥帮助并指导患者及家属应用松弛疗法、按摩等。

(8)营养护理:ARDS 患者处于高代谢状态,应及时补充热量和高蛋白、高脂肪营养物质。能量的摄取既应满足代谢的需要,又应避免糖类的摄取过多,蛋白摄取量一般为每天 1.2~1.5 g/kg。

尽早采用肠内营养,协助患者取半卧位,充盈气囊,证实胃管在胃内后,用加温器和输液泵匀速泵入营养液。若有肠鸣音消失或胃潴留,暂停鼻饲,给予胃肠减压。一般留置5～7天拔除,更换到对侧鼻孔,以减少鼻窦炎的发生。

(三)健康指导

在疾病的不同阶段,根据患者的文化程度做好有关知识的宣传和教育,让患者了解病情的变化过程。

(1)提供舒适安静的环境以利于患者休息,指导患者正确卧位休息,讲解由仰卧位改变为俯卧位的意义,尽可能减少特殊体位给患者带来的不适。

(2)向患者解释咳嗽、咳痰的重要性,指导患者掌握有效咳痰的方法,鼓励并协助患者咳嗽,排痰。

(3)指导患者自己观察病情变化,如有不适及时通知医护人员。

(4)嘱患者严格按医嘱用药,按时服药,不要随意增减药物剂量及种类。服药过程中,需密切观察患者用药后反应,以指导用药剂量。

(5)出院指导指导患者出院后仍以休息为主,活动量要循序渐进,注意劳逸结合。此外,患者病后生活方式的改变需要家人的积极配合和支持,应指导患者家属给患者创造一个良好的身心休养环境。出院后1个月内来院复查1～2次,出现情况随时来院复查。

(韩丽丽)

第八节　急性阑尾炎

急性阑尾炎是外科最常见的急腹症之一,多发生于青年人,男性发病率高于女性。

一、病因、病理

(一)病因

1.阑尾管腔梗阻

阑尾管腔梗阻是引起急性阑尾炎最常见的病因。阑尾管腔细长,开口较小,容易被食物残渣、粪石、蛔虫等阻塞而引起管腔梗阻。

2.细菌入侵

阑尾内存有大量大肠埃希菌和厌氧菌,当阑尾管腔阻塞后,细菌繁殖并产生毒素,损伤黏膜上皮,细菌经溃疡面侵入阑尾引起感染。

3.胃肠道疾病的影响

急性肠炎、血吸虫病等可直接蔓延至阑尾或引起阑尾管壁肌肉痉挛,使管壁血运障碍而致炎症。

(二)病理

根据急性阑尾炎发病过程的病理解剖学变化,可分为急性单纯性阑尾炎、急性化脓性阑尾炎、坏疽性及穿孔性阑尾炎、阑尾周围脓肿四种病理类型。

急性阑尾炎的转归取决于机体的抵抗力和治疗是否及时,可有炎症消退、炎症局限化、炎症扩散三种转归。

二、临床表现

(一)症状

1.腹痛

典型症状是转移性右下腹痛。因初期炎症仅限于阑尾黏膜或黏膜下层,由内脏神经反射引起上腹或脐部周围疼痛,范围较弥散。当炎症波及浆膜层和壁腹膜时,刺激了躯体神经,疼痛固定于右下腹。单纯性阑尾炎的腹痛程度较轻,化脓性及坏疽性阑尾炎的腹痛程度较重。当阑尾穿孔时,腹痛可减轻,因阑尾管腔内的压力骤减,但随着腹膜炎的出现,腹痛可继续加重。

2.胃肠道症状

早期可有轻度恶心、呕吐,部分患者可发生腹泻或便秘。盆腔阑尾炎时,炎症刺激直肠和膀胱,引起里急后重和排尿痛。

3.全身症状

早期有乏力、头痛,炎症发展时,可出现脉快、发热等,体温多在 38 ℃内。坏疽性阑尾炎时,出现寒战、体温明显升高。若发生门静脉炎,可出现寒战、高热和轻度黄疸。

(二)体征

1.右下腹固定压痛

右下腹固定压痛是急性阑尾炎最重要的体征。腹部压痛点常位于麦氏点。

2.反跳痛和腹肌紧张

提示阑尾已化脓、坏死或即将穿孔。

三、辅助检查

(一)腰大肌试验

若为阳性,提示阑尾位于盲肠后位贴近腰大肌。

(二)结肠充气试验

若为阳性,表示阑尾已有急性炎症。

(三)闭孔内肌试验

若为阳性,提示阑尾位置靠近闭孔内肌。

(四)直肠指诊

直肠右前方有触痛者,提示盆腔位置阑尾炎。若触及痛性肿块,提示盆腔脓肿。

四、治疗原则

急性阑尾炎诊断明确后应尽早行阑尾切除术。部分急性单纯性阑尾炎,可经非手术治疗而获得痊愈;阑尾周围脓肿,先行非手术治疗,待肿块缩小局限、体温正常,3 个月后再行阑尾切除术。

五、护理诊断/问题

(一)疼痛

与阑尾炎症、手术创伤有关。

(二)体温过高

与化脓性感染有关。

(三)潜在并发症

急性腹膜炎、感染性休克、腹腔脓肿、门静脉炎。

(四)潜在术后并发症

腹腔出血、切口感染、腹腔脓肿、粘连性肠梗阻。

六、护理措施

(一)非手术治疗的护理

(1)取半卧位。

(2)饮食和输液:流质饮食或禁食,禁食期间做好静脉输液的护理。

(3)控制感染:应用抗生素。

(4)严密观察病情:观察患者的生命体征、精神状态、腹部症状和体征、白细胞计数及中性粒细胞比例的变化。

(二)术后护理

1.体位

血压平稳后取半卧位。

2.饮食

术后1～2天胃肠蠕动恢复、肛门排气后可进流食,如无不适可改半流食,术后3～4天可进软质普食。

3.早期活动

轻症患者术后当天麻醉反应消失后,即可下床活动,以促进肠蠕动的恢复,防止肠粘连的发生。重症患者应在床上多翻身、活动四肢,待病情稳定后,及早下床活动。

4.并发症的观察和护理。

(1)腹腔内出血:常发生在术后24小时内,表现为腹痛、腹胀、面色苍白、脉搏细速、血压下降等内出血表现或腹腔引流管有血性液引出。应嘱患者立即平卧,快速静脉输液、输血,并做好紧急手术止血的准备。

(2)切口感染:是术后最常见的并发症,表现为术后2～3天体温升高,切口胀痛、红肿、压痛等。可给予抗生素、理疗等,如已化脓应拆线引流脓液。

(3)腹腔脓肿:多见于化脓性或坏疽性阑尾炎术后。表现为术后5～7天体温升高或下降后又升高,有腹痛、腹胀、腹部压痛、腹肌紧张或腹部包块,常发生于盆腔、膈下、肠间隙等处,可出现直肠膀胱刺激症状及全身中毒症状。

(4)粘连性肠梗阻:常为不完全性肠梗阻,以非手术治疗为主,完全性肠梗阻者应手术治疗。

(5)粪瘘:少见;一般经非手术治疗后粪瘘可自行闭合。

七、特殊类型阑尾炎

(一)小儿急性阑尾炎

小儿大网膜发育不全,难以包裹发炎的阑尾。其临床特点如下:①病情发展快且重,早期出现高热、呕吐等胃肠道症状。②右下腹体征不明显。③小儿阑尾管壁薄,极易发生穿孔,并发症和死亡率较高。

(二)妊娠期急性阑尾炎

较常见,发病多在妊娠前 6 个月。其临床特点如下:①妊娠期盲肠和阑尾被增大的子宫推压上移,压痛点也随之上移。②腹膜刺激征不明显。③大网膜不易包裹炎症的阑尾,炎症易扩散。④炎症刺激子宫收缩,易引起流产或早产,威胁母子安全。

(三)老年人急性阑尾炎

老年人对疼痛反应迟钝,防御功能减退,其临床特点如下:①主诉不强烈,体征不典型,易延误诊断和治疗。②阑尾动脉多硬化,易致阑尾缺血坏死或穿孔。③常伴有心血管病、糖尿病等,使病情复杂严重。

(李　琳)

第九章

心内科护理

第一节 原发性高血压

原发性高血压是以血压升高为主要临床表现但原因不明的综合征,通常简称为高血压。高血压是导致充血性心力衰竭、卒中、冠心病、肾衰竭、夹层动脉瘤的发病率和病死率升高的主要危险性因素之一,严重影响人们的健康和生活质量,是最常见的疾病,防治高血压非常必要。

一、血压分类和定义

目前,我国采用国际上统一的血压分类和标准,将 18 岁以上成人的血压按不同水平分类(表 9-1),高血压定义为收缩压≥18.7 kPa(140 mmHg)和/或舒张压≥12.0 kPa(90 mmHg),根据血压升高水平,又进一步将高血压分为 1、2、3 级。

表 9-1 血压的定义和分类(WHO/ISH,1999 年)

类别	收缩压(mmHg)		舒张压(mmHg)
理想血压	<120	和	<80
正常血压	<130	和	<85
正常高值	130～139	或	85～89
高血压			
1 级(轻度)	140～159	或	90～99
亚组:临界高血压	140～149	或	90～94
2 级(中毒)	160～179	或	100～109
3 级(重度)	≥180	或	≥110
单纯收缩期高血压	≥140	和	<90
亚组:临界收缩期高血压	140～149	和	<90

注:当患者的收缩压和舒张压分属不同分类时,应当用较高的分类。

二、病因

(一)遗传

高血压具有明显的家族性,父母均为高血压者其子女患高血压的概率明显高于父母均无高血压者的概率。约 60％高血压患者可询问到有高血压家族史。

(二)饮食

膳食中钠盐摄入量与人群血压水平和高血压病患病率呈正相关。摄盐越多,血压水平和患病率越高,钾摄入量与血压呈负相关,限制钠补充钾可使高血压患者血压降低。钾的降压作用可能是通过促进排钠而减少细胞外液容量。有研究表明膳食中钙不足可使血压升高。大量研究显示高蛋白质摄入、饮食中饱和脂肪酸或饱和脂肪酸/不饱和脂肪酸比值较高、饮酒量过多都属于升压因素。

(三)精神

城市脑力劳动者高血压患病率超过体力劳动者,从事精神紧张度高的职业者发生高血压的可能性较大,长期生活在噪声环境中听力敏感性减退者患高血压也较多。高血压患者经休息后往往症状和血压可获得一定改善。

(四)肥胖

超重或肥胖是血压升高的重要危险因素。一般采用体重指数(BMI),即体重(kg)/身高(m)^2(以 20～24 为正常范围)。血压与 BMI 呈显著正相关。肥胖的类型与高血压发生关系密切,向心性肥胖者容易发生高血压,表现为腰围往往大于臀围。

(五)其他

服避孕药妇女容易出现血压升高。一般在终止服用避孕药后 3～6 个月血压恢复正常。阻塞性睡眠呼吸暂停综合征(OSAS)是指睡眠期间反复发作性呼吸暂停。OSAS 常伴有重度打鼾,患此病的患者常有高血压。

三、发病机制

原发性高血压的发病机制至今还没有一个完整统一的认识。目前认为高血压的发病机制集中在以下几个方面。

(一)交感神经系统活性亢进

已知反复的精神刺激与过度紧张可以引起高血压。长期处于应激状态如从事驾驶员、飞行员、等职业者高血压患病率明显增高。当大脑皮质兴奋与抑制过程失调时,交感神经和副交感神经之间的平衡失调,交感神经兴奋性增加,其末梢释放去甲肾上腺素、肾上腺素、多巴胺、血管升压素等儿茶酚胺类物质增多,从而引起阻力小动脉收缩增强使血压升高。

(二)肾素-血管紧张素-醛固酮系统(RAAS)激活经典的 RAAS

肾小球旁细胞分泌的肾素,激活从肝脏产生的血管紧张素原转化为血管紧张素Ⅰ,然后再经肺循环中的血管紧张素转换酶(ACE)的作用转化为血管紧张素Ⅱ。血管紧张素Ⅱ作用于血管紧张素Ⅱ受体,有以下作用:①直接使小动脉平滑肌收缩,外周阻力增加;②刺激肾上腺皮质球状带,使醛固酮分泌增加,致使肾小管远端集合管的钠重吸收加强,导致水、钠潴留;③交感神经冲动发放增加使去甲肾上腺素分泌增加。以上作用均可使血压升高。近年来发现血管壁、心脏、脑、肾脏及肾上腺中也有 RAAS 的各种组成成分。局部 RAAS 各成分对心脏、血管平滑肌的作用,可能在高血压发生和发展中有更大影响,占有十分重要的地位。

(三)其他

细胞膜离子转运异常可使血管收缩反应性增强和平滑肌细胞增生与肥大,血管阻力增高;肾脏潴留过量摄入的钠盐,使体液容量增大,机体为避免心排血量增高使组织过度灌注,全身阻力小动脉收缩增强,导致外周血管阻力增高;胰岛素抵抗所致的高胰岛素血症可使电解质代谢发生障碍,还使血管对体内升压物质反应性增强,血液中儿茶酚胺水平增加,血管张力增高,从而使血压升高。

四、病理生理和病理解剖

高血压病的早期表现为全身细小动脉的间歇性痉挛,仅有主动脉壁轻度增厚,全身细小动脉和脏器无明显的器质性改变,患者多无明显症状。如病变持续,可导致许多脏器受累,最重要的是心、脑、肾组织的病变。

(一)心脏

心脏主要表现为左心室肥厚和扩大,病变晚期可导致心力衰竭。这种由高血压引起的心脏病称为高血压性心脏病。长期高血压还可引起冠状动脉粥样硬化。

(二)脑

由于脑细小动脉的长期硬化和痉挛,使动脉壁缺血、缺氧而通透性增高,容易形成微小动脉瘤,当血压突然升高时,微小动脉瘤破裂,从而发生脑出血。高血压可促使脑动脉发生粥样硬化,导致脑血栓形成。

(三)肾脏

细小动脉硬化引起的缺血使肾小球缺血、变性、坏死,继而纤维化及玻璃样变,并累及相应的肾小管,使之萎缩、消失,间质出现纤维化。因残存的肾单位越来越少,最终导致肾衰竭。

五、临床表现

(一)症状

大多数患者早期症状不明显,常见症状有头痛、头晕、耳鸣、眼花、乏力、心悸,还有的表现为失眠、健忘、注意力不集中、情绪易波动或发怒等。经常在体检或其他疾病就医检查时发现血压升高。血压升高常与情绪激动、精神紧张、体力活动有关,休息或去除诱因血压可下降。

(二)体征

血压受昼夜、气候、情绪、环境等因素影响波动较大。一般清晨起床活动后血压迅速升高,夜间血压较低;冬季血压较高,夏季血压较低;情绪不稳定时血压高;在医院或诊所血压明显增高,在家或医院外的环境中血压低。体检时可听到主动脉瓣区第二心音亢进、收缩期杂音,长期高血压时有心尖冲动明显增强,搏动范围扩大及心尖冲动左移体征,提示左心室增大。

(三)恶性或急进性高血压

表现为患者发病急骤,舒张压多持续在 $17.3 \sim 18.7$ kPa(130~140 mmHg)或更高。常有头痛、视力模糊或失明,视网膜可发生出血、渗出及视盘水肿,肾脏损害突出,持续蛋白尿、血尿及管型尿,病情进展迅速,如不及时治疗,易出现严重的脑、心、肾损害,发生脑血管意外、心力衰竭和尿毒症,最后多因尿毒症而死亡,但也可死于脑血管意外或心力衰竭。

六、并发症

(一)高血压危象

在情绪激动、精神紧张、过度劳累、寒冷等诱因作用下,小动脉发生强烈痉挛,血压突然急剧升高,收缩压可达 34.7 kPa(260 mmHg)、舒张压可达 16.0 kPa(120 mmHg),影响重要脏器血液供应而出现危急症状。在高血压的早、中、晚期均可发生。患者出现头痛、恶心、呕吐、烦躁、心悸、出汗、视力模糊等征象,伴有椎-基底动脉、视网膜动脉、冠状动脉等累及的缺血表现。

(二)高血压脑病

高血压脑病发生在重症高血压患者,是指血压突然或短期内明显升高,由于过高的血压干扰了脑血管的自身调节机制,脑组织血流灌注过多造成脑水肿。出现中枢神经功能障碍征象。临床表现为弥漫性严重头痛、呕吐、烦躁、意识模糊、精神错乱、局灶性或全身抽搐,甚至昏迷。

(三)主动脉夹层

主动脉夹层指主动脉腔内的血液通过内膜的破口进入主动脉壁中层而形成的血肿,夹层分离突然发生时多数患者突感胸部疼痛,向胸前及背部放射,随夹层涉及范围而可以延至腹部、下肢及颈部。疼痛剧烈难以忍受,起病后即达高峰,呈刀割或撕裂样。突发剧烈的胸痛常误诊为急性心肌梗死。高血压是导致本病的重要因素。患者因剧痛而有休克外貌、焦虑不安、大汗淋漓、面色苍白、心率加速,从而使血压增高。

(四)其他

其他并发症可并发急性左心衰竭、急性冠脉综合征、脑出血、脑血栓形成、腔隙性脑梗死、慢性肾衰竭等。

七、辅助检查

(一)测量血压

定期测量血压是早期诊断高血压和评估严重程度的主要方法,采用经验证合格的水银柱或电子血压计,测量安静休息坐位时上臂肱动脉处血压,必要时还应测量平卧位和站立位血压。但须在未服用降压药物情况下的不同时间测量 3 次血压,才能确诊。对偶有血压超出正常值者,需定期重复测量后确诊。通常在医疗单位或家中随机测血压的方式不能可靠地反映血压的波动和在休息、日常活动状态下的情况。近年来,24 小时动态血压监测已逐渐应用于临床及高血压的防治工作上。一般监测的时间为 24 小时,测压时间间隔为 15～30 分钟,可较为客观和敏感地反映患者的实际血压水平,可了解血压的昼夜变化节律性和变异性,估计靶器官损害与预后,比随机测血压更为准确。动态血压监测的参考标准正常值为:24 小时低于 17.3/10.7 kPa(130/80 mmHg),白天低于 18.0/11.3 kPa(135/85 mmHg),夜间低于 16.7/10.0 kPa(125/75 mmHg)。正常血压波动夜间 2～3 时处于血压最低,清晨迅速上升,上午 6～10 时和下午 4～8 时出现两个高峰,之后缓慢下降。高血压患者的动态血压曲线也类似,但波动幅度较正常血压时大。

(二)体格检查

除常规检查外还有身高,体重,双上肢血压,颈动脉及上下肢动脉搏动情况,颈、腹部血管有无杂音,腹主动脉搏动,肾增大,眼底等的情况。

(三)尿液检查

通过肉眼观察尿的颜色、透明度、有无血尿;测比重、pH、糖和蛋白含量,并做镜下检验。尿比重降低(<1.010)提示肾小管浓缩功能障碍。正常尿液 pH 为 5～7,原发性醛固酮增多症尿呈酸性。

(四)血生化检查

空腹血糖、血钾、肌酐、尿素氮、尿酸、胆固醇、甘油三酯、低密度脂蛋白、高密度脂蛋白等。

(五)超声心动图检查

超声心动图检查能更为可靠地诊断左心室肥厚,测定计算所得的左心室重量指数(LVMI),是一项反映左心室肥厚及其程度的较为准确的指标,与病理解剖的相关性和符合率好。超声心动图检查还可评价高血压患者的心功能,包括左心室射血分数、收缩功能、舒张功能。

(六)眼底检查

眼底检查可见血管迂曲,颜色苍白,反光增强,动脉变细,视网膜渗出、出血、视盘水肿等。眼底改变可反映高血压的严重程度,分为 4 级:①Ⅰ级,动脉出现轻度硬化、狭窄、痉挛、变细;②Ⅱ级,视网膜动脉中度硬化、狭窄,出现动脉交叉压迫,静脉阻塞;③Ⅲ级,动脉中度以上狭窄伴局部收缩,视网膜有棉絮状渗出、出血和水肿;④Ⅳ级,出血或渗出物伴视盘水肿。高血压眼底改变与病情的严重程度和预后密切相关。

(七)胸透或胸片、心电图检查

胸透或胸片、心电图检查对诊断高血压及评估预后都有帮助。

八、治疗

(一)目的

治疗目的是通过降压治疗使高血压患者的血压达标,以期最大限度地降低心脑血管发病和死亡的总危险。

(二)降压目标值

一般高血压人群降压目标值<18.7/12.0 kPa(140/90 mmHg);高血压高危患者(糖尿病及肾病)降压目标值<17.3/10.7 kPa(130/80 mmHg);老年收缩期性高血压的降压目标值:收缩压 18.7～20.0 kPa(140～150 mmHg),舒张压<12.0 kPa(90 mmHg)但不低于 9.3 kPa (70 mmHg),舒张压降得过低可能抵消收缩压下降得到的好处。

(三)非药物治疗

非药物治疗主要是改善生活方式,改善生活方式对降低血压和心脑血管危险的作用已得到广泛认可,所有患者都应采用,这些措施包括以下几点。

1.戒烟

吸烟所致的危害是使高血压并发症如心肌梗死、脑卒中和猝死的危险性显著增加,加重脂质代谢紊乱,降低胰岛素敏感性,降低内皮细胞依赖性血管扩张效应,并降低或抵消降压治疗的疗效。戒烟对心脑血管的良好益处,任何年龄组均可显示。

2.减轻体重

超重10%以上的高血压患者体重减少 5 kg,血压便有明显降低,体重减轻也可增加降压药物疗效,对改善糖尿病、胰岛素抵抗、高脂血症和左心室肥厚等均有益。

3.减少过多的乙醇摄入

戒酒和减少饮酒可使血压显著降低,适量饮酒仍有明显加压反应者应戒酒。

4.适当运动

适当运动有利于改善胰岛素抵抗和减轻体重,提高心血管调节能力,稳定血压水平。较好的运动方式是低或中等强度的运动,可根据年龄及身体状况选择,中老年高血压患者可选择步行、慢跑、上楼梯、骑车等,一般每周 3～5 次,每次 30～60 分钟。运动强度可采用心率监测法,运动时心率不应超过最大心率(180 或 170 次/分)的 60%～85%。

5.减少钠盐的摄入量、补充钙和钾盐

膳食中约大部分钠盐来自烹调用盐和各种腌制品,所以应减少烹调用盐及腌制品的食用,每人每天食盐量摄入应少于 2.4 g(相当于氯化钠 6 g)。通过食用含钾丰富的水果(如香蕉、橘子)和蔬菜(如油菜、香菇、大枣等),增加钾的摄入。喝牛奶补充钙的摄入。

6.多食含维生素丰富的食物

多吃水果和蔬菜,减少食物中饱和脂肪酸的含量和脂肪总量。

7.减轻精神压力,保持心理平衡

长期精神压力和情绪忧郁是降压治疗效果欠佳的重要原因,也可导致高血压。应对患者作耐心的劝导和心理疏导,鼓励其参加社交活动、户外活动等。

(四)降压药物治疗对象

高血压 2 级或以上患者[≥21.3/13.3 kPa(160/100 mmHg)];高血压合并糖尿病、心、脑、肾靶器官损害患者;血压持续升高 6 个月以上,改善生活方式后血压仍未获得有效控制者。从心血管危险分层的角度,高危和极高危患者应立即开始使用降压药物强化治疗。中危和低危患者则先继续监测血压和其他危险因素,之后再根据血压状况决定是否开始药物治疗。

(五)降压药物治疗

1.降压药物分类

现有的降压药种类很多,目前常用降压药物可归纳为以下几大类(表 9-2):利尿剂、β 受体阻滞剂、钙通道阻滞剂、血管紧张素转换酶抑制剂和血管紧张素 II 受体阻滞剂、α 受体阻滞剂。

表 9-2 常用降压药物名称、剂量及用法

药物种类	药名	剂量	用法(每天)
利尿剂	氢氯噻嗪	12.5～25.0 mg	1～3 次
	呋塞米	20 mg	1～2 次
	螺内酯	20 mg	1～3 次
β 受体阻滞剂	美托洛尔	12.5～50.0 mg	2 次
	阿替洛尔	12.5～25.0 mg	1～2 次
钙通道阻滞剂	硝苯地平控释片	30 mg	1 次
	地尔硫䓬缓释片	90～180 mg	1 次
血管紧张素转换酶抑制剂	卡托普利	25～50 mg	2～3 次
	依那普利	5～10 mg	1～2 次
血管紧张素 II 受体阻滞剂	缬沙坦	80～160 mg	1 次
	伊贝沙坦	150 mg	1 次
α 受体阻滞剂	哌唑嗪	0.5～3 mg	2～3 次
	特拉唑嗪	1～8 mg	1 次

2.联合用药

临床实际使用降压药时,由于患者心血管危险因素状况、并发症、靶器官损害、降压疗效、药物费用及不良反应等,都可能影响降压药的具体选择。任何药物在长期治疗中均难以完全避免其不良反应,联合用药可使不同的药物互相取长补短,有可能减轻或抵消某些不良反应。联合用药可减少单一药物剂量,提高患者的耐受性和依从性。现在认为,2级高血压[≥21.3/13.3 kPa(160/100 mmHg)]患者在开始时就可以采用两种降压药物联合治疗,有利于血压在相对较短的时间内达到目标值。比较合理的两种降压药联合治疗方案是利尿剂与β受体阻滞剂;利尿剂与ACEI或血管紧张素受体拮抗剂(ARB);二氢吡啶类钙通道阻滞剂与β受体阻滞剂;钙通道阻滞剂与ACEI或ARB,α受体阻滞剂和β受体阻滞剂。必要时也可用其他组合,包括中枢作用药如α_2受体激动剂、咪哒唑啉受体调节剂,以及ACEI与ARB;国内研制了多种复方制剂,如复方降压片、降压0号等,以当时常用的利舍平、双肼屈嗪、氢氯噻嗪为主要成分,因其有一定降压效果,服药方便且价格低廉而广泛使用。

(六)高血压急症的治疗

高血压急症是指短时期内血压重度升高,收缩压>26.7 kPa(200 mmHg)和/或舒张压>17.3 kPa(130 mmHg),伴有重要器官组织如大动脉、心脏、脑、肾脏、眼底的严重功能障碍或不可逆性损害。需要做紧急处理。

1.迅速降压

(1)硝普钠:同时直接扩张动脉和静脉,降低前、后负荷。开始时以50 mg/500 mL浓度每分钟10~25 μg速率静脉滴注,即刻发挥降压作用。使用硝普钠必须密切观察血压,避光静脉滴注,根据血压水平仔细调节滴注速度,硝普钠可用于各种高血压急症。一般使用不超过7天,长期或大剂量使用应注意可能发生氰化物中毒。

(2)硝酸甘油:选择性扩张冠状动脉与大动脉和扩张静脉。开始时以每分钟5~10 μg速度静脉滴注,然后根据血压情况增加滴注速度至每分钟20~50 μg。降压起效快,停药后作用消失也快。硝酸甘油主要用于急性冠脉综合征或急性心力衰竭时的高血压急症。不良反应有头痛、心动过速、面部潮红等。

(3)地尔硫䓬:非二氢吡啶类钙通道阻滞剂,降压同时具有控制快速性室上性心律失常和改善冠状动脉血流量作用。配制成50~60 mg/500 mL浓度,以每小时5~15 mg速度静脉滴注,根据血压变化调整静脉输液速度。地尔硫䓬主要用于急性冠脉综合征、高血压危象。不良作用有面部潮红、头痛等。

(4)酚妥拉明:配制成10~30 mg/500 mL浓度缓慢静脉滴注,主要用于嗜铬细胞瘤高血压危象。

(5)其他药物:对血压显著增高,但症状不严重者,可舌下含用硝苯地平10 mg,或口服卡托普利12.5~25.0 mg,哌唑嗪1~2 mg等。降压不宜过快过低。血压控制后,需口服降压药物,或继续注射降压药物以维持疗效。

2.制止抽搐

可用地西泮10~20 mg静脉注射,苯巴比妥0.1~0.2 g肌内注射。也可予25%硫酸镁溶液10 mL深部肌内注射,或以5%葡萄糖溶液20 mL稀释后缓慢静脉注射。

3.脱水、排钠、降低颅内压

(1)呋塞米20~40 mg或依他尼酸钠25~50 mg,加到50%葡萄糖溶液20~40 mL中,静脉注射。

(2)20％甘露醇或25％山梨醇静脉快速滴注,半小时内滴完。

4.其他并发症的治疗

对主动脉夹层分离,应采取积极的降压治疗,诊断确定后,宜施行外科手术治疗。

九、护理

(一)一般护理

1.休息

早期高血压患者可参加工作,但不要过度疲劳,坚持适当的锻炼,如骑自行车、跑步、做体操及打太极拳等。要有充足的睡眠,保持心情舒畅,避免精神紧张和情绪激动,消除恐惧、焦虑、悲观等不良情绪。晚期血压持续增高,伴有心、肾、脑病时应卧床休息。关心体贴患者,使其精神愉快,鼓励患者树立战胜疾病的信心。

2.饮食

饮食方面应给低盐、低脂肪、低热量饮食,以减轻体重。因为摄入总热量太大超过消耗量,多余的热量转化为脂肪,身体就会发胖,体重增加,提高血液循环的要求,必定提高血压。鼓励患者多食水果、蔬菜、戒烟、控制饮酒、咖啡、浓茶等刺激性饮料。少吃胆固醇含量多的食物,对服用排钾利尿剂的患者应注意补充含钾高的食物如蘑菇、香蕉、橘子等。肥胖者应限制热能摄入,控制体重在理想范围之内。

3.病房环境

病房环境应整洁、安静、舒适、安全。

(二)对症护理及病情观察护理

1.剧烈头痛

当出现剧烈头痛伴恶心、呕吐,常为血压突然升高、高血压脑病,应立即让患者卧床休息,并测量血压及脉搏、心率、心律,积极协助医师采取降压措施。

2.呼吸困难、发绀

呼吸困难、发绀是高血压引起的左心衰竭所致,应立即给予舒适的半卧位,及时给予氧气吸入。按医嘱应用洋地黄治疗。

3.心悸

严密观察脉搏、心率、心律变化并做记录。安静休息,严禁下床,并安慰患者消除紧张情绪。

4.水肿

晚期高血压伴心肾衰竭时可出现水肿。护理中注意严格记录出入量,限制钠盐和水分摄入。严格卧床休息,注意皮肤护理,严防压疮发生。

5.昏迷、瘫痪

昏迷、瘫痪是晚期高血压引起脑血管意外所引起。应注意安全护理,防止患者坠床、窒息、肢体烫伤等。

6.病情观察护理

对血压持续增高的患者,应每天测量血压2～3次,并做好记录,必要时测立、坐、卧位血压,掌握血压变化规律。如血压波动过大,要警惕脑出血的发生。如在血压急剧增高的同时,出现头痛、视物模糊、恶心、呕吐、抽搐等症状,应考虑高血压脑病的发生。如出现端坐呼吸、喘憋、发绀、咳粉红色泡沫痰等,应考虑急性左心衰竭的发生。出现上述各种表现时均应立即送医院进行紧急救治。另外,在变换体位时也应动作缓慢,以免发生意外。有些降压药可引起水、钠潴留。因此,需每天测体重,准确记录出入量,观察水肿情况,注意保持出入量的平衡。

(三)用药观察与护理

1.用药原则

终身用药,缓慢降压,从小剂量开始逐步增加剂量,即使血压降至理想水平后,也应服用维持量,老年患者服药期间改变体位要缓慢,以免发生意外,合理联合用药。

2.药物不良反应观察

使用噻嗪类和袢利尿剂时应注意血钾、血钠的变化;用 β 受体阻滞剂应注意其抑制心肌收缩力、心动过缓、房室传导时间延长、支气管痉挛、低血糖、血脂升高的不良反应;钙通道阻滞剂硝苯地平的不良反应有头痛、面红、下肢水肿、心动过速;血管紧张素转换酶抑制剂可有头晕、乏力、咳嗽、肾功能损害等不良反应。

(四)心理护理

患者多表现有易激动、焦虑及抑郁等心理特点,而精神紧张、情绪激动、不良刺激等因素均与高血压密切相关。因此,对待患者应耐心、亲切、和蔼、周到。根据患者特点,有针对性地进行心理疏导。同时,让患者了解控制血压的重要性,帮助患者训练自我控制的能力,参与自身治疗护理方案的制定和实施,指导患者坚持长期的饮食、药物、运动治疗,将血压控制在接近正常的水平,以减少对靶器官的进一步损害,定期复查。

十、出院指导

(一)饮食调节指导

强调高血压患者要以低盐、低脂肪、低热量、低胆固醇饮食为宜;少吃或不吃含饱和脂肪的动物脂肪,多食含维生素的食物,多摄入富含钾、钙的食物,食盐量应控制在 3～5 g/d,严重高血压病患者的食盐量控制在 1～2 g/d。饮食要定量、均衡、不暴饮暴食;同时适当地减轻体重,有利于降压。戒烟和控制酒量。

(二)休息和锻炼指导

高血压患者的休息和活动应根据患者的体质、病情适当调节,病重体弱者,应以休息为主。随着病情好转,血压稳定,每天适当从事一些工作、学习、劳动将有益身心健康;还可以增加一些适宜的体能锻炼,如散步、慢跑、打太极拳、体操等有氧活动。患者应在运动前了解自己的身体状况,以此来决定自己的运动种类、强度、频度和持续时间。注意规律生活,保证充足的休息和睡眠,对于睡眠差、易醒、早醒者,可在睡前饮热牛奶 200 mL,或用 40～50 ℃温水泡足 30 分钟,或选择自己喜爱的放松精神情绪的音乐协助入睡。总之,要注意劳逸结合,养成良好的生活习惯。

(三)心理健康指导

高血压病的发病机制是除躯体因素外,心理因素占主导地位,强烈的焦虑、紧张、愤怒及压抑常为高血压病的诱发因素,因此教会患者自我调节和自我控制能力是关键。护士要鼓励患者保持豁达、开朗愉快的心境和稳定的情绪,培养广泛的爱好和兴趣。同时指导家属为患者创造良好的生活氛围,避免引起患者情绪紧张、激动和悲哀等不良刺激。

(四)血压监测指导

建议患者自行购买血压计,随时监测血压。指导患者和家属正确测量血压的方法,监测血压、做好记录,复诊时对医师加减药物剂量会有很好的参考依据。

(五)用药指导

由于高血压是一种慢性疾病,需要长期的、终身的服药治疗,而这种治疗要患者自己或家属配合进行,因此患者及家属要了解服用的药物种类及用药剂量、用药方法、药物的不良反应、服用药物的最佳时间,以便发挥药物的最佳效果和减少不良反应。出现不良反应,要及时报告主诊医师,以便调整药物及采取必要的处理措施。切不可血压降下来就停药,血压上升又服药,血压反复波动,对健康极为不利。由于这类患者大多是年纪较大,容易遗忘服药,可建议患者在家中醒目之处做标记,以起到提示作用。对血压显著增高多年的患者,血压不宜下降过快,因为患者往往不能适应,并可导致心、脑、肾血液的供应不足而引起脑血管意外,如使用可引起明显直立性低血压药物时,应向患者说明平卧起立或坐位起立时,动作要缓慢,以免血压突然下降,出现晕厥而发生意外。

(六)按时就医

服完药出现血压升高或过低;血压波动大;出现眼花、头晕、恶心呕吐、视物不清、偏瘫、失语、意识障碍、呼吸困难、肢体乏力等情况时立即到医院就医。如病情危重,可求助 120 急救中心。

(马秀连)

第二节　心脏瓣膜病

心脏瓣膜病是由于炎症、缺血性坏死、退行性变、黏液样变性、先天性畸形、创伤等原因引起单个或多个瓣膜的功能和/或结构异常,导致瓣膜口狭窄和/或关闭不全。瓣膜关闭不全和瓣膜口狭窄可单独发生,也可合并存在。风湿性心脏病患者中二尖瓣最常受累,其次是主动脉瓣。而老年退行性瓣膜病以主动脉瓣膜病变最为常见。患者多表现为呼吸困难、咳嗽、口唇发绀、气促、反复发作的肺部感染及心房纤颤等症状。目前治疗心脏瓣膜病多以内科方式初步治疗,当内科保守治疗无法纠正血流动力学时,应进一步采取介入或外科手术干预治疗。

一、一般护理

(1)执行一般内科护理常规。

(2)卧位与休息:①在心功能代偿期,可进行日常工作,避免劳累、剧烈活动。作息规律,保证充足的睡眠,保持良好的心态。②在心功能失代偿期、有风湿活动及并发症者以卧床休息为主,出现呼吸困难时,给予半坐位或坐位;长期卧床的患者,协助生活护理,加强皮肤护理,减少机体消耗,保持病室舒适、安静、空气清新。

二、饮食护理

给予患者营养丰富的高蛋白、高维生素、清淡易消化的食物,少食多餐,避免过饱,禁食辣椒、浓茶或咖啡等。伴有心功能不全者适量限制钠盐、水的摄入,发热时鼓励患者适量喝水,预防发热所致脱水。

三、用药护理

（1）使用抗生素及抗风湿药物治疗患者，应遵医嘱正确用药，严格执行给药时间，严密观察药物疗效及有无过敏等不良反应。

（2）长期服用抗凝药物者，需监测凝血指标。注意有无出血倾向，评估栓塞风险。华法林是目前使用最普遍、研究证据最充分的口服抗凝药物。华法林通过抑制维生素 K 依赖的凝血因子的活化而发挥凝血作用，因个体基因多态性的影响、与药物和食物的相互作用等原因，剂量的个体差异极大。严密监测凝血酶原时间国际标准化比值（INR），维持在 2～3，能安全而有效地预防脑卒中的发生。

（3）服用抗心律失常药物时，注意心率、心律、脉搏的变化。

四、并发症的护理

（一）心力衰竭

检测生命体征的变化，评估患者有无呼吸困难、乏力、食欲减退、少尿、水肿等。

（二）栓塞

了解超声心动图报告，有左心房内附壁血栓者应绝对卧床休息，防止血栓脱落。病情允许时协助患者翻身、床上活动，防止下肢深静脉血栓形成。

五、病情观察

（1）监测生命体征，观察有无心功能不全症状，如呼吸困难、咳嗽、发绀、水肿、腹水，观察皮肤颜色及外周动脉搏动情况等。

（2）评估患者有无栓塞的危险因素，如长期卧床、心房纤颤、意识改变、运动功能障碍、突发严重的呼吸困难和胸痛等，做到及早发现，及时处理。

（3）听诊心脏各瓣膜区杂音及变化。

（4）准确监测出入量，尤其是合并心力衰竭患者，为利尿治疗提供参考。

（5）服用洋地黄类药物，注意观察洋地黄中毒症状。

六、健康指导

（1）向患者及家属介绍该病发病的基本原因、诱发因素、病程特点、治疗要点等，使患者以乐观的态度投入到疾病的治疗当中，取得患者的积极配合。

（2）教会患者自测脉搏，每次测 1 分钟。

（3）患者居住环境要避免潮湿、阴暗等不良条件，保持室内空气流通，温度适宜，注意保暖。

（4）嘱患者进食高蛋白、高维生素、富含纤维素的清淡饮食，心力衰竭时应给予低盐饮食，保持大便通畅。

（5）心功能代偿期指导患者适当锻炼，提高机体抵抗力，避免诱发因素。

（6）坚持按医嘱服用药物，不可擅自停药或增减剂量。

（马秀连）

第三节　病毒性心肌炎

病毒性心肌炎是指由嗜心肌性病毒感染所致,以非特异性间质性心肌炎为主要病变的疾病,可呈局限性或弥漫性改变。

一、病因和发病机制

确切的发病机制尚不清楚,可能与病毒感染和自身免疫反应有关。最常见的病毒是柯萨奇B组 2～5 型和 A 组 9 型病毒,其次是埃可病毒、腺病毒、流感病毒等。

二、临床表现

约半数以上患者在发病前 1～3 周有病毒感染的临床表现,如发热、头痛、全身倦怠感等上呼吸道感染症状,或有恶心、呕吐、腹痛、腹泻等消化道症状。然后出现心血管系统症状,如心悸、气短、胸闷、胸痛等。重症患者可出现心力衰竭、休克、晕厥、阿-斯综合征、猝死等。

三、辅助检查

(一)实验室检查

(1)血常规:白细胞计数轻度升高,血沉加快。

(2)血清心肌损伤标志物:急性期肌酸激酶(CK)、肌酸激酶同工酶(CK-MB)、心肌肌钙蛋白T(cTnT),心肌肌钙蛋白 I(cTnI),天门冬酸氨基转移酶(AST)等增高。其中 cTnT、cTnI 的敏感性及特异性最强,并且检测时间窗也最宽(可达 2 周)。

(3)血清病毒中和抗体及血凝抑制抗体升高,>4 倍或 1 次>1∶640 即为阳性标准。

(4)从患者咽部、粪便、血液标本中可做病毒分离。

(二)心电图检查

各种类型的心律失常、非特异性的 ST-T 改变。

(三)X 线检查

正常或不同程度心脏扩大、心搏动减弱,心力衰竭时有肺淤血、肺水肿征。

(四)超声心动图检查

心脏扩大,室壁运动减弱,若伴有心包炎,可见心包积液征、心收缩功能降低。

四、治疗要点

病毒性心肌炎无特效治疗,治疗目的在于减轻心脏负荷,控制心律失常和防治心力衰竭。

(一)休息

休息是治疗急性病毒性心肌炎最重要的措施,急性期应卧床休息,尤其是心脏扩大或心力衰竭者,至少应休息 3 个月,待心界恢复正常或不再缩小,体温正常方可活动。

(二)改善心肌代谢,促进心肌恢复治疗

(1)静脉滴注维生素 C 5～10 g+5％葡萄糖 500～1 000 mL,每天 1 次,2 周为 1 个疗程。

（2）极化液（ATP、辅酶 A、维生素 C）静脉滴注，加强心肌营养。

（3）辅酶 Q_{10} 每次 10 mg，每天 3 次，口服；曲美他嗪每次 20 mg，每天 3 次，口服。

（三）抗病毒治疗

干扰素（10～30）$\times 10^5$ U，每天 1 次肌内注射，2 周为 1 个疗程；黄芪注射液可能有抗病毒、调节免疫功能，可口服或静脉滴注。

（四）抗生素应用

治疗初期应常规应用青霉素（40～80）$\times 10^5$ U/d 或克林霉素 1.2 g/d，静脉滴注 1 周。

（五）并发症治疗

并发心力衰竭、心律失常者按相应常规治疗。但在急性心肌炎时洋地黄制剂用量宜偏小，因此时易引起洋地黄中毒。

（六）激素应用

病程早期不主张应用糖皮质激素，但在重症患者，如伴难治性心力衰竭或三度房室传导阻滞者可少量、短期内试用。

病毒性心肌炎大多数预后良好，重症者死于心力衰竭，严重心律失常；少数患者转为慢性，或发展为扩张型心肌病。

五、护理措施

（一）病情观察

监测患者脉搏、心律的变化情况，及时发现患者是否发生心力衰竭、严重心律失常等危重情况。

（二）充分休息

对病毒性心肌炎患者来说，休息是减轻心脏负荷的最好方法。症状明显、血清心肌酶增高或出现严重心律失常的患者应卧床 3 个月以上，心脏增大者最好卧床半年至 1 年，待症状、体征、心脏大小、心电图恢复正常后，逐渐增加活动量。

（三）饮食

给予高热量、高蛋白、高维生素、丰富矿物质饮食，增加营养，满足机体消耗并促进心肌细胞恢复。

（四）心理支持

病毒性心肌炎患者中青壮年占一定比例，且在疾病急性期心悸等症状明显，影响患者的日常生活和工作，使患者产生焦急、烦躁等情绪。故应向患者讲明本病的演变过程及预后，使患者安心休养。

（霍凤红）

第十章

消化内科护理

第一节 消化性溃疡

消化性溃疡是一种常见的胃肠道疾病,简称溃疡病,通常指发生在胃或十二指肠球部的溃疡,并分别称为胃溃疡或十二指肠溃疡。事实上,本病可以发生在与酸性胃液相接触的其他胃肠道部位,包括食管下端、胃肠吻合术后的吻合口及其附近的肠袢,以及含有异位胃黏膜的 Meckel 憩室。

消化性溃疡是一组常见病、多发病,人群中患病率为 5%~10%,严重危害人们的健康。本病可见于任何年龄,以 20~50 岁为多,占 80%,10 岁以下或 60 岁以上者较少。胃溃疡(GU)常见于中年和老年人,男性多于女性,二者之比约为 3:1。十二指肠球部溃疡(DU)多于胃溃疡,患病率是胃溃疡的 5 倍。

一、病因及发病机制

消化性溃疡病因和发病机制尚不十分明确,学说甚多,归纳起来有 3 个方面:损害因素的作用,即化学性、药物性等因素的直接破坏作用;保护因素的减弱;易感及诱发因素(遗传、性激素、工作负荷等)。目前认为胃溃疡多以保护因素减弱为主,而十二指肠球部溃疡则以损害因素的作用为主。

(一)损害因素作用

1.胃酸及胃蛋白酶分泌异常

31%~46% 的 DU 患者胃酸分泌率高于正常高限(正常男 11.6~60.6 mmol/h,女 8.0~40.1 mmol/h)。因胃蛋白酶原随胃酸分泌,故患者中胃蛋白酶原分泌增加的百分比大致与胃酸分泌增加的百分比相同。

多数 GU 患者酸分泌率正常或低于正常,仅少数患者(如卓-艾综合征)酸分泌率高于正常。虽然如此,并不能排除胃酸及胃蛋白酶是某些 GU 的病因。通常认为在胃酸分泌高的溃疡患者中,胃酸和胃蛋白酶是导致发病的重要因素。

基础胃酸分泌增加可由下列因素所致:①胃泌素分泌增加(卓-艾综合征等)。②乙酰胆碱刺激增加(迷走神经功能亢进)。③组织胺刺激增加(系统性肥大细胞病或嗜碱性粒细胞白血病)。

2.药物性因素

阿司匹林、糖皮质激素、非甾体抗炎药等可直接破坏胃黏膜屏障,被认为与消化性溃疡的发病有关。

3.胆汁及胰液反流

胆酸、溶血卵磷脂及胰酶是引起一些消化性溃疡的致病因素,尤其见于某些 GU。这些 GU 患者幽门括约肌功能不全,胆汁和/或胰酶反流入胃造成胃炎,继发 GU。

胆汁及胰液损伤胃黏膜的机制可能是改变覆盖上皮细胞表面的黏液,损伤胃黏膜屏障,使黏膜更易受胃酸和胃蛋白酶的损害。

(二)保护因素减弱

1.黏膜防护异常

胃黏膜屏障由黏膜上皮细胞顶端的一层脂蛋白膜所组成,使黏膜免受胃内容损伤或在损伤后迅速地修复。黏液的分泌减少或结构异常均能使凝胶层黏液抵抗力减弱。胃黏膜血流减少导致细胞损伤与溃疡。胃黏膜缺血是严重内、外科疾病患者发生急性胃黏膜损伤的直接原因。胃小弯处易发溃疡可能与其侧支血管较少有关。黏膜碳酸氢盐和前列腺素分泌减少也可使黏膜防御功能降低。

2.胃肠道激素

胃肠道黏膜与胰腺的内分泌细胞分泌多种肽类和胺类胃肠道激素(胰泌素、胆囊收缩素、血管活性肠肽、高血糖素、肠抑胃肽、生长抑素、前列腺素等)。它们具有一定生理作用,主要参与食物消化过程,调节胃酸/胃蛋白酶分泌,并能营养和保护胃肠黏膜,一旦这些激素分泌和调节失衡,即易产生溃疡。

(三)易感及诱发因素

1.遗传倾向

消化性溃疡有相当高的家族发病率。曾有报告 20%～50%的患者有家族史,而一般人群的发病率仅为 5%～10%。许多临床调查研究表明,DU 患者的血型以"O"型多见,消化性溃疡伴并发症者也以"O"型多见,这与 50%DU 患者和 40%GU 患者不分泌 ABH 血型物质有关。DU 与 GU 的遗传易感基因不同。提示 GU 与 DU 是两种不同的疾病。GU 患者的子女患 GU 风险为一般人群的 3 倍,而 DU 患者的子女的风险则并不比一般人群高。曾有报道 62%的儿童 DU 患者有家族史。消化性溃疡的遗传因素还直接表现为某些少见的遗传综合征。

2.性腺激素因素

国内报道消化性溃疡的男女比(3.9～8.5):1,这种差异被认为与性激素作用有关。女性激素对消化道黏膜具有保护作用。生育期妇女罹患消化性溃疡明显少于绝经期后妇女,妊娠期妇女的发病率也明显低于非妊娠期。现认为女性性腺激素,特别是孕酮,能阻止溃疡病的发生。

3.心理-社会因素

研究认为,消化性溃疡属于心理生理疾病的范畴,特别是 DU 与心理-社会因素的关系尤为密切。与溃疡病的发生有关的心理-社会因素主要有以下几方面。

(1)长期的精神紧张:不良的工作环境和劳动条件,长期的脑力活动造成的精神疲劳,加之睡眠不足,缺乏应有的休息和调节导致精神过度紧张。

(2)强烈的精神刺激:重大的生活事件,生活情景的突然改变,社会环境的变迁,如丧偶、离婚、自然灾害、战争动乱等造成的心理应激。

(3)不良的情绪反应:指不协调的人际关系,工作生活中的挫折,无所依靠而产生的心理上的"失落感"和愤怒、抑郁、忧虑、沮丧等不良情绪。消化系统是情绪反应的敏感器官系统,所以这些心理-社会因素就会在其他一些内外致病因素的综合作用下,促使溃疡病的发生。

4.个性和行为方式

个性特点和行为方式与本病的发生也有一定关系,它既可作为本病的发病基础,又可改变疾病的过程,影响疾病的转归。溃疡病患者的个性和行为方式有以下几个特点。

(1)竞争性强,雄心勃勃。有的人在事业上虽取得了一定成就,但其精神生活往往过于紧张,即使在休息时,也不能取得良好的精神松弛。

(2)独立和依赖之间的矛盾,生活中希望独立,但行动上又不愿吃苦,因循守旧、被动、顺从、缺乏创造性、依赖性强,因而引起心理冲突。

(3)情绪不稳定,遇到刺激,内心情感反应强烈,易产生挫折感。

(4)惯于自我克制。情绪虽易波动,但往往喜怒不形于色,即使在愤怒时,也常常是"怒而不发",情绪反应被阻抑,导致更为强烈的自主神经系统功能紊乱。

(5)其他,性格内向、孤僻、过分关注自己、不好交往、自负、焦虑、易抑郁、事无巨细等。

5.吸烟

吸烟与溃疡发病是否有关,尚不明确。但流行病学研究发现溃疡患者中吸烟比例较对照组高;吸烟量与溃疡病流行率呈正相关;吸烟者死于溃疡病者比不吸烟者多;吸烟者的 DU 较不吸烟者难愈合;吸烟者的 DU 复发率比不吸烟者高。吸烟与 GU 的发病关系则不清楚。

6.乙醇及咖啡饮料

两者都能刺激胃酸分泌,但缺乏引起胃十二指肠溃疡的确定依据。

二、症状和体征

(一)疼痛

溃疡疼痛的确切机制尚不明确。较早曾提出胃酸刺激是溃疡疼痛的直接原因。因溃疡疼痛发生于进餐后一段时期,此时胃内胃酸浓度达到最高水平。然而,以酸灌注溃疡病患者却不能诱发疼痛;"酸理论"也不能解释十二指肠溃疡疼痛。由于溃疡痛与胃内压力的升高同步,故胃壁肌紧张度增高与十二指肠球部痉挛均被认为是溃疡痛的原因。溃疡周围水肿与炎症区域的肌痉挛,或溃疡基底部与胃酸接触可引起持续烧灼样痛。给溃疡病患者服用安慰剂,发现其具有与抗酸剂同样的缓解疼痛疗效,进食在有些患者反而会加重疼痛,因此溃疡疼痛的另一种机制可能与胃、十二指肠运动功能异常有关。

1.疼痛的性质与强度

溃疡痛常为绞痛、针刺样痛、烧灼样痛和钻痛,也可仅为烧灼样感或类似饥饿性胃收缩感以致难与饥饿感相区别。疼痛的程度因人而异,多数呈钝痛,可忍受,无须立即停止工作。老年人感觉迟钝,疼痛往往较轻。少数则剧痛,需使用止痛剂才可缓解。约10%的患者在病程中不觉疼痛,直至出现并发症时才被诊断,故被称为无痛性溃疡。

2.疼痛的部位和放射

无并发症的 GU 的疼痛部位常在剑突下或上腹中线偏左;DU 多在剑突下偏右,范围较局限。疼痛常不放射。一旦发生穿透性溃疡或溃疡穿孔,则疼痛向背部、腹部其他部位,甚至肩部放射。有报道在一些吸烟的溃疡病患者,疼痛可向左下胸放射,类似心绞痛,称为胃心综合征。

患者戒烟和溃疡治愈后,左下胸痛即消失。

3.疼痛的节律性

消化性溃疡病中一项最特别的表现是疼痛的出现与消失呈节律性,这与胃的充盈和排空有关。疼痛常与进食有明显关系。GU 疼痛多在餐后 0.5~2 小时出现,至下餐前消失,即有"进食→疼痛→舒适"的规律。DU 疼痛多在餐后 3~4 小时出现,进食后可缓解,即有"进食→舒适→疼痛"的规律。疼痛还可出现在晚间睡前或半夜痛醒,称为夜间痛。

4.疼痛的周期性

消化性溃疡的疼痛发作可延续数天或数周后自行缓解,称为溃疡疼痛小周期。每逢深秋至冬春季节交替时疼痛发作,构成溃疡疼痛的大周期。溃疡病病程的周期性原因不明,可能与机体全身反应,特别是神经系统兴奋性的改变有关,也与气候变化和饮食失调有关。一般饮食不当,情绪波动,气候突变等可加重疼痛;进食、饮牛奶、休息、局部热敷、服制酸药物可缓解疼痛。

(二)胃肠道症状

1.恶心、呕吐

溃疡病的呕吐为胃性呕吐,属反射性呕吐。呕吐前常有恶心且与进食有关。但恶心与呕吐并非是单纯性胃十二指肠溃疡的症状。消化性溃疡患者发生呕吐很可能伴有胃潴留或与幽门附近溃疡刺激有关。刺激性呕吐于进食后迅速发生,患者在呕吐大量胃内容物后感觉轻松。幽门梗阻胃潴留所致呕吐很可能发生于清晨,呕吐物中含有隔宿的食物,并带有酸馊气味。

2.嗳气与胃灼热

(1)嗳气可见于溃疡病患者,此症状无特殊意义。多见于年轻的 DU 患者,可伴有幽门痉挛。

(2)胃灼热(也称烧心)是位于心窝部或剑突后的发热感,见于 60%~80%溃疡病患者,患者多有高酸分泌。可在消化性溃疡发病之前多年发生。胃灼热与溃疡痛相似,有在饥饿时与夜间发生的特点,且同样具有节律性与周期性。胃灼热发病机制仍有争论,目前多认为是由于反流的酸性胃内容物刺激下段食管的黏膜引起。

3.其他消化系统症状

消化性溃疡患者食欲一般无明显改变,少数有食欲亢进。由于疼痛常与进食有关,往往不敢多食。有些患者因长期疼痛或并发慢性胃十二指肠炎,胃分泌与运动功能减退,导致食欲减退,这较多见于慢性 GU。有些 DU 患者有周期性唾液分泌增多,可能与迷走神经功能亢进有关。

痉挛性便秘是消化性溃疡常见症状之一,但其原因与溃疡病无关,而与迷走神经功能亢进,严重偏食使纤维食物摄取过少及药物(铝盐、铋盐、钙盐、抗胆碱能药)的不良反应有关。

(三)全身性症状

除胃肠道症状外,患者可有自主神经功能紊乱的症状,如缓脉、多汗等。久病更易出现焦虑、抑郁和失眠等精神症状。疼痛剧烈影响进食者可有消瘦及贫血。

三、并发症

约 1/3 的消化性溃疡患者病程中出现出血、穿孔或梗阻等并发症。

(一)出血

出血是消化性溃疡最常见的并发症,见于 15%~20% 的 DU 和 10%~15%GU 患者。它标志着溃疡病变处于高度活动期。发生出血的危险率与病期长短无关,1/4~1/3 患者发生出血时无溃疡病史。出血多见于寒冷季节。

出血是溃疡腐蚀血管所致。急性出血最常见现象为黑便和呕血。仅 $50\sim75$ mL 的少量出血即可表现为黑便。GU 者大量出血时有呕血伴黑便。DU 则多为黑便,量多时反流入胃也可表现为呕血。如大量血流快速通过胃肠道,粪色则为暗红或酱色。大量出血导致急性循环血量下降,出现体位性心动过速、血压脉压减小和直立性低血压,严重者发生休克。

(二)穿孔

溃疡严重,穿破浆膜层可致:十二指肠内容物经过溃疡穿孔进入腹膜腔即游离穿孔;溃疡侵蚀穿透胃、十二指肠壁,但被胰、肝、脾等实质器官所封闭而不形成游离穿孔;溃疡扩展至空腔脏器如胆总管、胰管、胆囊或肠腔形成瘘管。

$6\%\sim11\%$ 的 DU 和 $2\%\sim5\%$ 的 GU 患者发生游离穿孔,甚至以游离穿孔为起病方式。老年男性及服用非甾体抗炎药者较易发生游离穿孔。十二指肠前壁溃疡容易穿孔,偶有十二指肠后壁溃疡穿孔至小网膜囊引起背痛而非弥漫性腹膜炎症。GU 穿孔多位于小弯处。

游离穿孔的特点为突然出现、发展很快,有持续的剧烈疼痛。疼痛始于上腹部,很快发展为全腹痛,活动可加剧,患者多取仰卧不动的体位。腹部触诊压痛明显,腹肌广泛板样强直。由于体液向腹膜腔内渗出,常有血压降低、心率加快、血液浓缩及白细胞计数增高,而少有发热。16% 患者血清淀粉酶轻度升高。75% 患者的直立位胸腹部 X 线可见游离气体。经鼻胃管注入 $400\sim500$ mL 空气或碘造影剂后摄片,更易发现穿孔。

有时,游离穿孔的临床表现可不典型:如穿孔很快闭合,腹腔细菌污染很轻,临床症状可很快自动改善;老年或有神经精神障碍者,腹痛及腹部体征不明显,仅表现为原因不明的休克;体液缓慢渗漏入腹膜腔而集积于右结肠旁沟,临床表现似急性阑尾炎。

溃疡穿孔至胰腺者通常有难治性溃疡疼痛。十二指肠后壁穿透者血清淀粉酶及脂酶水平可升高。偶尔,穿孔可引起瘘管,如十二指肠穿孔至胆总管瘘管,胃溃疡穿通至结肠或十二指肠瘘管。

穿孔死亡率为 $5\%\sim15\%$,而靠近贲门的高位胃溃疡的死亡率更高。

(三)幽门梗阻

约 5%DU 和幽门溃疡患者出现幽门梗阻。梗阻由水肿、平滑肌痉挛、纤维化或诸种因素合并所致,梗阻多为溃疡病后期表现。消化性溃疡并发梗阻的死亡率为 $7\%\sim26\%$。

由于梗阻使胃排空延缓,患者常出现恶心、呕吐、上腹部饱满、胀气、食欲减退、早饱、畏食和体重明显下降。上腹痛经呕吐后可暂时缓解。呕吐多在进食后 1 小时或更长时间后出现,吐出量大,为不含胆汁的未消化食物,此种症状可持续数周至数月。体格检查可见血容量不足征象(低血压、心动过速、皮肤黏膜干燥),上腹部蠕动波及胃部振水音。

实验室检查常有血液浓缩、肾前性氮质血症等血容量不足征象及呕吐引起的低钾低氯代谢性碱中毒。若体重丧失明显,可出现低蛋白血症。

(四)癌变

少数 GU 发生癌变,发生率不详。凡 45 岁以上患者,内科积极治疗无效者及营养状态差、贫血、粪便隐血试验持续阳性者均应做钡餐、纤维胃镜检查及活组织病理检查,以尽早发现癌变。

四、检查

(一)血清胃泌素含量

放免法检测胃泌素可检出卓-艾综合征及其他高胃酸分泌性消化性溃疡。未服过大剂量的抗酸剂、H_2 受体拮抗剂或质子泵抑制剂等药者,如空腹血清胃泌素水平>200 pg/mL,应测定胃酸分泌量,以明确是否由于恶性贫血、萎缩性胃炎、胃癌或迷走神经切除等因素胃泌素反馈性增高。血清胃泌素含量及基础酸排量均增加仅见于少数疾病。测定静脉注射胰泌素后的血清胃泌素浓度,有助于确诊诊断不明的卓-艾综合征。

(二)胃酸分泌试验方法

胃酸分泌试验方法是在透视下将胃管置入胃内,管端位于胃窦,以吸引器吸取胃液,测定每次吸取的胃液量及酸浓度。健康人胃酸分泌量见表 10-1。GU 的酸排量与正常人相似,而 DU 则空腹和夜间均维持较高水平。胃酸分泌幅度在正常人和消化性溃疡患者之间重叠,GU 与 DU 之间也有重叠,故胃酸分泌检查对溃疡病的定性诊断意义不大。对缺乏胃酸的溃疡病,应疑有癌变;胃酸很高,基础酸排量和最高酸排量明显增高,则提示胃泌素瘤可能。

表 10-1 健康男女性正常胃酸分泌的高限及低限值

	基础(mmol/h)	最高(mmol/h)	最大(mmol/h)	基础/最大(mmol/h)
男性(N=172)高限值	10.5	60.6	47.7	0.31
男性(N=172)低限值	0	11.6	9.3	0
女性(N=76)高限值	5.6	40.1	31.2	0.29
女性(N=76)低限值	0	8.0	5.6	0

(三)X 线钡餐检查

X 线钡餐检查是确定诊断的有效方法,尤其对临床表现不典型者。消化性溃疡在 X 线征象上出现形态和功能的改变,即直接征象与间接征象。由钡剂充填溃疡形成龛影为直接征象,是最可靠的诊断依据。溃疡病周围组织的炎性病变与局部痉挛产生钡餐检查时的局部压痛或激惹现象及溃疡愈合形成瘢痕收缩使局部变形均属于间接征象。

(四)纤维胃镜检查

胃镜检查对消化性溃疡的诊断和鉴别诊断有很大价值。该检查可以发现 X 线所难以发现的浅小溃疡,确切地判断溃疡的部位、数目、大小、深浅、形态及病期(活动期、愈合期、瘢痕期),对随访溃疡的过程和判定治疗的效果有价值。胃镜检查还可在直视下作胃黏膜活组织检查等,故对溃疡良性、恶性的鉴别价值较大。

(五)粪便隐血试验

溃疡活动期,溃疡面有微量出血,粪隐血试验大都阳性,治疗 1～2 周后多转为阴性。如持续阳性,则疑有癌变。

(六)幽门螺杆菌(HP)感染检查

近来 HP 在消化性溃疡发病中的重要作用备受重视。我国人群中 HP 感染率为 40%～60%。HP 在 GU 和 DU 中的检出率更是分别为 70%～80% 和 90%～100%。诊断 HP 方法有多种:①直接从活检胃黏膜中细菌培养、组织涂片或切片染色查 HP。②用尿素酶试验、^{14}C 尿素呼吸试验、胃液尿素氮检测等方法测定胃内尿素酶活性。③血清学查抗 HP 抗体。④聚合酶链式反应技术查 HP。

五、护理

(一)护理观察

1.腹痛

观察腹痛的部位、性质、强度,有无放射痛,与进食、服药的关系,腹痛有无周期性。

2.呕吐

观察呕吐物性质、气味、量、颜色、呕吐次数及与进食关系,注意有无因呕吐而致脱水和低钾、低钠血症及低氯性碱中毒。

3.呕血和黑粪

观察呕血、便血的量、次数和性质。注意出血前有无恶心、呕吐、上腹不适、血中是否混有食物,以便与咯血相区别。半数以上溃疡出血者有 38.5 ℃ 以下的低热,持续时间与出血时间一致,可作为出血活动的一个标志,故应每天多次测体温。

4.穿孔

由于老年人常有其他慢性疾病,穿孔时腹痛、腹肌紧张不明显,可无显著压痛和反跳痛,常易误诊,死亡率高,应予密切观察生命体征和腹部情况。

5.幽门梗阻观察以下情况可了解胃潴留程度

餐后 4 小时后胃液量(正常＜300 mL),禁食 12 小时后胃液量(正常＜200 mL),空腹胃注入 750 mL 生理盐水 30 分钟后胃液量(正常＜400 mL)。

6.其他

注意观察有无影响溃疡愈合的焦虑和忧郁、饮食不节、熬夜、过度劳累、服药不正规,服用阿司匹林和肾上腺皮质激素、吸烟等。

(二)常规护理

1.休息

消化性溃疡属于典型的身心疾病,心理-社会因素对发病起着重要作用。因此,规律的生活和劳逸结合的工作安排,无论在本病的发作期或缓解期都十分重要。休息是消化性溃疡基本和重要的护理。休息包括精神休息和躯体休息。病情轻者可边工作边治疗,较重者应卧床数天至 2 周,继之休息 1～2 个月。平卧休息时胆汁反流明显减少,对胃溃疡患者有利。另外应保证充足的睡眠,服用适量镇静剂。

2.戒烟、酒及其他嗜好

吸烟者,消化性溃疡的发病率较不吸烟者多。吸烟可使溃疡恶化或延迟溃疡愈合。吸烟会削弱十二指肠液中和胃酸的能力,还能引起十二指肠液反流入胃。患者戒烟后溃疡症状明显改善。有研究认为就 DU 患者而言,戒烟比服西咪替丁更重要。

乙醇能损坏胃黏膜屏障引起胃炎而加重症状,延迟愈合。此外,还能减弱胰泌素对胰外分泌腺分泌水和碳酸氢根的作用,降低了胰液中和胃酸的能力。临床观察也显示消化性溃疡患者停止饮酒后症状减轻,故应劝患者戒酒。

咖啡等物质能刺激胃酸与胃蛋白酶分泌,还可使胃黏膜充血,加剧溃疡病症状。故应不饮或少饮咖啡、可口可乐、茶、啤酒等。

3.饮食

饮食护理是消化性溃疡病治疗的重要组成部分。饮食护理的目的是减轻机械性和化学性刺激、缓解和减轻疼痛。合理营养有利改善营养状况、纠正贫血,促进溃疡愈合,避免发生并发症。

(三)饮食护理原则

1.宜少量多餐,定时,定量进餐

每天5～7餐,每餐量不宜过饱,约为正常量的2/3。因少量多餐可中和胃酸,减少胃酸对溃疡面的刺激,又可供给足够营养。少量多餐在急性消化性溃疡时更为适宜。

2.宜选食营养价值高、质软而易于消化的食物

如牛奶、鸡蛋、豆浆、鱼、嫩的瘦猪肉等食物,经加工烹调变得细软易消化,对胃肠无刺激。同时注意补充足够的热量及蛋白质和维生素。

3.蛋白质、脂肪、碳水化合物的供给要求

蛋白质按每天每千克体重1～1.5 g供给;脂肪按每天70～90 g供给,选择易消化吸收的乳融状脂肪(如奶油、牛奶、蛋黄、黄油、奶酪等),也可用适量的植物油,碳水化合物按每天300～350 g供给。选择易消化的糖类如粥、面条、馄饨等,但蔗糖不宜供给过多,否则可使胃酸增加,且易胀气。

4.避免化学性和机械性刺激的食物

化学刺激性的食物有咖啡、浓茶、可可、巧克力等这些食物可刺激胃酸分泌增加;机械性刺激的食物有油炸猪排、花生米、粗粮、芹菜、韭菜、黄豆芽等,这些食物可刺激胃黏膜表面血管和溃疡面。总之溃疡病患者不宜吃过咸、过甜、过酸、过鲜、过冷、过热及过硬的食物。

5.食物烹调必须切碎制烂

可选用蒸、煮、余、烧、烩、焖等的烹调方法。不宜采用爆炒、滑溜、干炸、油炸、生拌、烟熏、腌腊等烹调方法。

6.必须预防便秘

溃疡病饮食中含粗纤维少,食物细软,易引起便秘,宜经常吃些润肠通便的食物如果子冻、果汁、菜汁等,可预防便秘。

溃疡病急性发作或出血刚停止后,进流质饮食,每天6～7餐。无消化道出血且疼痛较轻者宜进厚流质或少渣半流,每天6餐。病情稳定、自觉症状明显减轻或基本消失者,每天6餐细软半流质。基本愈合者每天3餐普食加2餐点心,不宜进食油煎、炸和粗纤维多的食物。

出现呕血、幽门梗阻严重或急性穿孔均应禁食。

(四)心理护理

在治疗护理过程中应注重教育,应把防病治病的基本知识介绍给患者,如让患者注意避免精神紧张和不良情绪的刺激,注意精神卫生,注意锻炼身体、增强体质、培养良好的生活习惯,生活有规律,注意劳逸结合,节制烟酒,慎用对胃黏膜有损害的药物等,使患者了解本病的规律性,治疗原则和方法,从而坚定战胜疾病的信心,自觉配合治疗和护理。在心理护理过程中,护士应当了解患者在疾病的不同时期所出现的心理反应,如否认、焦虑、抑郁、孤独感、依赖心理等心理反应,护理上重点要给患者以心理支持,特别帮助他们克服紧张、焦虑、抑郁等常见的心理问题,帮助他们进行认识重建,即认识个人、认识社会,调整和处理好人与人、个人与社会之间的关系,重新找到自己新的起点,减少疾病造成的痛苦和不安。心理护理中,护士应当实施针对性、个性化的心理护理。如对那些具有明显心理素质上弱点的患者,有易暴怒、抑郁、孤僻及多疑倾向者应及早通过心理指导加强其个性的培养,对那些有明显行为问题者,如酗酒、吸烟、多食、缺少运动及 A 型行为等,应用心理学技术指导其进行矫正;对那些工作和生活环境里存在明显应激源的人,应及时帮助其进行适当的调整,减少不必要的心理刺激。

(五)药物治疗护理

1.制酸剂

胃酸、胃蛋白酶对消化性溃疡的发病有重要作用。制酸药能中和胃酸从而缓解疼痛并降低胃蛋白酶的活性。常用的制酸药分可溶性和不溶性两种。可溶性抗酸药主要为碳酸氢钠,该药止痛效果快,但自肠道吸收迅速,大量及长期应用可引起钠潴留和代谢性碱中毒,且与胃酸相遇可产生 CO_2,引起腹胀和继发胃酸增高,故不宜单独使用,而应小剂量与其他抗酸药混合服用。不溶性抗酸药有氢氧化铝、碳酸铝、氧化铝、三硅酸镁等,作用缓慢而持久,肠道不吸收,可单独或联合用药。各种抗酸剂均有其特点,临床上常联合应用,以提高疗效,减少不良反应。抗酸药对缓解溃疡疼痛十分有效,是否能促进溃疡愈合,尚无肯定结论。

使用抗酸药应注意:①在饭后 1~2 小时服,可延长中和作用时间,而不可在餐前或就餐时服药。睡前加服 1 次,可中和夜间所分泌的大量酸。②片剂嚼碎后服用效果较好,因药物颗粒越小溶解越快,中和酸的作用愈大,因此凝胶或溶液的效果最好,粉剂次之,片剂较差。③抗酸药除可引起便秘、腹泻外,尚可引起一些其他不良反应,特别是当患者有肾功能不全或心力衰竭时,如碳酸氢钠可造成钠潴留和碱中毒;碳酸钙剂量过大时,高血钙可刺激 G 细胞分泌大量胃泌素,引起胃酸分泌反跳而加重上腹痛;长期大量服用氢氧化铝后,因铝结合饮食中的磷,使肠道对磷的吸收减少,严重缺磷可引起食欲缺乏、软弱无力等,甚至导致软骨病或骨质疏松。

2.抗胆碱能药

这类药物可抑制迷走神经功能,因而具有减少胃酸分泌、解除平滑肌和血管痉挛、改善局部营养和延缓胃排空等作用,后者有利于延长抗酸药和食物对胃酸的中和,达到止痛目的。但其延缓胃排空引起胃窦部潴留,可促使胃酸分泌所以认为不宜用于胃溃疡。抗胆碱能药服后 2 小时出现最大药理作用,故宜于餐后 6 小时及睡前服用。抗胆碱能药物最大缺点是不但能抑制胃酸分泌,也抑制乙酰胆碱在全身的生理作用,故有口干、视力模糊、心动过速、汗闭、便秘和尿潴留等不良反应,故溃疡出血、幽门梗阻、反流性食管炎、青光眼、前列腺肥大等患者均不宜使用。常用的药物有普鲁苯辛、贝那替秦、山莨菪碱、阿托品等。

3.H_2 受体拮抗剂

组织胺通过两种受体而产生效应,其中与胃酸分泌有关的是 H_2 受体。阻滞 H_2 受体能抑制胃酸的分泌。代表药是西咪替丁,它对胃酸的分泌具有强大抑制作用。口服后很快被小肠所吸收,在 1~2 小时血液浓度达高峰,可完全抑制由饮食或胃泌素所引起的胃酸分泌达 6~7 小时。该药常于进餐时与食物同服。年龄大,伴有肾功能和其他疾病者易发生不良反应。常见的不良反应有头痛、腹泻、嗜睡、疲劳、肌痛、便秘等。其他常用的药物还有雷尼替丁、法莫替丁等。西咪替丁会影响华法林、茶碱或苯妥英的药物代谢,与抗酸剂合用时,间隔时间不小于 2 小时。

4.丙谷胺及其他减少胃酸分泌药

丙谷胺的分子结构与胃泌素的末端相似,能抑制基础酸排量和最大酸排量,竞争性抑制胃泌素受体,并对胃黏膜有保护和促进愈合作用,其抑酸和缓解症状的作用较西咪替丁弱。该药常于饭前 15 分钟服,无明显不良反应。哌仑西平能选择性拮抗乙酰胆碱的促胃分泌效应而不拮抗其他效应,很少有不良反应,宜餐前 90 分钟服用。甲氧氯普胺为胃运动促进剂,能增强胃窦蠕动加速胃排空,减少食糜等对胃窦部的刺激而使胃酸分泌减少,还可减少胆汁反流,减轻胆汁对胃黏膜的损害。一般用药后 60~90 分钟可达作用高峰,故宜在餐前 30 分钟服用,严重的不良反应为锥体外系反应。

5.细胞保护剂

临床常用的细胞保护剂有多种。甘珀酸能加强胃黏液分泌,强固胃黏膜屏障,促进胃黏膜再生。但具有醛固酮样效应,可引起高血压、水肿、低血钾和水、钠潴留等不良反应,故高血压、心脏病、肾脏病和肝脏病患者慎用。服药的最佳时间为餐前 15~30 分钟和睡前服。胶态次枸橼酸铋,在酸性胃液中与溃疡坏死组织螯合,形成保护性铋蛋白凝固物,使溃疡面与胃酸、胃蛋白酶隔离。宜在餐前 1 小时和睡前服。严重肾功能不全者忌用,少数人服药后便秘、转氨酶升高。硫糖铝可与胃蛋白酶直接络合或结合,使酶失去活性而发挥作用,宜餐前 30 分钟及睡前服,偶见口干、便秘、恶心等不良反应。米索前列腺醇(喜克溃)抑制胃酸分泌,保护黏膜屏障,主要用于非甾体抗炎药合用者,最常见不良反应是腹泻和腹痛,孕妇忌用。

6.质子泵抑制剂

奥美拉唑(洛赛克)直接抑制质子泵,有强烈的抑酸能力,疗效明显起效快,不良反应少而轻,无严重不良反应。

(六)急性大量出血的护理

1.急诊处理

首先按医嘱插入鼻胃管,建立静脉通道,输液开始宜快,可选用等渗盐水、林格液、右旋糖酐或其他血浆代用品,一般不用高渗溶液。观察意识、血压、脉搏、体温、面色、鼻胃管引出胃液量和颜色、皮肤(干、湿、温度)、肠鸣、上腹压痛、出入量。

2.重症监护

急诊处理后,患者应予重症监护。除密切观察生命体征和出血情况外,应抽血查血红蛋白、血球压积(出血 4~6 小时后才开始变化)、血型和交叉反应、凝血酶原时间、部分凝血酶原时间或激活部分凝血酶原时间、血钠(开始代偿性升高,补液后降低)、血钾(大量呕吐后降低。多次输液后可增高)、尿素氮(急性出血后 24~48 小时升高,一般丢失 1 000 mL 血,尿素氮升高为正常值的 2~5 倍)、肌酐(肾灌注不足致肌酐升高)。向患者介绍为了确诊可能需做的钡餐、纤维胃镜、胃液分析等检查的过程,使患者受检时更好地合作。告知患者检查时体位、术前服镇静药可能会产生昏睡感,喉部喷局麻药会引起不适。及时了解胃镜检查结果,如无严重再出血应拔除鼻胃管以减少机械刺激。在恶心反射出现前,仍予禁食。

3.再出血

首先观察鼻胃管引出血量、颜色、患者生命体征。再次确定鼻胃管位置是否正确、引流瓶处于低位持续吸引、压力为 10.7 kPa(80 mmHg)。如明确再次出血,安慰患者不必紧张,使患者相信医护人员是可以很好地处理再次出血。

4.胃管灌注

为使血管收缩,减少黏膜血流量,达到一过性止血效果,常经胃管灌注冰生理盐水或冷开水。灌注时抬高头位 30°~45°,关闭吸引管。灌注时应加快滴注速度,观察血压、体温、脉搏、寒战。发生寒战可多盖被,给患者解释不必紧张。注意寒战易诱发心律失常。灌注后注意有无输液过多的症状(呼吸困难)和体征(脉搏快,颈静脉曲张,肺部捻发音)。

(七)急性穿孔的护理

任何消化性溃疡均可发生穿孔,穿孔前常无明显诱因,有些可能由服肾上腺皮质激素、阿司匹林、饮酒和过度劳累诱发。上腹部难以忍受的剧痛及恶心呕吐,常是穿孔引起腹膜炎的症状。患者两腿卷曲,腹肌强直伴反跳痛,甚至出现面色苍白、出冷汗、脉搏细速、血压下降、休克。一般在穿孔后 6 小时内及时治疗,疗效较佳,若不及时抢救可危及生命。一经确诊,患者就应绝对卧床休息,禁食并留置胃管抽吸胃内容物进行胃肠减压。补液、应用抗生素控制腹腔感染。密切观察生命体征,及时发现和纠正休克,迅速做好各种术前准备。

(八)幽门梗阻的护理

功能性或器质性幽门梗阻的早期处理基本相同,包括以下几种:①纠正体液和电解质紊乱,严格正确记录每天出入量,抽血测定血清钾、钠、氯及血气分析,了解电解质及酸碱失衡情况,及时补充液体和电解质。②幽门梗阻者每天清晨和睡前用 3% 盐水或苏打水洗胃,保留 1 小时后排出。必要时行胃肠减压,连续 72 小时吸引胃内容物,可解除胃扩张和恢复胃张力,抽出胃液也可减轻溃疡周围的炎症和水肿。若对梗阻的性质不明,应作上消化道内镜或钡餐检查,同时也可估计治疗效果。病情好转给流质饮食,每晚餐后4 小时洗胃 1 次,测胃内潴留量,准确记录颜色、气味、性质。临床操作过程中常遇胃管不畅的情况,通常原因是胃管扭曲在口腔或咽部;胃管置入深度不够;胃管置入过深至幽门部或十二指肠内;胃管侧孔紧贴胃壁;食物残渣或凝血块阻塞。有报道胃肠减压过程中发生少见的并发症,如下胃管困难致环杓关节脱位,减压器故障大量气体入胃致腹膜炎,蛔虫堵塞致无效减压,胃管结扎致拔管困难等。③能进流质时,同时服用抗酸剂、西咪替丁等药物治疗。禁用抗胆碱能药物。

对并发症观察经处理后病情是否好转,若未见改善,做好手术准备,考虑外科手术。

(王加梅)

第二节　反流性食管炎

反流性食管炎(reflux esophagitis,RE)是指胃、十二指肠内容物反流入食管所引起的食管黏膜炎症、糜烂、溃疡和纤维化等病变,甚至引起咽喉、气道等食管以外的组织损害。其发病男性多于女性,男女比为(2～3):1,发病率为 1.92%。随着年龄的增长,食管下段括约肌收缩力的下降,胃、十二指肠内容物自发性反流,而使老年人反流性食管炎的发病率有所增加。

一、病因与发病机制

(一)抗反流屏障削弱

食管下括约肌是指食管末端 3～4 cm 长的环形肌束。正常人静息时压力为 1.3～4.0 kPa(10～30 mmHg),为一高压带,防止胃内容物反流入食管。由于年龄的增长,机体老化导致食管下括约肌的收缩力下降引起食物反流。一过性食管下括约肌松弛也是反流性食管炎的主要发病机制。

(二)食管清除作用减弱

正常情况下,一旦发生食物的反流,大部分反流物通过1～2 次食管自发和继发性的蠕动性收缩将食管内容物排入胃内,即容量清除,剩余的部分则由唾液缓慢地中和。老年人食管蠕动缓慢和唾液产生减少,影响了食管的清除作用。

(三)食管黏膜屏障作用下降

反流物进入食管后,可以凭借食管上皮表面黏液、不移动水层和表面 HCO_3^-、复层鳞状上皮等构成上皮屏障,以及黏膜下丰富的血液供应构成的后上皮屏障,发挥其抗反流物对食管黏膜损伤的作用。随着机体老化,食管黏膜逐渐萎缩,黏膜屏障作用下降。

二、护理评估

(一)健康史

询问患者的饮食结构及习惯、有无长期服用药物史。

(二)身体评估

1.反流症状

反酸、反食、反胃(指胃内容物在无恶心和不用力的情况下涌入口腔)、嗳气等,多在餐后明显或加重,平卧或躯体前屈时易出现。

2.反流物引起的刺激症状

胸骨后或剑突下烧灼感、胸痛、吞咽困难等。常由胸骨下段向上伸延,常在餐后 1 小时出现,平卧、弯腰或腹压增高时可加重。反流物刺激食管痉挛导致胸痛,常发生在胸骨后或剑突下。严重时可为剧烈刺痛,可放射到后背、胸部、肩部、颈部、耳后,有的酷似心绞痛的特点。

3.其他症状

咽部不适,有异物感、棉团感或堵塞感,可能与酸反流引起食管上段括约肌压力升高有关。

4.并发症

(1)上消化道出血:因食管黏膜炎症、糜烂及溃疡可以导致上消化道出血。

(2)食管狭窄:食管炎反复发作致使纤维组织增生,最终导致瘢痕性狭窄。

(3)Barrett 食管:在食管黏膜的修复过程中,食管-贲门交界处 2 cm 以上的食管鳞状上皮被特殊的柱状上皮取代,称为 Barrett 食管。Barrett 食管发生溃疡时,又称 Barrett 溃疡。Barrett 食管是食管癌的主要癌前病变,其腺癌的发生率较正常人高 30～50 倍。

(三)辅助检查

1.内镜检查

内镜检查是反流性食管炎最准确、最可靠的诊断方法,能判断其严重程度和有无并发症,结合活检可与其他疾病相鉴别。

2.24 小时食管 pH 监测

应用便携式 pH 记录仪在生理状态下对患者进行 24 小时食管 pH 连续监测,可提供食管是否存在过度酸反流的客观依据。在进行该项检查前 3 天,应停用抑酸药与促胃肠动力的药物。

3.食管吞钡 X 线检查

对不愿意接受或不能耐受内镜检查者行该检查。严重患者可发现阳性 X 线征。

(四)心理-社会状况

反流性食管炎长期持续存在,病情反复、病程迁延,因此患者会出现食欲缺乏,体重下降,导致患者心情烦躁、焦虑;合并消化道出血时会使患者紧张、恐惧。应注意评估患者的情绪状态及对本病的认知程度。

三、常见护理诊断及问题

(一)疼痛

胸痛与胃食管黏膜炎性病变有关。

(二)营养失调

低于机体需要量与害怕进食、消化吸收不良等有关。

(三)有体液不足的危险

体液不足的危险与合并消化道出血引起活动性体液丢失、呕吐及液体摄入量不足有关。

(四)焦虑

焦虑与病情反复、病程迁延有关。

(五)知识缺乏

缺乏对反流性食管炎病因和预防知识的了解。

四、诊断要点与治疗原则

(一)诊断要点

临床上有明显的反流症状；内镜下有反流性食管炎的表现，食管过度酸反流的客观依据即可做出诊断。

(二)治疗原则

以药物治疗为主，对药物治疗无效或发生并发症者可做手术治疗。

1.药物治疗

目前多主张采用递减法，即开始使用质子泵抑制剂加促胃肠动力药，迅速控制症状，待症状控制后再减量维持。

(1)促胃肠动力药：目前主要常用的药物是西沙必利。常用量为每次 5～15 mg，每天 3～4 次，疗程8～12周。

(2)抑酸药：①H$_2$ 受体拮抗剂（H$_2$RA），西咪替丁 400 mg、雷尼替丁 150 mg、法莫替丁 20 mg，每天2 次，疗程 8～12 周；②质子泵抑制剂（PPI），奥美拉唑 20 mg、兰索拉唑 30 mg、泮托拉唑 40 mg、雷贝拉唑 10 mg 和埃索美拉唑 20 mg，每天 1 次，疗程 4～8 周；③抗酸药，仅用于症状轻、间歇发作的患者作为临时缓解症状用。反流性食管炎有并发症或停药后很快复发者，需要长期维持治疗。H$_2$RA、西沙必利、PPI 均可用于维持治疗，其中以 PPI 效果最好。维持治疗的剂量因患者而异，以调整至患者无症状的最低剂量为合适剂量。

2.手术治疗

手术为不同术式的胃底折叠术。手术指征为：①严格内科治疗无效。②虽经内科治疗有效，但患者不能忍受长期服药。③经反复扩张治疗后仍反复发作的食管狭窄。④确证由反流性食管炎引起的严重呼吸道疾病。

3.并发症的治疗

(1)食管狭窄：大部分狭窄可行内镜下食管扩张术治疗。扩张后予以长程 PPI 维持治疗可防止狭窄复发。少数严重瘢痕性狭窄需行手术切除。

(2)Barrett 食管：药物治疗是预防 Barrett 食管发生和发展的重要措施，必须使用 PPI 治疗及长期维持。

五、护理措施

(一)一般护理

为减少平卧时及夜间反流可将床头抬高 15～20 cm。避免睡前 2 小时内进食,白天进餐后也不宜立即卧床。应避免食用使食管下括约肌压力降低的食物和药物,如高脂肪、巧克力、咖啡、浓茶及硝酸甘油、钙通道阻滞剂等。应戒烟及禁酒。减少一切影响腹压增高的因素,如肥胖、便秘、紧束腰带等。

(二)用药护理

遵医嘱给予药物治疗,注意观察药物的疗效及不良反应。

1.H_2 受体拮抗剂

药物应在餐中或餐后即刻服用,若需同时服用抗酸药,则两药应间隔 1 小时以上。若静脉给药应注意控制速度,过快可引起低血压和心律失常。西咪替丁对雄性激素受体有亲和力,可导致男性乳腺发育、勃起功能障碍及性功能紊乱,应做好解释工作。该药物主要通过肾排泄,用药期间应监测肾功能。

2.质子泵抑制剂

奥美拉唑可引起头晕,应嘱患者用药期间避免开车或做其他必须高度集中注意力的工作。兰索拉唑的不良反应包括荨麻疹、皮疹、瘙痒、头痛、口苦、肝功能异常等,轻度不良反应不影响继续用药,较严重时应及时停药。泮托拉唑的不良反应较少,偶可引起头痛和腹泻。

3.抗酸药

该药在饭后 1 小时和睡前服用。服用片剂时应嚼服,乳剂给药前应充分摇匀。

抗酸剂应避免与奶制品、酸性饮料及食物同时服用。

(三)饮食护理

(1)指导患者有规律地定时进餐,饮食不宜过饱,选择营养丰富、易消化的食物。避免摄入过咸、过甜、过辣的刺激性食物。

(2)制订饮食计划:与患者共同制订饮食计划,指导患者及家属改进烹饪技巧,增加食物的色、香、味,刺激患者食欲。

(3)观察并记录患者每天进餐次数、量、种类,以了解其摄入营养素的情况。

六、健康指导

(一)疾病知识的指导

向患者及家属介绍本病的有关病因,避免诱发因素。保持良好的心理状态,平时生活要有规律,合理安排工作和休息时间,注意劳逸结合,积极配合治疗。

(二)饮食指导

指导患者加强饮食卫生和饮食营养,养成有规律的饮食习惯;避免过冷、过热、辛辣等刺激性食物及浓茶、咖啡等饮料;嗜酒者应戒酒。

(三)用药指导

根据病因及病情进行指导,嘱患者长期维持治疗,介绍药物的不良反应,如有异常及时复诊。

（王加梅）

第三节　慢性胃炎

慢性胃炎是指由多种原因引起的胃黏膜慢性炎症。其发病率在各种胃病中居首位,男性多于女性,各个年龄段均可发病,且随年龄增长发病率逐渐增高。慢性胃炎的分类方法很多,2000年全国慢性胃炎研讨会共识意见中采纳了国际上新悉尼系统的分类方法,将慢性胃炎分为浅表性(又称非萎缩性)、萎缩性和特殊类型三大类。慢性浅表性胃炎是指不伴有胃黏膜萎缩性改变的慢性炎症,幽门螺杆菌感染是其主要病因;慢性萎缩性胃炎是指胃黏膜已经发生了萎缩性改变,常伴有肠上皮化生,又分为多灶萎缩性胃炎和自身免疫性胃炎两大类;特殊类型胃炎种类很多,临床上较少见。

一、病因及诊断检查

(一)致病因素

1.幽门螺杆菌感染

幽门螺杆菌感染是慢性浅表性胃炎最主要的病因。幽门螺杆菌具有鞭毛,其分泌的黏液素可直接侵袭胃黏膜,释放的尿素酶可分解尿素产生 NH_3 中和胃酸,使幽门螺杆菌在胃黏膜定居和繁殖,同时可损伤上皮细胞膜;幽门螺杆菌产生的细胞毒素还可引起炎症反应和菌体壁诱导自身免疫反应的发生,导致胃黏膜慢性炎症。

2.饮食因素

高盐饮食,长期饮烈酒、浓茶、咖啡,摄取过热、过冷、过于粗糙的食物等,均易引起慢性胃炎。

3.自身免疫

患者血液中存在自身抗体,如抗壁细胞抗体和抗内因子抗体,可使壁细胞数目减少,胃酸分泌减少或缺失,还可使维生素 B_{12} 吸收障碍导致恶性贫血。

4.其他因素

各种原因引起的十二指肠液反流入胃,削弱或破坏胃黏膜的屏障功能;老年胃黏膜退行性变;胃黏膜营养因子缺乏,如促胃液素(胃泌素)缺乏;服用非甾体抗炎药等,均可引起慢性胃炎。

(二)身体状况

慢性胃炎起病缓慢,病程迁延,常反复发作,缺乏特异性症状。由幽门螺杆菌感染引起的慢性胃炎患者多数无症状;部分患者有上腹不适、腹部隐痛、腹胀、食欲缺乏、恶心和呕吐等消化不良的表现;少数患者可有少量上消化道出血;自身免疫性胃炎患者可出现明显厌食、体重减轻和贫血。体格检查可有上腹部轻压痛。

(三)心理-社会状况

病情反复、病程迁延不愈可使患者出现烦躁、焦虑等不良情绪。

(四)实验室及其他检查

1.胃镜及活组织检查

胃镜及活组织检查是诊断慢性胃炎最可靠的方法。慢性浅表性胃炎可见红斑(点、片状或条状)、黏膜粗糙不平、出血点或出血斑;慢性萎缩性胃炎可见黏膜呈颗粒状、黏膜血管显露、色泽灰暗、皱襞细小。

2.幽门螺杆菌检测

可通过侵入性(如快速尿素酶试验、组织学检查和幽门螺杆菌培养等)和非侵入性(如^{13}C或^{14}C尿素呼气试验、粪便幽门螺杆菌抗原检测和血清学检查等)方法检测幽门螺杆菌。

3.胃液分析

自身免疫性胃炎时,胃酸缺乏;多灶萎缩性胃炎时,胃酸分泌正常或偏低。

4.血清学检查

自身免疫性胃炎时,血清抗壁细胞抗体和抗内因子抗体可呈阳性,血清胃泌素水平明显升高;多灶萎缩性胃炎时,血清胃泌素水平正常或偏低。

二、护理诊断及医护合作性问题

(一)疼痛
腹痛与胃黏膜炎性病变有关。

(二)营养失调
营养失调与厌食、消化吸收不良等有关。

(三)焦虑
焦虑与病情反复、病程迁延有关。

(四)潜在并发症
癌变。

(五)知识缺乏
缺乏对慢性胃炎病因和预防知识的了解。

三、治疗及护理措施

(一)治疗要点
治疗原则是积极去除病因,根除幽门螺杆菌感染,对症处理,防治癌前病变。

1.病因治疗

(1)根除幽门螺杆菌感染:目前多采用的治疗方案是以胶体铋剂或质子泵抑制药为基础加上2种抗生素的三联治疗方案。如常用奥美拉唑或枸橼酸铋钾,与阿莫西林及甲硝唑或克拉霉素3种药物联用,2周为1个疗程。治疗失败后再治疗比较困难,可换用2种抗生素,或采用胶体铋剂和质子泵抑制药合用的四联疗法。

(2)其他病因治疗:因非甾体抗炎药引起者,应立即停药并给予制酸药或硫糖铝;因十二指肠液反流引起者,应用硫糖铝或氢氧化铝凝胶吸附胆汁;因胃动力学改变引起者,应给予多潘立酮或莫沙必利等。

2.对症处理

有胃酸缺乏和贫血者,可用胃蛋白酶合剂等以助消化;对于上腹胀满者,可选用胃动力药、理气类中药;有恶性贫血时可肌内注射维生素 B_{12}。

3.胃黏膜异型增生的治疗

异型增生是癌前病变,应定期随访,给予高度重视。对不典型增生者可给予维生素 C、维生素 E,β-胡萝卜素、叶酸和微量元素硒预防胃癌的发生;对已经明确的重度异型增生可手术治疗,目前多采用内镜下胃黏膜切除术。

(二)护理措施

1.病情观察

主要观察有无上腹不适、腹胀、食欲缺乏等消化不良的表现；观察腹痛的部位、性质,呕吐物与大便的颜色、量及性状；评估实验室及胃镜检查结果。

2.饮食护理

(1)营养状况评估:观察并记录患者每天进餐次数、量和品种,以了解机体的营养摄入状况。定期监测体重,监测血红蛋白浓度、血清蛋白等有关营养指标的变化。

(2)制订饮食计划:①与患者及其家属共同制订饮食计划,以营养丰富、易消化、少刺激为原则。②胃酸低者可适当食用刺激胃酸分泌或酸性的食物,如浓肉汤、鸡汤、山楂、食醋等;胃酸高者应指导患者避免食用酸性和多脂肪食物,可进食牛奶、菜泥、面包等。③鼓励患者养成良好的饮食习惯,进食应规律,少食多餐,细嚼慢咽。④避免摄入过冷、过热、过咸、过甜、辛辣和粗糙的食物,戒除烟酒。⑤提供舒适的进餐环境,改进烹饪技巧,保持口腔清洁卫生,以促进患者的食欲。

3.药物治疗的护理

(1)严格遵医嘱用药,注意观察药物的疗效及不良反应。

(2)枸橼酸铋钾:宜在餐前半小时服用,因其在酸性环境中方起作用;服药时要用吸管直接吸入,防止将牙齿、舌染黑;部分患者服药后出现便秘或黑粪,少数患者有恶心、一过性血清转氨酶升高,停药后可自行消失,极少数患者可能出现急性肾衰竭。

(3)抗菌药物:服用阿莫西林前应详细询问患者有无青霉素过敏史,用药过程中要注意观察有无变态反应的发生;服用甲硝唑可引起恶心、呕吐等胃肠道反应及口腔金属味、舌炎、排尿困难等不良反应,宜在餐后半小时服用。

(4)多潘立酮及西沙必利:应在餐前服用,不宜与阿托品等解痉药合用。

4.心理护理

护理人员应主动安慰、关心患者,向患者说明不良情绪会诱发和加重病情,经过正规的治疗和护理慢性胃炎可以康复。

5.健康指导

向患者及家属介绍本病的有关知识、预防措施等;指导患者避免诱发因素,保持愉快的心情,生活规律,养成良好的饮食习惯,戒除烟酒;向患者介绍服用药物后可能出现的不良反应,指导患者按医嘱坚持用药,定期复查,如有异常及时复诊。

(王加梅)

第四节　肝　硬　化

肝硬化是长期肝细胞坏死继发广泛纤维化伴结节形成的结果。一种或多种致病因子长期或反复损伤肝实质,致使肝细胞弥漫性变性、坏死和再生,进而引起肝脏结缔组织弥漫性增生和肝细胞再生,最后导致肝小叶结构破坏和重建,肝内血液循环发生障碍。肝功能损害和门脉高压为本病的主要临床表现,晚期常出现严重的并发症。

肝硬化是世界性疾病,所有种族、不论国籍、年龄或性别均可罹患。男性和中年人易罹患。在我国主要为肝炎后肝硬化。血吸虫病性、单纯酒精性、心源性、胆汁性肝硬化均少见。

一、病因

引起肝硬化的病因很多,以病毒性肝炎最为常见。同一患者可由一种、两种或两种以上病因同时或先后作用引起,有些患者则原因不明。

(一)病毒性肝炎

病毒性肝炎经慢性活动性肝炎阶段逐步演变为肝硬化,称为肝炎后肝硬化。乙型肝炎和丙型肝炎常见,甲型病毒性肝炎一般不发展为肝硬化。由急性或亚急性重型肝炎演变的肝硬化称为坏死后肝硬化。

(二)寄生虫感染

感染血吸虫病时,大量血吸虫卵进入肝窦前的门脉小血管内,刺激结缔组织增生引起门脉高压。肝细胞的坏死和增生一般不明显,没有肝细胞的结节再生。但如伴发慢性乙型肝炎,其结果多为混合结节型肝硬化。

(三)酒精中毒

主要由乙醇的中间代谢产物(乙醛)对肝脏的直接损害引起。酗酒引起长期营养失调,使肝脏对某些毒性物质的抵抗力降低,在发病机制上也起一定作用。

(四)胆汁淤积

肝外胆管阻塞或肝内胆汁淤积持续存在时,高浓度的胆酸和胆红素对肝细胞有损害作用,久之可发展为肝硬化。由于肝外胆管阻塞引起的肝硬化称为继发性胆汁性肝硬化。由原因未明的肝内胆汁淤积引起的肝硬化称为原发性胆汁性肝硬化。

(五)循环障碍

慢性充血性心力衰竭、缩窄性心包炎和各种病因引起肝小静脉阻塞综合征等,导致肝脏充血、肝细胞缺氧,引起小叶中央区肝细胞坏死及纤维组织增生,最终发展为肝硬化。

(六)药物和化学毒物

长期服用某些药物如双醋酚汀、辛可芬、异烟肼、甲基多巴和利福平等或反复接触化学毒物如四氯化碳、磷、砷、氯仿等均可损伤肝脏,引起中毒性肝炎,最后演变为肝硬化。

(七)遗传和代谢性疾病

血友病、肝豆状核变性、半乳糖血症、糖原贮积等遗传代谢性疾病,也可发展为肝硬化,称为代谢性肝硬化。

(八)慢性肠道感染和营养不良

慢性菌痢、溃疡性结肠炎等常引起消化和吸收障碍,发生营养不良,同时肠内的细菌毒素及蛋白质腐败的分解产物等经门静脉到达肝内,引起肝细胞损害,演变为肝硬化。

(九)隐匿性肝硬化

病因难以肯定的称为隐匿性肝硬化,其中很大部分患者可能与隐匿性无黄疸型肝炎有关。

二、临床表现

肝硬化的病程一般比较缓慢,可能隐伏数年至数十年之久。由于肝脏具有很强的代偿功能,因此,早期临床表现常不明显或缺乏特征性。肝硬化的临床分期为肝功能代偿期和肝功能失代偿期。

(一)肝功能代偿期

一般症状较轻,缺乏特征性。常有乏力、食欲减退、消化不良、恶心、厌油、腹胀、中上腹隐痛或不适及腹泻,部分有踝部水肿、鼻出血、齿龈出血等。上述症状多呈间歇性,常因过度疲劳而发病,经适当休息及治疗可缓解。体征一般不明显,肝脏可轻度肿大,无或有轻度压痛,部分患者可有脾脏肿大。肝功能检查结果多在正常范围内或有轻度异常。

(二)肝功能失代偿期

随着疾病的进展,症状逐渐明显,肝脏常逐渐缩小,质变硬。临床表现主要是肝功能减退和门脉高压。

1.肝功能减退

(1)营养障碍:表现为消瘦、贫血、乏力、水肿、皮肤干燥而松弛、面色灰暗、黝黑、口角炎、毛发稀疏无光泽等。

(2)消化道症状:早期出现的食欲缺乏、腹胀、恶心、腹泻等消化道症状逐渐明显,稍进油腻肉食,即引起腹泻。部分患者还可出现轻度黄疸。

(3)出血倾向:轻者有鼻出血、齿龈出血,重者有胃肠道黏膜弥漫性出血及皮肤紫癜。这与肝脏合成凝血因子减少,脾大及脾功能亢进引起血小板减少有关。毛细血管脆性增加是出血倾向的附加因素。

(4)发热:部分患者可有低热,多为病变活动及肝细胞坏死时释出的物质影响体温调节中枢所致。此类发热用抗生素治疗无效,只有肝病好转时才能消失。如持续发热或高热,则提示合并有感染、血栓性门静脉炎、原发性肝癌等。

(5)黄疸:表现为巩膜浅黄、尿色黄。如巩膜甚至全身皮肤黏膜呈深度金黄色,应考虑有肝硬化伴肝内胆汁瘀积的可能。

(6)内分泌功能失调的表现:肝对雌激素灭活作用减退导致脸、颈、肩、手背及上胸处的蜘蛛痣和/或毛细血管扩张。肝掌表现为大、小鱼际和指尖斑点状发红,加压后褪色。可出现男性乳房发育、睾丸萎缩、性功能减退,女性月经不调、闭经、不孕等。皮肤色素沉着,面色污黑、晦暗,可能由继发性肾上腺皮质功能减退所致,也可能与肝脏不能代谢黑色素有关。继发性醛固酮、抗利尿激素增加导致水、钠潴留,尿量减少,对水肿与腹水的形成也起重要促进作用。

2.门脉高压症

在肝硬化发展过程中,肝细胞的坏死、再生结节的形成、结缔组织增生和肝细胞结构的改建,使门静脉小分支闭塞、扭曲,门静脉血流障碍,导致门脉压力增高。

(1)脾大及脾功能亢进:门脉压力增高时,脾脏淤血、纤维结缔组织及网状内皮细胞增生,使脾脏肿大(多为正常的2~3倍,部分可平脐或达脐下)。脾大时常伴有脾功能亢进,表现为末梢血中白细胞和血小板减少,红细胞也可减少。胃底静脉破裂出血时脾缩小,输血、补液后渐增大。关于脾功能亢进的原因,可能由于增生的网状内皮细胞对血细胞的吞噬、破坏作用加强;或由于脾脏产生某些体液因素抑制骨髓造血功能或加速血细胞的破坏。

(2)侧支循环的形成:因门静脉回流受阻,门静脉与腔静脉间的吻合支渐次扩张开放,形成侧支循环。胃冠状静脉与食管静脉丛吻合,形成食管下段和胃底静脉曲张。这些静脉位于黏膜下疏松组织中,常由于腹压突然增高或消化液反流侵蚀及食物的摩擦而破裂出血。脐旁静脉与脐周腹壁静脉沟通,形成脐周腹壁静脉曲张,有时该处可听到连续的静脉杂音。直肠上静脉与直肠中、下静脉吻合扩张形成内痔。门静脉回流受阻时,侧支循环血流方向(图 10-1)。

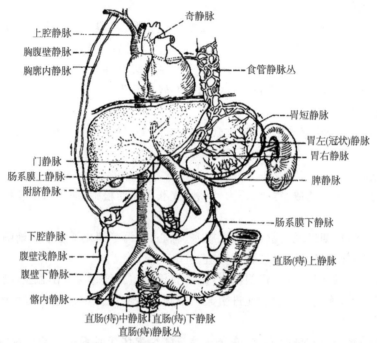

图 10-1　门静脉回流受阻时,侧支循环血流方向

(3)腹水:腹水的产生表明肝硬化病情较重。初起时有腹胀感,体检可发现移动性浊音(腹水量>500 mL)。大量腹水可使横膈抬高而致呼吸困难和心悸,腹部膨隆,腹壁皮肤紧张发亮,有移动性浊音和水波感。腹压力明显增高时,脐可突出而形成脐疝。在腹水出现的同时,常可发生肠胀气。部分腹水患者伴有胸腔积液,其中以右侧多见,两侧者较少。胸腔积液系腹水通过横膈淋巴管进入胸腔所致。腹水为草黄色漏出液。腹水形成的主要因素:清蛋白合成减少、蛋白质摄入和吸收障碍,当血浆清蛋白<23 g/L时,血浆胶体渗透压降低,促使血浆外渗;门脉压力增高至2.94～5.88 kPa(正常为 0.785～1.18 kPa),腹腔毛细血管的滤过压增高,组织液回吸收减少而漏入腹腔;进入肝静脉血流受阻使肝淋巴液增加与回流障碍,淋巴管内压增高,造成大量淋巴液从肝包膜及肝门淋巴管溢出;肝脏对醛固酮、抗利尿激素灭活作用减退;腹水形成后循环血容量减少,通过肾小球旁器使肾素分泌增加,产生肾素-血管紧张素-醛固酮系统反应,醛固酮分泌增多,导致肾远曲小管水、钠潴留作用加强,腹水进一步加重。

(4)食管和胃底曲张静脉破裂出血:是门脉高压症的主要并发症,死亡率为 30%～60%。当门静脉压力超过下腔静脉压力为 1.47～1.60 kPa 时,曲张静脉就可发生出血。曲张静脉大者比曲张静脉小者更易破裂出血。最常见的表现是呕血。出血可以是大量的,并迅速发生休克;也可自行停止,以后再发。偶尔仅表现为便血或黑便。

3.肝肾综合征

肝肾综合征(功能性肾衰竭)指严重肝病患者出现肾功能不良,并排除其他引起肾功不良的原因。肝肾综合征的发病机制尚未明确。肝肾综合征通常见于严重的肝脏疾病患者。主要表现为少尿、蛋白尿、尿钠低(<10 mmol/L),尿与血浆肌酐比值≥30∶1,尿与血浆渗透压比值>1。

这些尿的改变与急性肾小管坏死不同。肾功能损害的发展不一,一些患者于数天内肾功能完全丧失,另一些患者血清肌酐随肝脏功能逐渐恶化而缓慢上升达数周之久。

4.肝性脑病

肝性脑病指肝脏功能衰竭而导致代谢紊乱、中枢神经系统功能失调的综合征。肝性脑病是晚期肝硬化的最严重表现,也是常见致死原因。临床上以意识障碍和昏迷为主要表现。

肝硬化是肝性脑病的最主要原发病因。常见的诱发因素有上消化道出血、感染、摄入高蛋白饮食、含氮药物、大量利尿或放腹水、大手术、麻醉、安眠药和饮酒等。肝性脑病的发病机制尚未明了。主要有氨和硫醇中毒学说,假性神经介质学说、γ-氨基丁酸能神经传导功能亢进等学说。

临床上按意识障碍、神经系统表现和脑电图改变分为四期(表 10-2)。

表 10-2 肝性脑病分期

分 期	精神状况	运动改变
亚临床期	常规检查无变化;完成工作或驾驶能力受损	完成常规精神运动试验或床边实验,如画图或数字连接的能力受损
Ⅰ期(前驱期)	思维紊乱、淡漠、激动、欣快、不安、睡眠紊乱	细震颤、协调动作缓慢,扑翼样震颤
Ⅱ期(昏迷前期)	嗜睡、昏睡、定向障碍、行为失常	扑翼样震颤,发音困难,初级反射出现
Ⅲ期(昏睡期)	思维显著紊乱,言语费解	反射亢进,巴宾斯基征,尿便失禁,肌阵挛,过度换气
Ⅳ期(昏迷期)	昏迷	去大脑体位,短促的眼头反射,疼痛刺激反应早期存在,进展为反应减弱和刺激反应消失

肝性脑病患者呼气中常具有一种类似烂苹果样臭味,这与肝脏不能分解甲硫氨酸中间产物二甲基硫和甲基硫醇有关,肝臭可在昏迷前出现,是一种预后不良的征象。

5.其他

肝硬化患者常因抵抗力降低,并发各种感染,如支气管炎、肺炎、自发性腹膜炎、结核性腹膜炎、泌尿系统感染等。腹膜炎发生的机制可能是细菌通过血液或淋巴液播散入腹腔,并可穿过肠壁而入腹腔。腹水患者易于发生,死亡率高,早期诊断非常重要。自发性腹膜炎起病较急者常为腹痛和腹胀。起病缓者则多为低热或不规则的发热,伴有腹部隐痛、恶心、呕吐及腹泻。体检可发现腹膜刺激征,腹水性质由漏出液转为渗出液。

长期低钠盐饮食,利尿及大量放腹水易发生低钠血症和低钾血症。长期使用高渗葡萄糖溶液与肾上腺糖皮质激素、呕吐及腹泻也可使钾、氯减少,而产生低钾、低氯血症,并致代谢性碱中毒和肝性脑病。

(三)肝脏体征

肝脏大小不一,早期肝脏肿大,质地中等或中等偏硬,晚期缩小、坚硬、表面呈颗粒状或结节状。一般无压痛,但在肝细胞进行性坏死或并发肝炎或肝周围炎时,则可有触痛与叩击痛。肝边缘锐利提示无炎症活动,边缘圆钝表明有炎症、水肿、脂肪浸润或纤维化。肝硬化时右叶下缘不易触及而左叶增大。

三、检查

(一)血常规

白细胞和血小板明显减少。失血、营养障碍、叶酸及维生素 B_{12} 缺乏导致缺铁性或巨幼红细胞性贫血。

(二)肝功能检查

早期蛋白电泳即显示球蛋白增高,而清蛋白到晚期才降低。絮状及浊度试验在肝功能代偿期可正常或轻度异常,而在失代偿期多为异常。失代偿期转氨酶活力可呈轻、中度升高,一般以SGPT活力升高较显著,肝细胞有严重坏死时,则SGOT活力常高于SGPT。

静脉注射磺溴酞5 mg/kg体重45分钟后,正常人血内滞留量应低于5％,肝硬化时多有不同程度的增加。磺溴酞可有变态反应,检查前应作皮内过敏试验。吲哚靛青绿也是一种染料,一般静脉注射0.5 mg/kg体重15分钟后,正常人血中滞留量<10％,肝硬化尤其是结节性肝硬化患者的潴留值明显增高,在30％以上。本试验为诊断肝硬化的最好的方法,比溴磺酞试验更敏感,更安全可靠。

肝功能代偿期,血中胆固醇多正常或偏低;失代偿期,血中胆固醇下降,特别是胆固醇酯部分常低于正常水平。凝血酶原时间测定在代偿期可正常,失代偿期则呈不同程度延长,虽注射维生素K也不能纠正。

(三)影像学检查

B超检查可探查肝、脾大小及有无腹水。可显示脾静脉和门静脉增宽,有助于诊断。食管静脉曲张时,吞钡X线检查可见蚯蚓或串珠状充盈缺损,纵行黏膜皱襞增宽。胃底静脉曲张时,可见菊花样充盈缺损。放射性核素肝脾扫描可见肝摄取减少、分布不规则,脾摄取增加,脾脏增大可明显显影。

(四)纤维食管镜

纤维食管镜检查可见食管钡餐检查阴性的食管静脉曲张。

(五)肝穿刺活组织检查

肝活组织检查常可明确诊断,但此为创伤性检查,仅在临床诊断确有困难时才选用。

(六)腹腔镜检查

可直接观察肝脏表面、色泽、边缘及脾脏等改变,并可在直视下进行有目的穿刺活组织检查,对鉴别肝硬化、慢性肝炎和原发性肝癌及明确肝硬化的病因很有帮助。

四、基本护理

(一)观察要点

一般症状和体征的观察:观察患者全身情况,有无消瘦、贫血、乏力、面色灰暗黝黑、口角炎、毛发稀疏无光泽等营养障碍表现。观察皮肤黏膜、巩膜有无黄染,尿色有无变化。注意蜘蛛痣、杵状指、色素沉着、肝臭、水肿、男性乳房发育等体征。了解有无肝区疼痛、食欲缺乏、厌油、恶心、呕吐、排便不规则、腹胀等消化道症状。

(二)并发症的观察

1.门脉高压症

观察腹水、腹胀和其他压迫症状,腹壁静脉曲张、痔出血、贫血及鼻出血、齿龈出血、瘀点、瘀斑、呕血、黑便。

2.腹水

观察尿量、腹围、体重变化和有无水肿。

3.肝性脑病

注意意识和精神活动,有无嗜睡、昏睡、昏迷、定向障碍、胡言乱语,有无睡眠节律紊乱和扑翼样震颤。

(三)一般护理

1.合理的休息

研究证明卧位与站立时肝脏血流量有明显差异,前者比后者多40%以上。因此合理的休息既可减少体能消耗,又能降低肝脏负荷,增加肝脏血流量,防止肝功能进一步受损和促进肝细胞恢复。肝功能代偿期患者应适当减少活动和工作强度,注意休息,避免劳累。若病情不稳定、肝功能试验异常,则应减少活动,充分休息。有发热、黄疸、腹水等表现的失代偿患者,应以卧床休息为主,并保证充足的睡眠。

2.正确的饮食

饮食营养是改善肝功能的基本措施之一。正确的进食和合理的营养,能促进肝细胞再生,反之则会加重病情,诱发上消化道出血、肝昏迷、腹泻等。肝硬化患者应以高热量、高蛋白、高维生素且易消化的食物为宜。适当限制动物脂肪的摄入。不食增加肝脏解毒负荷的食物和药物。一般要求每天总热量在10.46～12.55 kJ(2.5～3.0 kcal)。蛋白质每天 100～150 g,蛋白食物宜多样化、易消化、含有丰富的必需氨基酸。脂肪每天 40～50 g。要有足量的 B 族维生素、维生素 C 等。为防便秘,可给含纤维素多的食物。肝功能显著减退的晚期患者或有肝昏迷先兆者给予低蛋白饮食,限制蛋白每天在 30 g 左右。伴有腹水者按病情给予低盐(每天 3～5 g)和无盐饮食。腹水严重时应限制每天的入水量。黄疸患者补充胆盐。禁忌饮酒、咖啡、烟草和高盐食物。避免有刺激性及粗糙坚硬的食物,进食时应细嚼慢咽,以防引起食管或胃底静脉破裂出血。教育患者和家属认识到正确饮食和合理营养的意义,并且理解饮食疗法必须长期持续,要有耐心和毅力,使患者能正确的掌握、家属能予以监督。

(四)心理护理

肝硬化患者病程漫长,久治不愈,尤其进入失代偿期后,患者身心遭受很大痛苦,承受的心理压力大,心理变化也大,因此在常规治疗护理中更应强调心理护理,须做好以下几方面:①保持病房的整洁、安静、舒适,从视、听、嗅、触等方面消除不良刺激,使患者在生活起居感到满意。②对病情稳定者,要主动指导患者和家属掌握治疗性自我护理方法,包括通过多种形式宣教有关医疗知识,消除他们恐惧悲观感,树立信心;帮助分析并发症发生的诱因,增强患者预防能力;对心理状态稳定型患者可客观地介绍病情及检查化验结果,以取得其配合。③对病情反复发作者,要热情帮助其恢复生活自理能力,增加战胜疾病的信心。对忧郁悲观型患者应予极大的同情心,充分理解他们,帮助他们解决困难。对怀疑类型的患者应明确告知诊断无误,客观介绍病情,并使其冷静面对现实。④根据病情需要适当安排娱乐活动。

(五)药物治疗的护理

严重患者特别是老年患者进食少时。可静脉供给能量,以补充机体所需。研究表明,80%～100%的肝硬化患者存在程度不同的蛋白质能量营养不足。因此老年人按每天每千克体重摄入1.0 g 蛋白质作为基础要量,附加由疾病相关因素造成的额外丢失。补充蛋白质(氨基酸)时,应提供以必需氨基酸为主的氨基酸溶液。若肝功损害严重,则以含丰富支链氨基酸(45%)的溶液作为氮源为佳。目前冰冻血浆的使用越来越广泛,使用过程中应注意掌握正确的融化方法和输注不良反应的观察。一般融化后不再复冻。

使用利尿剂时,应教会患者正确服用利尿剂物。通常需向患者讲述常用利尿剂的作用及不良反应。指导患者掌握利尿剂观察方法,如体重每天减少 0.5 kg,尿量每天达 2 000～2 500 mL,腹围逐渐缩小。

（王加梅）

第五节　病毒性肝炎

一、甲型病毒性肝炎

甲型病毒性肝炎旧称流行性黄疸或传染性肝炎,早在 8 世纪就有记载。目前全世界有 40 亿人口受到该病的威胁。后经对其病原学和诊断技术等方面的研究进展较大,并已成功研制出甲型病毒性肝炎病毒减毒活疫苗和灭活疫苗,已有效控制甲型病毒性肝炎的流行。

(一)病因

甲型病毒性肝炎传染源是患者和亚临床感染者。潜伏期后期及黄疸出现前数天传染性最强,黄疸出现后2周粪便仍可能排出病毒,但传染性已明显减弱。本病无慢性甲肝病毒(HAV)携带者。

(二)诊断要点

甲型病毒性肝炎主要依据流行病学资料、临床特点、常规实验室检查和特异性血清学诊断。流行病学资料应参考当地甲型病毒性肝炎流行疫情,病前有无肝炎患者密切接触史及个人、集体饮食卫生状况。急性黄疸型患者黄疸期诊断不难。在黄疸前期获得诊断称为早期诊断,此期表现似"感冒"或"急性胃肠炎",如尿色变为深黄色应疑及本病。急性无黄疸型及亚临床型患者不易早期发现,诊断主要依赖肝功能检查。根据特异性血清学检查可做出病因学诊断。凡慢性肝炎和重型肝炎,一般不考虑甲型病毒性肝炎的诊断。

1.分型

甲型病毒性肝炎潜伏期为 2～6 周,平均为 4 周,临床分为急性黄疸型(AIH)、急性无黄疸型和亚临床型。

(1)急性黄疸型:①黄疸前期,急性起病,多有畏寒发热,体温 38 ℃左右,全身乏力,食欲缺乏,厌油、恶心、呕吐,上腹部饱胀不适或腹泻。少数患者以上呼吸道感染症状为主要表现,偶见荨麻疹,继之尿色加深。本期一般持续 5～7 天。②黄疸期,热退后出现黄疸,可见皮肤巩膜不同程度黄染。肝区隐痛,肝大,触之有充实感,伴有叩痛和压痛,尿色进一步加深。黄疸出现后全身及消化道症状减轻,否则可能发生重症化,但重症化者罕见。本期持续 2～6 周。③恢复期,黄疸逐渐消退,症状逐渐消失,肝脏逐渐回缩至正常,肝功能逐渐恢复。本期持续 2～4 周。

(2)急性无黄疸型:起病较缓慢,除无黄疸外,其他临床表现与黄疸型相似,症状一般较轻。多在 3 个月内恢复。

(3)亚临床型:部分患者无明显临床症状,但肝功能有轻度异常。

(4)急性淤胆型:本型实为黄疸型肝炎的一种特殊形式,特点是肝内胆汁淤积性黄疸持续较久,消化道症状轻,肝实质损害不明显。而黄疸很深,多有皮肤瘙痒及粪色变浅,预后良好。

2.实验室检查

(1)常规检查：外周血白细胞总数正常或偏低,淋巴细胞相对增多,偶见异型淋巴细胞,一般不超过 10%,这可能是淋巴细胞受病毒抗原刺激后发生的母细胞转化现象。黄疸前期末尿胆原及尿胆红素开始呈阳性反应,是早期诊断的重要依据。血清丙氨酸氨基转移酶(ALT)于黄疸前期早期开始升高,血清胆红素在黄疸前期末开始升高。血清 ALT 高峰在血清胆红素高峰之前,一般在黄疸消退后一至数周恢复正常。急性黄疸型血浆球蛋白常见轻度升高,但随病情恢复而逐渐恢复。急性无黄疸型和亚临床型患者肝功能改变以单项 ALT 轻中度升高为特点。急性淤胆型患者血清胆红素显著升高而 ALT 仅轻度升高,两者形成明显反差,同时伴有血清 ALP 及 GGT 明显升高。

(2)特异性血清学检查：特异性血清学检查是确诊甲型病毒性肝炎的主要指标。血清 IgM 型甲型病毒性肝炎病毒抗体(抗-HAV-IgM)于发病数天即可检出,黄疸期达到高峰,一般持续 2～4 个月,以后逐渐下降乃至消失。目前临床上主要用酶联免疫吸附法(ELISA)检查血清抗-HAV-IgM,以作为早期诊断甲型病毒性肝炎的特异性指标。血清抗-HAV-IgM 出现于病程恢复期,较持久,甚至终身阳性,是获得免疫力的标志,一般用于流行病学调查。新近报道应用线性多抗原肽包被进行 ELISA 检测 HAV 感染,其敏感性和特异性分别高于 90% 和 95%。

(三)鉴别要点

本病需与药物性肝炎、传染性单核细胞增多症、钩端螺旋体病、急性结石性胆管炎、原发性胆汁性肝硬化、妊娠期肝内胆汁淤积症、胆总管梗阻、妊娠急性脂肪肝等鉴别。其他如血吸虫病、肝吸虫病、肝结核、脂肪肝、肝淤血及原发性肝癌等均可有肝大或 ALT 升高,鉴别诊断时应加以考虑。与乙型、丙型、丁型及戊型病毒型肝炎急性期鉴别除参考流行病学特点及输血史等资料外,主要依据血清抗-HAV-IgM 的检测。

(四)规范化治疗

急性期应强调卧床休息,给予清淡而营养丰富的饮食,外加充足的 B 族维生素及维生素 C。进食过少及呕吐者,应每天静脉滴注 10% 的葡萄糖液 1 000～1 500 mL,酌情加入能量合剂及 10% 氯化钾。热重者可服用茵陈蒿汤、栀子柏皮汤加减;湿重者可服用茵陈胃苓汤加减;湿热并重者宜用茵陈蒿汤和胃苓汤合方加减;肝气郁结者可用逍遥散;脾虚湿困者可用平胃散。

二、乙型病毒性肝炎

慢性乙型病毒性肝炎是由乙型肝炎病毒感染致肝脏发生炎症及肝细胞坏死,持续 6 个月以上而病毒仍未被清除的疾病。我国是慢性乙型病毒性肝炎的高发区,人群中约有 9.09% 为乙型肝炎病毒携带者。该疾病呈慢性进行性发展,间有反复急性发作,可演变为肝硬化、肝癌或肝衰竭等,严重危害人民健康,故对该疾病的早发现、早诊断、早治疗很重要。

(一)病因

1.传染源

传染源主要是有 HBV DNA 复制的急、慢性患者和无症状慢性 HBV 携带者。

2.传播途径

主要通过血清及日常密切接触而传播。血液传播途径除输血及血制品外,可通过注射、刺伤,共用牙刷、剃刀及外科器械等方式传播,经微量血液也可传播。由于患者唾液、精液、初乳、汗液、血性分泌物均可检出 HBsAg,故密切的生活接触可能是重要传播途径。所谓"密切生活接触"可能是由于微小创伤所致的一种特殊经血传播形式,而非消化道或呼吸道传播。另一种重要的传播方式是母-婴传播(垂直传播)。生于 HBsAg/HBeAg 阳性母亲的婴儿,HBV 感染率高达95%,大部分在分娩过程中感染,低于20%可能为宫内感染。因此,医源性或非医源性经血液传播,是本病的传播途径。

3.易感人群

感染后患者对同一 HBsAg 亚型 HBV 可获得持久免疫力。但对其他亚型免疫力不完全,偶可再感染其他亚型,故极少数患者血清抗-HBs(某一亚型感染后)和 HBsAg(另一亚型再感染)可同时阳性。

(二)诊断要点

急性肝炎病程超过半年,或原有乙型病毒性肝炎或 HBsAg 携带史,本次又因同一病原再次出现肝炎症状、体征及肝功能异常者可以诊断为慢性乙型病毒性肝炎。发病日期不明或虽无肝炎病史,但肝组织病理学检查符合慢性乙型病毒性肝炎,或根据症状、体征、化验及 B 超检查综合分析,也可做出相应诊断。

1.分型

据 HBeAg 可分为两型。

(1)HBeAg 阳性慢性乙型病毒性肝炎:血清 HBsAg、HBVDNA 和 HBeAg 阳性,抗-HBe 阴性,血清 ALT 持续或反复升高,或肝组织学检查有肝炎病变。

(2)HBeAg 阴性慢性乙型病毒性肝炎:血清 HBsAg 和 HBVDNA 阳性,HBeAg 持续阴性,抗-HBe 阳性或阴性,血清 ALT 持续或反复异常,或肝组织学检查有肝炎病变。

2.分度

根据生化学试验及其他临床和辅助检查结果,可进一步分三度。

(1)轻度:临床症状、体征轻微或缺如,肝功能指标仅 1 或 2 项轻度异常。

(2)中度:症状、体征、实验室检查居于轻度和重度之间。

(3)重度:有明显或持续的肝炎症状,如乏力、食欲缺乏、尿黄、便溏等,伴有肝病面容、肝掌、蜘蛛痣、脾大,并排除其他原因,且无门静脉高压症者。实验室检查血清 ALT 和/或 AST 反复或持续升高,清蛋白降低或 A/G 比值异常,球蛋白明显升高。除前述条件外,凡清蛋白不超过32 g/L,胆红素大于 5 倍正常值上限,凝血酶原活动度为 40%~60%,胆碱酯酶低于 2 500 U/L,4 项检测中有 1 项达上述程度者即可诊断为重度慢性肝炎。

3.B 超检查结果可供慢性乙型病毒性肝炎诊断参考

(1)轻度:B 超检查肝脾无明显异常改变。

(2)中度:B 超检查可见肝内回声增粗,肝脏和/或脾脏轻度肿大,肝内管道(主要指肝静脉)走行多清晰,门静脉和脾静脉内径无增宽。

(3)重度:B 超检查可见肝内回声明显增粗,分布不均匀;肝表面欠光滑,边缘变钝;肝内管道走行欠清晰或轻度狭窄、扭曲;门静脉和脾静脉内径增宽;脾大,胆囊有时可见"双层征"。

4.组织病理学诊断

组织病理学诊断包括病因(根据血清或肝组织的肝炎病毒学检测结果确定病因)、病变程度及分级分期结果。

(三)鉴别要点

本病应与慢性丙型病毒性肝炎、嗜肝病毒感染所致肝损害、酒精性及非酒精性肝炎、药物性肝炎、自身免疫性肝炎、肝硬化、肝癌等鉴别。

(四)规范化治疗

1.治疗目标

最大限度地长期抑制或消除乙肝病毒,减轻肝细胞炎症坏死及肝纤维化,延缓和阻止疾病进展,减少和防止肝脏失代偿、肝硬化、肝癌及其并发症的发生,从而改善生活质量和延长存活时间。主要包括抗病毒、免疫调节、抗炎保肝、抗纤维化和对症治疗,其中抗病毒治疗是关键,只要有适应证,且条件允许。就应进行规范的抗病毒治疗。

2.适应证

适应证如下:①HBV DNA≥$2×10^4$ U/mL(HBeAg 阴性者为不低于 $2×10^3$ U/mL);②ALT不低于 $2×ULN$;如用干扰素治疗,ALT 应不高于 $10×ULN$,血总胆红素水平应低于 $2×ULN$;③如 ALT<$2×ULN$,但肝组织学显示 Knodell HAI≥4,或≥G_2。

具有①并有②或③的患者应进行抗病毒治疗;对达不到上述治疗标准者,应监测病情变化,如持续 HBV DNA 阳性,且 ALT 异常,也应考虑抗病毒治疗。ULN 为正常参考值上限。

3.HBeAg 阳性慢性乙型肝炎患者

对于 HBV DNA 定量不低于 $2×10^4$ U/mL,ALT 水平不低于 $2×ULN$ 者,或者 ALT 水平小于 $2×ULN$,但肝组织学显示 Knodell HAI≥4,或≥G_2 炎症坏死者,应进行抗病毒治疗。可根据具体情况和患者的意愿,选用IFN-α,ALT 水平应低于 10 ×ULN,或核苷(酸)类似物治疗。对 HBV DNA 阳性但低于$2×10^4$U/mL者,经监测病情 3 个月,HBV DNA 仍未转阴,且 ALT 异常,则应抗病毒治疗。

(1)普通 IFN-α:5 MU(可根据患者的耐受情况适当调整剂量),每周 3 次或隔天 1 次,皮下或肌内注射,一般疗程为 6 个月。如有应答,为提高疗效也可延长疗程至 1 年或更长。应注意剂量及疗程的个体化。如治疗 6 个月无应答者,可改用其他抗病毒药物。

(2)聚乙二醇干扰素 α-2a:180 μg,每周 1 次,皮下注射,疗程 1 年。剂量应根据患者耐受性等因素决定。

(3)拉米夫定:100 mg,每天 1 次,口服。治疗 1 年时,如 HBV DNA 检测不到(PCR 法)或低于检测下限、ALT 复常、HBeAg 转阴但未出现抗-HBe 者,建议继续用药直至 HBeAg 血清学转归,经监测 2 次(每次至少间隔 6 个月)仍保持不变者可以停药,但停药后需密切监测肝脏生化学和病毒学指标。

(4)阿德福韦酯:10 mg,每天 1 次,口服。疗程可参照拉米夫定。

(5)恩替卡韦:0.5 mg(对拉米夫定耐药患者 1 mg),每天 1 次,口服。疗程可参照拉米夫定。

4.HBeAg 阴性慢性乙型肝炎患者

HBV DNA 定量不低于 $2×10^3$ U/mL,ALT 水平不低于 $2×ULN$ 者,或 ALT<2 ULN,但肝组织学检查显示 Knodell HAI≥4,或 G_2 炎症坏死者,应进行抗病毒治疗。由于难以确定治疗终点,因此,应治疗至检测不出 HBVDNA(PCR 法),ALT 复常。此类患者复发率高,疗程宜长,至少为 1 年。

因需要较长期治疗,最好选用 IFN-α(ALT 水平应低于 $10×ULN$)或阿德福韦酯或恩替卡韦等耐药发生率低的核苷(酸)类似物治疗。对达不到上述推荐治疗标准者,则应监测病情变化,如持续 HBV DNA 阳性,且 ALT 异常,也应考虑抗病毒治疗。

(1)普通 IFN-α:5 MU,每周 3 次或隔天 1 次,皮下或肌内注射,疗程至少 1 年。

（2）聚乙二醇干扰素 α-2a：180 μg，每周 1 次，皮下注射，疗程至少 1 年。

（3）阿德福韦酯：10 mg，每天 1 次，口服，疗程至少 1 年。当监测 3 次（每次至少间隔 6 个月）HBV DNA 检测不到（PCR 法）或低于检测下限和 ALT 正常时可以停药。

（4）拉米夫定：100 mg，每天 1 次，口服，疗程至少 1 年。治疗终点同阿德福韦酯。

（5）恩替卡韦：0.5 mg（对拉米夫定耐药患者 1 mg），每天 1 次，口服。疗程可参照阿德福韦酯。

5.应用化疗和免疫抑制剂治疗的患者

对于因其他疾病而接受化疗、免疫抑制剂（特别是肾上腺糖皮质激素）治疗的 HBsAg 阳性者，即使 HBV DNA 阴性和 ALT 正常，也应在治疗前 1 周开始服用拉米夫定，每天 100 mg，化疗和免疫抑制剂治疗停止后，应根据患者病情决定拉米夫定停药时间。对拉米夫定耐药者，可改用其他已批准的能治疗耐药变异的核苷（酸）类似物。核苷（酸）类似物停用后可出现复发，甚至病情恶化，应十分注意。

6.其他特殊情况的处理

（1）经过规范的普通 IFN-α 治疗无应答者，再次应用普通 IFN-α 治疗的疗效很低。可试用聚乙二醇干扰素 α-2a 或核苷（酸）类似物治疗。

（2）强化治疗指在治疗初始阶段每天应用普通 IFN-α，连续 2～3 周后改为隔天 1 次或每周 3 次的治疗。目前对此疗法意见不一，因此不予推荐。

（3）应用核苷（酸）类似物发生耐药突变后的治疗，拉米夫定治疗期间可发生耐药突变，出现"反弹"，建议加用其他已批准的能治疗耐药变异的核苷（酸）类似物，并重叠 1～3 个月或根据 HBV DNA 检测阴性后撤换拉米夫定，也可使用 IFN-α（建议重叠用药 1～3 个月）。

（4）停用核苷（酸）类似物后复发者的治疗，如停药前无拉米夫定耐药，可再用拉米夫定治疗，或其他核苷（酸）类似物治疗。如无禁忌证，也可用 IFN-α 治疗。

7.儿童患者间隔

12 岁以上慢性乙型病毒性肝炎患儿，其普通 IFN-α 治疗的适应证、疗效及安全性与成人相似，剂量为 3～6 μU/m²，最大剂量不超过 10 μU/m²。在知情同意的基础上，也可按成人的剂量和疗程用拉米夫定治疗。

三、丙型病毒性肝炎

慢性丙型病毒性肝炎是一种主要经血液传播的疾病，是由丙型肝炎病毒（HCV）感染导致的慢性传染病。慢性 HCV 感染可导致肝脏慢性炎症坏死，部分患者可发展为肝硬化甚至肝细胞癌（HCC），严重危害人民健康，已成为严重的社会和公共卫生问题。

（一）病因

1.传染源

主要为急、慢性患者和慢性 HCV 携带者。

2.传播途径

与乙型肝炎相同，主要有以下 3 种。

（1）通过输血或血制品传播：由于 HCV 感染者病毒血症水平低，所以输血和血制品（输 HCV 数量较多）是最主要的传播途径。经初步调查，输血后非甲非乙型肝炎患者血清丙型肝炎抗体（抗-HCV）阳性率高达 80%，已成为大多数（80%～90%）输血后肝炎的原因。但供血员血清抗-HCV 阳性率较低,欧美各国为 0.35％～1.40％,故目前公认,反复输入多个供血员血液或血制品者更易发生丙型肝炎,输血3 次以上者感染 HCV 的危险性增高 2～6 倍。国内曾因单采血浆回输血细胞时污染,造成丙型肝炎暴发流行,经 2 年以上随访,血清抗-HCV 阳性率达到100％。国外综合资料表明,抗-HCV 阳性率在输血后非甲非乙型肝炎患者为 85％,血源性凝血因子治疗的血友病患者为 60％～70％,静脉药瘾患者为 50％～70％。

(2)通过非输血途径传播:丙型肝炎也多见于非输血人群,主要通过反复注射、针刺、含 HCV血液反复污染皮肤黏膜隐性伤口及性接触等其他密切接触方式而传播。这是世界各国广泛存在的散发性丙型肝炎的传播途径。

(3)母婴传播:要准确评估 HCV 垂直传播很困难,因为在新生儿中所检测到的抗-HCV 实际可能来源于母体(被动传递)。检测 HCV RNA 提示,HGV 有可能由母体传播给新生儿。

3.易感人群

对 HCV 无免疫力者普遍易感。在西方国家,除反复输血者外,静脉药瘾者、同性恋等混乱性接触者及血液透析患者丙型肝炎发病率较高。本病可发生于任何年龄,一般儿童和青少年HCV 感染率较低,中青年次之。男性 HCV 感染率大于女性。HCV 多见于 16 岁以上人群。HCV 感染恢复后血清抗体水平低,免疫保护能力弱,有再次感染 HCV 的可能性。

(二)诊断要点

1.诊断依据

HCV 感染超过 6 个月,或发病日期不明、无肝炎史,但肝脏组织病理学检查符合慢性肝炎,或根据症状、体征、实验室及影像学检查结果综合分析,做出诊断。

2.病变程度判定

慢性肝炎按炎症活动度(G)可分为轻、中、重三度,并应标明分期(S)。

(1)轻度慢性肝炎(包括原慢性迁延性肝炎及轻型慢性活动性肝炎):$G_{1\sim2}$,$S_{0\sim2}$。①肝细胞变性,点、灶状坏死或凋亡小体;②汇管区有(无)炎症细胞浸润、扩大,有或无局限性碎屑坏死(界面肝炎);③小叶结构完整。

(2)中度慢性肝炎(相当于原中型慢性活动性肝炎):G_3,$S_{1\sim3}$。①汇管区炎症明显,伴中度碎屑坏死;②小叶内炎症严重,融合坏死或伴少数桥接坏死;③纤维间隔形成,小叶结构大部分保存。

(3)重度慢性肝炎(相当于原重型慢性活动性肝炎):G_4,$S_{2\sim4}$。①汇管区炎症严重或伴重度碎屑坏死;②桥接坏死累及多数小叶;③大量纤维间隔,小叶结构紊乱,或形成早期肝硬化。

3.组织病理学诊断

组织病理学诊断包括病因(根据血清或肝组织的肝炎病毒学检测结果确定病因)、病变程度及分级分期结果,如病毒性肝炎,丙型,慢性,中度,G_3/S_4。

(三)鉴别要点

本病应与慢性乙型病毒性肝炎、药物性肝炎、酒精性肝炎、非酒精性肝炎、自身免疫性肝炎、病毒感染所致肝损害、肝硬化、肝癌等鉴别。

(四)规范化治疗

1.抗病毒治疗的目的

清除或持续抑制体内的 HCV,以改善或减轻肝损害,阻止进展为肝硬化、肝衰竭或 HCC,并提高患者的生活质量。治疗前应进行 HCV RNA 基因分型(1 型和非 1 型)和血中 HCV RNA

定量,以决定抗病毒治疗的疗程和利巴韦林的剂量。

2.HCV RNA 基因为 1 型和/或 HCV RNA 定量不低于 $4×10^5$ U/mL 者

可选用下列方案之一。

(1)聚乙二醇干扰素 α 联合利巴韦林治疗方案:聚乙二醇干扰素 α-2a 180 μg,每周 1 次,皮下注射,联合口服利巴韦林 1 000 mg/d,至 12 周时检测 HCV RNA。①如 HCV RNA 下降幅度少于 2 个对数级,则考虑停药。②如 HCV RNA 定性检测为阴转,或低于定量法的最低检测限。继续治疗至 48 周。③如 HCV RNA 未转阴,但下降超过 2 个对数级,则继续治疗到 24 周。如 24 周时 HCV RNA 转阴,可继续治疗到 48 周;如果 24 周时仍未转阴,则停药观察。

(2)普通 IFN-α 联合利巴韦林治疗方案:IFN-α 3~5 MU,隔天 1 次,肌内或皮下注射,联合口服利巴韦林 1 000 mg/d,建议治疗 48 周。

(3)不能耐受利巴韦林不良反应者的治疗方案:可单用普通 IFN-α 复合 IFN 或 PEG-IFN,方法同上。

3.HCV RNA 基因为非 1 型和/或 HCV RNA 定量小于 $4×10^5$ U/mL 者

可采用以下治疗方案之一。

(1)聚乙二醇干扰素 α 联合利巴韦林治疗方案:聚乙二醇干扰素 α-2a 180 μg,每周 1 次,皮下注射,联合应用利巴韦林 800 mg/d,治疗 24 周。

(2)普通 IFN-α 联合利巴韦林治疗方案:IFN-α 3 mU,每周 3 次,肌内或皮下注射,联合应用利巴韦林 800~1 000 mg/d,治疗 24~48 周。

(3)不能耐受利巴韦林不良反应者的治疗方案:可单用普通 IFN-α 或聚乙二醇干扰素 α。

四、丁型病毒性肝炎

丁型病毒性肝炎是由于丁型肝炎病毒(HDV)与 HBV 共同感染引起的以肝细胞损害为主的传染病,呈世界性分布,易使肝炎慢性化和重型化。

(一)病因

HDV 感染呈全球性分布。意大利是 HDV 感染的发现地。地中海沿岸、中东地区、非洲和南美洲亚马孙河流域是 HDV 感染的高流行区。HDV 感染在地方性高发区的持久流行,是由 HDV 在 HBsAg 携带者之间不断传播所致。除南欧为地方性高流行区之外,其他发达国家 HDV 感染率一般只占 HBsAg 携带者的 5% 以下。发展中国家 HBsAg 携带者较高,有引起 HDV 感染传播的基础。我国各地 HBsAg 阳性者中 HDV 感染率为 0~32%,北方偏低,南方较高。活动性乙型慢性肝炎和重型肝炎患者 HDV 感染率明显高于无症状慢性 HBsAg 携带者。

1.传染源

主要是急、慢性丁型肝炎患者和 HDV 携带者。

2.传播途径

输血或血制品是传播 HDV 的最重要途径之一。其他包括经注射和针刺传播,日常生活密切接触传播,以及围产期传播等。我国 HDV 传播方式以生活密切接触为主。

3.易感人群

HDV 感染分两种类型:①HDV/HBV 同时感染,感染对象是正常人群或未接受 HBV 感染的人群。②HDV/HBV 重叠感染,感染对象是已受 HBV 感染的人群,包括无症状慢性 HBsAg 携带者和乙型肝炎患者,他们体内含有 HBV 及 HBsAg,一旦感染 HDV,极有利于 HDV 的复制,所以这一类人群对HDV的易感性更强。

(二)诊断要点

我国是 HBV 感染高发区,应随时警惕 HDV 感染。HDV 与 HBV 同时感染所致急性丁型肝炎,仅凭临床资料不能确定病因。凡无症状慢性 HBsAg 携带者突然出现急性肝炎样症状、重型肝炎样表现或迅速向慢性肝炎发展者,以及慢性乙型肝炎病情突然恶化而陷入肝衰竭者,均应想到 HDV 重叠感染,及时进行特异性检查,以明确病因。

1.临床表现

HDV 感染一般只与 HBV 感染同时发生或继发于 HBV 感染者中,故其临床表现部分取决于HBV 感染状态。

(1)HDV 与 HBV 同时感染(急性丁型肝炎):潜伏期为 6～12 周,其临床表现与急性自限性乙型肝炎类似,多数为急性黄疸型肝炎。在病程中可先后发生两次肝功能损害,即血清胆红素和转氨酶出现两个高峰。整个病程较短,HDV 感染常随 HBV 感染终止而终止,预后良好,很少向重型肝炎、慢性肝炎或无症状慢性 HDV 携带者发展。

(2)HDV 与 HBV 重叠感染:潜伏期为 3～4 周。其临床表现轻重悬殊,复杂多样。①急性肝炎样丁型肝炎:在无症状慢性 HBsAg 携带者基础上重叠感染 HDV 后,最常见的临床表现形式是急性肝炎样发作,有时病情较重,血清转氨酶持续升高达数月之久,或血清胆红素及转氨酶升高呈双峰曲线。在 HDV 感染期间,血清 HBsAg 水平常下降,甚至转阴,有时可使 HBsAg 携带状态结束。②慢性丁型肝炎:无症状慢性 HBsAg 携带者重叠感染 HDV 后,更容易发展成慢性肝炎。慢性化后发展为肝硬化的进程较快。早期认为丁型肝炎不易转化为肝癌,近年来在病理诊断为原发性肝癌的患者中,HDV 标志阳性者为 11%～22%,故丁型肝炎与原发性肝癌的关系不容忽视。

(3)重型丁型肝炎:在无症状慢性 HBsAg 携带者基础上重叠感染 HDV 时,颇易发展成急性或亚急性重型肝炎。在"暴发性肝炎"中,HDV 感染标志阳性率为 21%～60%,认为 HDV 感染是促成大块肝坏死的一个重要因素。按国内诊断标准,这些"暴发性肝炎"应包括急性和亚急性重型肝炎。HDV 重叠感染易使原有慢性乙型肝炎病情加重。如有些慢性乙型肝炎患者,病情本来相对稳定或进展缓慢,血清 HDV 标志转阳,临床状况可突然恶化,继而发生肝衰竭,甚至死亡,颇似慢性重型肝炎,这种情况国内相当多见。

2.实验室检查

近年丁型肝炎的特异诊断方法日臻完善,从受检者血清中检测到 HDAg 或 HDV RNA,或从血清中检测抗-HDV,均为确诊依据。

(三)鉴别要点

应注意与慢性重型乙型病毒型肝炎相鉴别。

(四)规范化治疗

丁型病毒性肝炎以护肝对症治疗为主。近年来研究表明,IFN-α 可能抑制 HDV RNA 复制,经治疗后,可使部分患者血清 DHV RNA 转阴,所用剂量宜大,疗程宜长。目前 IFN-α 是唯一可供选择的治疗慢性丁型肝炎的药物,但其疗效有限。IFN-α 900 万 U。每周 3 次,或者每天500 万 U,疗程 1 年,能使 40%～70%的患者血清中 HDV RNA 消失,但是抑制 HDV 复制的作用很短暂,停止治疗后 60%～97%的患者复发。

五、戊型病毒性肝炎

戊型病毒型肝炎原称肠道传播的非甲非乙型肝炎或流行性非甲非乙型肝炎,其流行病学特点及临床表现颇像甲型病毒性肝炎,但两者的病因完全不同。

(一)病因

戊型肝炎流行最早发现于印度,开始疑为甲型病毒性肝炎,但回顾性血清学分析,证明既非甲型病毒性肝炎,也非乙型肝炎。本病流行地域广泛,在发展中国家以流行为主,发达国家以散发为主。其流行特点与甲型病毒性肝炎相似,传染源是戊型肝炎患者和阴性感染患者,经粪-口传播。潜伏期末和急性期初传染性最强。流行规律大体分两种:一种为长期流行,常持续数月,可长达 20 个月,多由水源不断污染所致;另一种为短期流行,约 1 周即止,多为水源一次性污染引起。与甲型病毒性肝炎相比,本病发病年龄偏大,16～35 岁者占 75%,平均 27 岁。孕妇易感性较高。

(二)诊断要点

流行病学资料、临床特点和常规实验室检查仅作临床诊断参考,特异血清病原学检查是确诊依据,同时排除 HAV、HBV、HCV 感染。

1.临床表现

本病潜伏期 15～75 天,平均为 6 周。绝大多数为急性患者,包括急性黄疸型和急性无黄疸型肝炎,两者比例约为 1:13。临床表现与甲型病毒性肝炎相似,但其黄疸前期较长,症状较重。除淤胆型患者外,黄疸常于一周内消退。戊型肝炎胆汁淤积症状(如灰浅色大便、全身瘙痒等)较甲型病毒性肝炎为重,大约 20% 的急性戊型肝炎患者会发展成淤胆型肝炎。部分患者有关节疼痛。

2.实验室检查

用戊型肝炎患者急性期血清 IgM 型抗体建立 ELISA 法,可用于检测拟诊患者粪便内的HEAg,此抗原在黄疸出现第 14～18 天的粪便中较易检出,但阳性率不高。用荧光素标记戊型肝炎恢复期血清 IgG,以实验动物 HEAg 阳性肝组织作抗原片,进行荧光抗体阻断实验,可用于检测血清戊型肝炎抗体(抗-HEV),阳性率 50%～100%。但本法不适用于临床常规检查。

用重组抗原或合成肽原建立 ELISA 法检测血清抗-HEV,已在国内普遍开展,敏感性和特异性均较满意。用本法检测血清抗-HEV-IgM,对诊断戊型肝炎更有价值。

(三)鉴别要点

应注意与 HAV、HBV、HCV 相鉴别。

(四)规范化治疗

急性期应强调卧床休息,给予清淡而营养丰富的饮食,外加充足的 B 族维生素及维生素 C。HEV ORF2 结构蛋白可用于研制有效疫苗,并能对 HEV 株提供交叉保护。HEV ORF2 蛋白具有较好的免疫原性,用其免疫猕猴能避免动物发生戊型肝炎和 HEV 感染。该疫苗正在研制,安全性和有效性正在评估。

六、护理措施

(1)甲、戊型肝炎进行消化道隔离;急性乙型肝炎进行血液(体液)隔离至 HBsAg 转阴;慢性乙型和丙型肝炎患者应分别按病毒携带者管理。

(2)向患者及家属说明休息是肝炎治疗的重要措施。重型肝炎、急性肝炎、慢性活动期应卧床休息;慢性肝炎病情好转后,体力活动以不感疲劳为度。

(3)急性期患者宜进食清淡、易消化的饮食,蛋白质以营养价值高的动物蛋白为主 1.0～1.5 g/(kg·d);慢性肝炎患者宜高蛋白、高热量、高维生素易消化饮食,蛋白质 1.5～2.0 g/(kg·d);重症肝炎患者宜低脂、低盐、易消化饮食,有肝性脑病先兆者应限制蛋白质摄入,蛋白质摄入小于 0.5 g/(kg·d);合并腹水、少尿者,钠摄入限制在 0.5 g/d。

(4)各型肝炎患者均应戒烟和禁饮酒。

(5)皮肤瘙痒者及时修剪指甲,避免搔抓,防止皮肤破损。

(6)应向患者解释注射干扰素后可出现发热、头痛、全身酸痛等"流感样综合征",体温常随药物剂量增大而增高,不良反应随治疗次数增加而逐渐减轻。发热时多饮水、休息,必要时按医嘱对症处理。

(7)密切观察有无皮肤瘀点瘀斑、牙龈出血、便血等出血倾向;观察有无性格改变、计算力减退、嗜睡、烦躁等肝性脑病的早期表现。如有异常及时报告医师。

(8)让患者家属了解肝病患者易生气、易急躁的特点,对患者要多加宽容理解;护理人员多与患者热情、友好交谈沟通,缓解患者焦虑、悲观、抑郁等心理问题;向患者说明保持豁达、乐观的心情对于肝脏疾病的重要性。

七、应急措施

(一)消化道出血

(1)立即取平卧位,头偏向一侧,保持呼吸道通畅,防止窒息。

(2)通知医师,建立静脉液路。

(3)合血、吸氧、备好急救药品及器械,准确记录出血量。

(4)监测生命体征的变化,观察有无四肢湿冷、面色苍白等休克体征的出现,如有异常,及时报告医师并配合抢救。

(二)肝性脑病

(1)如有烦躁,做好保护性措施,必要时给予约束,防止患者自伤或伤及他人。

(2)昏迷者,平卧位,头偏向一侧,保持呼吸道通畅。

(3)吸氧,密切观察神志和生命体征的变化,定时翻身。

(4)遵医嘱给予准确及时的治疗。

八、健康教育

(1)宣传各类型病毒性肝炎的发病及传播知识,重视预防接种的重要性。

(2)对于急性肝炎患者要强调彻底治疗的重要性及早期隔离的必要性。

(3)慢性患者、病毒携带者及家属采取适当的家庭隔离措施,对家中密切接触者鼓励尽早进行预防接种。

(4)应用抗病毒药物者必须在医师的指导、监督下进行,不得擅自加量或停药,并定期检查肝功能和血常规。

(5)慢性肝炎患者出院后避免过度劳累、酗酒、不合理用药等,避免反复发作,并定期监测肝功能。

(6)对于乙肝病毒携带者禁止献血和从事饮食、水管、托幼等工作。

（王加梅）

第六节 炎症性肠病

炎症性肠病是一种病因不明的肠道慢性非特异性炎症性疾病。包括溃疡性结肠炎（ulcerative colitis，UC）和克罗恩病（Crohn's disease，CD）。一般认为，UC 和 CD 是同一疾病的不同亚类，组织损伤的基本病理过程相似，但可能由于致病因素不同，发病的具体环节不同，最终导致组织损害的表现不同。

一、溃疡性结肠炎

UC 是一种病因不明的直肠和结肠慢性非特异性炎症性疾病。病变主要位于大肠的黏膜与黏膜下层。主要症状有腹泻、黏液脓血便和腹痛，病程漫长，病情轻重不一，常反复发作。本病多见于 20～40 岁，男女发病率无明显差别。

(一)病理

病变主要位于直肠和乙状结肠，可延伸到降结肠，甚至整个结肠。病变一般仅限于黏膜和黏膜下层，少数重症者可累及肌层。活动期黏膜呈弥漫性炎症反应，可见水肿、充血与灶性出血，黏膜脆弱，触之易出血。由于黏膜与黏膜下层有炎性细胞浸润，大量中性粒细胞在肠腺隐窝底部聚集，形成小的隐窝脓肿。当隐窝脓肿融合破溃，黏膜即出现广泛的浅小溃疡，并可逐渐融合成不规则的大片溃疡。结肠炎症在反复发作的慢性过程中，大量新生肉芽组织增生，常出现炎性息肉。黏膜因不断破坏和修复，丧失其正常结构，并且由于溃疡愈合形成瘢痕，黏膜肌层与肌层增厚，使结肠变形缩短，结肠袋消失，甚至出现肠腔狭窄。少数患者有结肠癌变，以恶性程度较高的未分化型多见。

(二)临床分型

临床上根据本病的病程、程度、范围和病期进行综合分型。

1.根据病程经过分型

(1)初发型：无既往史的首次发作。

(2)慢性复发型：最多见，发作期与缓解期交替。

(3)慢性持续型：病变范围广，症状持续半年以上。

(4)急性暴发型：少见，病情严重，全身毒血症状明显，易发生大出血和其他并发症。

上述后三型可相互转化。

2.根据病情程度分型

(1)轻型：多见，腹泻每天 4 次以下，便血轻或无，无发热、脉速，贫血轻或无，血沉正常。

(2)重型：腹泻频繁并有明显黏液脓血便，有发热、脉速等全身症状，血沉加快、血红蛋白下降。

(3)中型：介于轻型和重型之间。

3.根据病变范围分型

可分为直肠炎、直肠乙状结肠炎、左半结肠炎、全结肠炎及区域性结肠炎。

4.根据病期分型

可分为活动期和缓解期。

(三)临床表现

起病多数缓慢,少数急性起病,偶见急性暴发起病。病程长,呈慢性经过,常有发作期与缓解期交替,少数症状持续并逐渐加重。

1.症状

(1)消化系统表现:主要表现为腹泻与腹痛。①腹泻为最主要的症状,黏液脓血便是本病活动期的重要表现。腹泻主要与炎症导致大肠黏膜对水钠吸收障碍及结肠运动功能失常有关。粪便中的黏液或黏液脓血,为炎症渗出和黏膜糜烂及溃疡所致。排便次数和便血程度可反映病情程度,轻者每天排便2～4次,粪便呈糊状,可混有黏液、脓血,便血轻或无,重者腹泻每天可达10次,大量脓血,甚至呈血水样粪便。病变限于直肠和乙状结肠的患者,偶有腹泻与便秘交替的现象,此与病变直肠排空功能障碍有关。②腹痛,轻者或缓解期患者多无腹痛或仅有腹部不适,活动期有轻或中度腹痛,为左下腹的阵痛,也可涉及全腹。有疼痛-便意-便后缓解的规律,大多伴有里急后重,为直肠炎症刺激所致。若并发中毒性巨结肠或腹膜炎,则腹痛持续且剧烈。③其他症状可有腹胀、食欲缺乏、恶心、呕吐等。

(2)全身表现:中、重型患者活动期有低热或中等度发热,高热多提示有并发症或急性暴发型。重症患者可出现衰弱、消瘦、贫血、低清蛋白血症、水和电解质平衡紊乱等表现。

(3)肠外表现:本病可伴有一系列肠外表现,包括口腔黏膜溃疡、结节性红斑、外周关节炎、坏疽性脓皮病、虹膜睫状体炎等。

2.体征

患者呈慢性病容,精神状态差,重者呈消瘦贫血貌。轻者仅有左下腹轻压痛,有时可触及痉挛的降结肠和乙状结肠。重症者常有明显腹部压痛和鼓肠。若有反跳痛、腹肌紧张、肠鸣音减弱等应注意中毒性巨结肠和肠穿孔等并发症。

(四)护理

1.护理目标

患者大便次数减少,粪质正常;腹痛缓解,营养改善,体重恢复,未发生并发症,焦虑减轻。

2.护理措施

(1)一般护理:①休息与活动,在急性发作期或病情严重时均应卧床休息,缓解期适当休息,注意劳逸结合。②合理饮食,指导患者食用质软、易消化、少纤维素又富含营养、有足够热量的食物,以利于吸收、减轻对肠黏膜的刺激并供给足够的热量,以维持机体代谢的需要。避免食用冷饮、水果、多纤维的蔬菜及其他刺激性食物,忌食牛乳和乳制品。急性发作期患者,应进流质或半流质饮食,病情严重者应禁食,按医嘱给予静脉高营养,以改善全身状况。应注意给患者提供良好的进餐环境,避免不良刺激,以增进患者食欲。

(2)病情观察:观察患者腹泻的次数、性质,腹泻伴随症状,如发热、腹痛等,监测粪便检查结果。严密观察腹痛的性质、部位及生命体征的变化,以了解病情的进展情况,如腹痛性质突然改变,应注意是否发生大出血、肠梗阻、中毒性巨结肠、肠穿孔等并发症。观察患者进食情况,定期测量患者的体重,监测血红蛋白、血清电解质和清蛋白的变化,了解营养状况的变化。

（3）用药护理：遵医嘱给予柳氮磺吡啶（SASP）、糖皮质激素、免疫抑制剂等治疗，以控制病情，使腹痛缓解。注意药物的疗效及不良反应，如应用 SASP 时，患者可出现恶心、呕吐、皮疹、粒细胞减少及再生障碍性贫血等。应嘱患者餐后服药，服药期间定期复查血常规，应用糖皮质激素者，要注意激素不良反应，不可随意停药，防止反跳现象，应用硫唑嘌呤或巯嘌呤时患者可出现骨髓抑制的表现，应注意监测白细胞计数。

（4）心理护理：安慰鼓励患者，向患者解释病情，使患者以平和的心态应对疾病，自觉地配合治疗。

（5）健康指导：由于病情反复发作，迁延不愈，常给患者带来痛苦，尤其是排便次数的增加，给患者的精神和日常生活带来很多困扰，易产生自卑、忧虑，甚至恐惧心理。应鼓励患者以平和的心态应对疾病，积极配合治疗。指导患者食用质软、易消化、少纤维素又富含营养、有足够热量的食物，避免食用冷饮、水果、多纤维的蔬菜及其他刺激性食物，忌食牛乳和乳制品。在急性发作期或病情严重时均应卧床休息，缓解期适当休息，注意劳逸结合。嘱患者坚持治疗，不要随意更换药物或停药。教会患者识别药物的不良反应，出现异常症状要及时就诊，以免耽搁病情。

3.护理评价

患者腹泻、腹痛缓解，营养改善，体重恢复。

二、克罗恩病

克罗恩病（CD）是一种病因尚不十分清楚的胃肠道慢性炎性肉芽肿性疾病。病变多见于末段回肠和邻近结肠，但从口腔至肛门各段消化道均可受累，呈节段性或跳跃式分布。临床上以腹痛、腹泻、体重下降、腹块、瘘管形成和肠梗阻为特点，可伴有发热等全身表现及关节、皮肤、眼、口腔黏膜等肠外损害。本病有终身复发倾向，重症患者迁延不愈，预后不良。

（一）病理

病变表现为同时累及回肠末段与邻近右侧结肠者，只涉及小肠者，局限在结肠者。病变可涉及口腔、食管、胃、十二指肠，但少见。

大体形态上，克罗恩病特点如下：①病变呈节段性或跳跃性，而不呈连续性。②黏膜溃疡早期呈鹅口疮样溃疡，随后溃疡增大、融合，形成纵行溃疡和裂隙溃疡，将黏膜分割呈鹅卵石样外观。③病变累及肠壁全层，肠壁增厚变硬，肠腔狭窄。

组织学上，克罗恩病的特点如下：①非干酪性肉芽肿，由类上皮细胞和多核巨细胞构成，可发生在肠壁各层和局部淋巴结。②裂隙溃疡，呈缝隙状，可深达黏膜下层甚至肌层。③肠壁各层炎症，伴固有膜底部和黏膜下层淋巴细胞聚集、黏膜下层增宽、淋巴管扩张及神经节炎等。肠壁全层病变致肠腔狭窄，可发生肠梗阻。溃疡穿孔引起局部脓肿，或穿透至其他肠段、器官、腹壁，形成内瘘或外瘘。肠壁浆膜纤维素渗出、慢性穿孔均可引起肠粘连。

（二）临床分型

区别本病不同临床情况，有助全面估计病情和预后，制订治疗方案。

1.临床类型

依疾病行为分型，可分为狭窄型（以肠腔狭窄所致的临床表现为主）、穿通型（有瘘管形成）和非狭窄非穿通型（炎症型）。各型可有交叉或互相转化。

2.病变部位

参考影像和内镜结果确定，可分为小肠型、结肠型、回结肠型。如消化道其他部分受累也应注明。

3.严重程度

根据主要临床表现的程度及并发症计算 CD 活动指数(CDAI),用于疾病活动期与缓解期区分、病情严重程度估计(轻、中、重度)和疗效评定。

(三)临床表现

起病大多隐匿、缓渐,从发病早期症状出现至确诊往往需数月至数年。病程呈慢性,长短不等的活动期与缓解期交替,有终身复发倾向。少数急性起病,可表现为急腹症,酷似急性阑尾炎或急性肠梗阻。腹痛、腹泻和体重下降三大症状是本病的主要临床表现。但本病的临床表现复杂多变,这与临床类型、病变部位、病期及并发症有关。

1.消化系统表现

(1)腹痛:为最常见症状。多位于右下腹或脐周,间歇性发作,常为痉挛性阵痛伴肠鸣。常于进餐后加重,排便或肛门排气后缓解。腹痛的发生可能与进餐引起胃肠反射或肠内容物通过炎症、狭窄肠段,引起局部肠痉挛有关。体检常有腹部压痛,部位多在右下腹。腹痛也可由部分或完全性肠梗阻引起,此时伴有肠梗阻症状。出现持续性腹痛和明显压痛,提示炎症波及腹膜或腹腔内脓肿形成。全腹剧痛和腹肌紧张,提示病变肠段急性穿孔。

(2)腹泻:也为本病常见症状,主要由病变肠段炎症渗出、蠕动增加及继发性吸收不良引起。腹泻先是间歇发作,病程后期可转为持续性。粪便多为糊状,一般无脓血和黏液。病变涉及下段结肠或肛门直肠者,可有黏液血便及里急后重。

(3)腹部包块:见于 10%～20% 患者,由于肠粘连、肠壁增厚、肠系膜淋巴结肿大、内瘘或局部脓肿形成所致。多位于右下腹与脐周。固定的腹块提示有粘连,多已有内瘘形成。

(4)瘘管形成:是克罗恩病的特征性临床表现,因透壁性炎性病变穿透肠壁全层至肠外组织或器官而成。瘘分内瘘和外瘘,前者可通向其他肠段、肠系膜、膀胱、输尿管、阴道、腹膜后等处,后者通向腹壁或肛周皮肤。肠段之间内瘘形成可致腹泻加重及营养不良。肠瘘通向的组织与器官因粪便污染可致继发性感染。外瘘或通向膀胱、阴道的内瘘均可见粪便与气体排出。

(5)肛门周围病变:包括肛门周围瘘管、脓肿形成及肛裂等病变,见于部分患者,有结肠受累者较多见。有时这些病变可为本病的首发或突出的临床表现。

2.全身表现

(1)发热:为常见的全身表现之一,与肠道炎症活动及继发感染有关。间歇性低热或中度热常见,少数呈弛张高热伴毒血症。少数患者以发热为主要症状,甚至较长时间不明原因发热之后才出现消化道症状。

(2)营养障碍:由慢性腹泻、食欲减退及慢性消耗等因素所致。主要表现为体重下降,可有贫血、低蛋白血症和维生素缺乏等表现。青春期前患者常有生长发育迟滞。

3.肠外表现

本病肠外表现与溃疡性结肠炎的肠外表现相似,但发生率较高,据我国统计报道以口腔黏膜溃疡、皮肤结节性红斑、关节炎及眼病为常见。

(四)护理

1.护理目标

患者腹泻、腹痛缓解,营养改善,体重恢复,无并发症。

2.护理措施

(1)一般护理:在急性发作期或病情严重时均应卧床休息,缓解期适当休息,注意劳逸结合。必须戒烟。一般给高营养低渣饮食,适当给予叶酸、维生素 B_{12} 等多种维生素。重症患者酌用要素饮食或全胃肠外营养,除营养支持外还有助诱导缓解。

(2)病情观察:观察患者腹泻的次数、性质,腹泻伴随症状,如发热、腹痛等,监测粪便检查结果。严密观察腹痛的性质、部位及生命体征的变化,测量患者的体重,监测血红蛋白、血清电解质和清蛋白的变化,了解营养状况的变化。

(3)用药护理:遵医嘱腹痛、腹泻可使用抗胆碱能药物或止泻药,合并感染者静脉途径给予广谱抗生素。给予柳氮磺吡啶(SASP)、糖皮质激素、免疫抑制剂等治疗,以控制病情,使腹痛缓解。注意避免药物的不良反应,如应嘱患者餐后服药,服药期间定期复查血常规,不可随意停药,防止反跳现象等。

(4)心理护理:向患者解释病情,使患者树立战胜疾病信心,自觉地配合治疗。

(5)健康指导:指导患者合理休息与活动,戒烟,食用质软、易消化、少纤维素又富含营养、有足够热量的食物,避免食用冷饮、水果、多纤维的蔬菜及其他刺激性食物,忌食牛乳和乳制品。使患者树立信心,积极地配合治疗。嘱患者坚持服药并了解药物的不良反应,病情有异常变化要及时就诊。

3.护理评价

患者腹泻、腹痛缓解,无发热、营养不良,体重增加。

(王加梅)

第七节　肠　结　核

肠结核是结核杆菌侵犯肠道引起的慢性特异性感染,过去在我国比较常见。随着人民生活水平的提高、卫生保健事业的发展及结核患病率的下降,本病也逐渐减少。发病年龄为 2～72 岁,而以 21～40 岁最多,女性多于男性,约为 1.85∶1。根据大体形态学表现,肠结核可分为溃疡型、增殖型和混合型。绝大多数患者继发于肠外结核病,主要是肺结核。无肠外结核病灶者称原发性肠结核,占肠结核的 10% 以下。

一、护理评估

(一)评估患者的健康史及家族史

询问患者既往身体状况,尤其是近期是否患有身体其他部位的结核,或近期是否与结核患者接触过。

(二)临床症状的评估与观察

1.评估患者腹痛的症状

有腹痛症状者占 95% 以上,疼痛性质一般为隐痛或钝痛,禁食易诱发或加重,出现腹痛与排便,排便后疼痛可有不同程度的缓解。

2.评估患者腹泻与便秘的症状

腹泻常与腹痛相伴随。大便每天数次至数十次,半成形或水样,常有黏液,重症患者有广泛溃疡可有脓血便,量多,有恶臭味。常在清晨排便,故有"鸡鸣泻"之称。小肠结核如果病变广泛,可引起吸收不良而发生脂肪泻。无腹泻而只有便秘者约占25%。腹泻与便秘交替常被认为是肠结核的典型症状。腹泻数天继而便秘,如此循环交替。

3.评估患者有无腹部肿块

主要见于增殖型肠结核。溃疡型肠结核病有局限性腹膜炎,病变肠曲和周围组织黏膜粘连,或同时有肠系膜淋巴结结核,也可出现腹部肿块。

4.评估患者的营养状况、有无营养障碍

因进食可诱发疼痛,患者常有食欲缺乏、畏惧进食,食量因而减少,肠管炎症引起的淋巴梗阻、淤胀,使肠局部蠕动异常,发生肠内容物淤滞,加之肠道菌群失调等因素干扰了食物的消化与吸收,甚至发生脂肪泻,从而体重下降,并有贫血等一系列营养障碍的表现。

5.评估患者有无发热症状

溃疡型肠结核有结核毒血症,表现为午后低热、不规则热、弛张热或稽留高热,体温多在38 ℃,伴有盗汗。增殖型肠结核可无发热或有时低热。

6.评估患者有无肠外表现

可有倦怠、消瘦、苍白,随病程发展出现维生素缺乏、脂肪肝、营养不良性水肿等表现。部分患者可出现活动性肺结核的临床表现。

7.评估患者有无肠梗阻、肠出血、肠穿孔的症状

并发肠梗阻时有腹绞痛,常位于右下腹或脐周,伴有腹胀、肠鸣音亢进、肠型与蠕动波;并发肠穿孔时,由于病变周围多有组织黏膜粘连,弥漫性腹膜炎较少见。

(三)辅助检查评估

1.血液检查

溃疡型肠结核可有中度贫血,无并发症时白细胞计数一般正常,90%的患者血沉明显增快。

2.粪便检查

外观常为糊状不成形便,或有黏液,镜检见少量脓细胞或红细胞,隐血可呈弱阳性。

3.纯化(结核)蛋白衍生物皮内试验

如为强阳性有助于本病的诊断。

4.X线检查

X线征象:①肠蠕动过快,钡剂通过加速,有间歇性张力亢进,病变部位黏膜皱襞僵硬和增厚;②钡剂通过病变部位出现激惹现象,称为 Stierlin 征;③小肠有梗阻时有肠管扩张、钡剂排空延迟和分节现象,钡剂呈雪花样分布、边缘锯齿状;④盲肠不充盈,升结肠缩短;⑤盲肠部位扭曲,回盲瓣出现裂隙,回肠末端出现宽底三角形、底向盲肠,称为 Fleischner 征。

5.内镜检查

内镜特征:①回盲部为主;②肠黏膜充血、水肿;③环形溃疡、溃疡边缘呈鼠咬状;④大小、形态各异的炎性息肉,肠腔变窄;⑤病理检查可见干酪样坏死性肉芽肿或用抗酸染色法发现抗酸结核杆菌。

6.结核菌素(简称结素)试验

目前通用的结素有两类。一类是旧结素,是结核菌的代谢产物,由结核菌培养滤液制成,主

要含结核蛋白。旧结素抗原不纯可引起非特异反应。另一类是结核菌纯蛋白衍化物(PPD),是从旧结素滤液中提取结核蛋白精制而成,为纯结素,不产生非特异性反应,故临床上广泛使用。方法通常在左前臂屈侧中部皮内注射 0.1 mL(5 U),48～72 小时后测皮肤硬结直径。阴性<5 mm;弱阳性:5～9 mm;阳性:10～19 mm;强阳性>20 mm 或局部有水疱、坏死。

(四)心理-社会因素评估

(1)评估患者对肠结核的认识程度。

(2)评估患者心理承受能力、性格类型。

(3)评估患者是否缺少亲人及朋友的关爱。

(4)评估患者是否存在焦虑及恐惧心理。

(5)评估患者是否有经济负担。

(6)评估患者的生活方式及饮食习惯。

(五)腹部体征的评估

疼痛部位大多在右下腹部,也可在脐周、上腹或全腹部,因病变所在的部位不同而异。腹部肿块常位于右下腹,一般比较固定,中等质地,伴有轻度或中度压痛。

二、护理问题

(一)腹痛

由病变肠曲痉挛及蠕动增强所致。

(二)腹泻

由溃疡型肠结核所致肠功能紊乱所致。

(三)便秘

由肠道狭窄、梗阻或胃肠功能紊乱所致。

(四)体温过高

由结核毒血症所致。

(五)营养失调:低于机体需要量

由结核杆菌毒性作用、消化吸收功能障碍所致。

(六)有肛周皮肤完整性受损的危险

与腹泻有关。

(七)潜在的并发症:肠梗阻、肠穿孔

由溃疡愈合后或腹腔黏膜粘连后出现的瘢痕收缩所致。

(八)知识缺乏

缺乏结核病的预防及治疗知识。

(九)焦虑

由病程长、疗程长所致。

(十)活动无耐力

由肠结核引起的体质衰弱所致。

三、护理目标

(1)患者主诉腹痛缓解。

（2）患者主诉大便次数减少或恢复正常的排便。

（3）患者体温恢复正常。

（4）患者体重增加,或精神状况转好、面色红润。

（5）患者在住院期间肛周皮肤完整无破损。

（6）通过护士密切观察能够及早发现梗阻或穿孔症状和腹部体征,及时给予处理。

（7）患者在住院期间能够复述肠结核的预防、保健知识。

（8）患者焦虑程度减轻,能积极主动配合治疗。

（9）患者住院期间活动耐力不断增加。

四、护理措施

（一）一般护理

（1）为患者提供舒适安静的环境,嘱患者卧床休息,避免劳累。

（2）室内定时通风,保持空气清新,调节合适的温度湿度。

（3）患者大便次数多,指导患者保护肛周皮肤,每次便后用柔软的卫生纸擦拭,并用温水清洗,以软毛巾蘸干。避免用力搓擦,保持局部清洁干燥。如有发红,可局部涂抹鞣酸软膏或润肤油。

（4）对于便秘的患者应鼓励患者多饮水、定时如厕,养成规律排便的习惯;适量进食蔬菜水果,保持大便通畅。

（二）心理护理

（1）患者入院时主动接待,热情服务,向患者及家属介绍病房环境及规章制度,取得患者及家属的合作,消除恐惧心理。

（2）患者腹痛、腹泻时,应耐心倾听患者主诉,安慰患者,稳定患者情绪,帮助患者建立战胜疾病的信心。

（3）向患者讲解肠结核的相关知识,介绍各种检查的必要性、术前准备及术后注意事项,消除患者紧张、恐惧的心理,使其积极配合治疗。

（三）治疗配合

（1）注意观察患者腹痛的部位、性质、持续时间、缓解方式,腹部体征的变化,及时发现,避免肠梗阻、肠穿孔等并发症的发生。协助患者采取舒适的卧位。

（2）注意观察患者大便次数、性状、量的变化,以及有无黏液脓血,及时通知医师给予药物治疗。

（3）注意观察患者生命体征变化,尤其是体温的变化,遵医嘱给予物理及药物降温。

（4）评估患者营养状况,监测血电解质、血红蛋白及血清总蛋白、清蛋白变化,观察患者皮肤黏膜有无干燥、皮下脂肪厚度、皮肤弹性。

（5）指导患者合理选择饮食,并向患者及家属解释营养对肠结核的重要性,与其共同制订饮食计划,选用清淡易消化、高维生素、高蛋白、高热量的食物,腹泻患者应限制纤维素、乳制品及高脂食物的摄入,便秘患者则应适量增加纤维素的摄取。

（6）指导患者合理用药,观察用药后效果及不良反应。

（7）每周测体重1～2次。如有腹水每天测腹围1次。

(四)用药护理

(1)抗结核药(链霉素、异烟肼、利福平、乙胺丁醇、吡嗪酰胺等):一般采用 2～3 种药物联合应用,用药时间 2～3 年。链霉素使用前应做皮试,抗结核药宜空腹服用,服药后可有恶心、呕吐、药疹等不良反应。以上药物存在肝毒性,应定期检查肝功能。

(2)有计划、有目的地向患者及家属逐步介绍有关药物治疗的知识。

(3)强调早期、联合、适量、规律、全程化疗的重要性,使患者树立治愈疾病的信心,积极配合治疗。督促患者按医嘱服药、培养按时服药的习惯。

(4)解释药物不良反应时,重视强调药物的治疗效果,让患者认识到发生不良反应的可能性较小,以激励患者坚持全程治疗。

(5)嘱患者如出现巩膜黄染、肝区疼痛、胃肠不适、眩晕、耳鸣等不良反应时,应与医师联系,不可自行停药。

(五)健康教育

(1)向患者和家属讲解肠结核的保健知识,加强有关结核病的卫生宣教,肠结核患者的粪便要消毒处理,防止病原体传播。

(2)患者应保证充足的休息与营养,生活规律,劳逸结合,保持良好的心态,以增强机体抵抗力。

(3)指导患者坚持抗结核治疗,保证足够的剂量与疗程。定期复查。学会自我检测抗结核药物的作用和不良反应,如有异常,及时复诊。

(4)肺结核患者不可吞咽痰液,应保持排便通畅。提倡用公筷进餐,牛奶应经过灭菌。

(王加梅)

第八节　肠易激综合征

肠易激综合征(IBS)是一种以腹痛或腹部不适伴排便习惯改变为特征的功能性肠病,经检查排除可引起这些症状的器质性疾病。本病是最常见的一种功能性肠道疾病,患者以中青年居多,50 岁以后首次发病少见。男女比约为 1∶2。

一、常见病因

本病病因尚不清楚,与多种因素有关。目前认为,IBS 的病理生理学基础主要是胃肠动力学异常和内脏感觉异常,而造成这些变化的机制则尚未阐明。肠道感染后和精神心理障碍是 IBS 发病的重要因素。

二、临床表现

起病隐匿,症状反复发作或慢性迁延,病程可长达数年至数十年,但全身健康状况却不受影响。精神、饮食等因素常诱使症状复发或加重。最主要的临床表现是腹痛与排便习惯和粪便性状的改变。

（一）症状

1.腹痛

以下腹和左下腹多见，多于排便或排气后缓解，睡眠中痛醒者极少。

2.腹泻

一般每天 3～5 次，少数严重发作期可达十数次。大便多呈稀糊状，也可为成形软便或稀水样，多带有黏液；部分患者粪质少而黏液量很多，但绝无脓血。排便不干扰睡眠。部分患者腹泻与便秘交替发生。

3.便秘

排便困难，粪便干结、量少，呈羊粪状或细杆状，表面可附黏液。

4.其他消化道症状

多伴腹胀感，可有排便不净感、排便窘迫感。部分患者同时有消化不良症状。

5.全身症状

相当部分患者可有失眠、焦虑、抑郁、头晕、头痛等精神症状。

（二）体征

无明显体征，可在相应部位有轻压痛，部分患者可触及腊肠样肠管，直肠指检可感到肛门痉挛、张力较高，可有触痛。

三、治疗原则

主要是积极寻找并去除促发因素和对症治疗，强调综合治疗和个体化的治疗原则。

（一）一般治疗

详细询问病史以求发现促发因素，并设法予以去除。告知患者 IBS 的诊断并详细解释疾病的性质，以解除患者顾虑和提高对治疗的信心，是治疗最重要的一步。教育患者建立良好的生活习惯。饮食上避免诱发症状的食物，一般而言宜避免产气的食物如乳制品、大豆等。高纤维食物有助改善便秘。对失眠、焦虑者可适当给予镇静药。

（二）针对主要症状的药物治疗

（1）胃肠解痉药：抗胆碱药物可作为缓解腹痛的短期对症治疗使用。

（2）止泻药：洛哌丁胺或地芬诺酯止泻效果好，适用于腹泻症状较重者，但不宜长期使用。

（3）对便秘型患者酌情使用泻药：宜使用作用温和的轻泻剂以减少不良反应和药物依赖性。

（4）抗抑郁药：对腹痛症状重、上述治疗无效且精神症状明显者可适用。

（5）其他肠道菌群调节药：如双歧杆菌、乳酸杆菌、酪酸菌等制剂，可纠正肠道菌群失调，据报道对腹泻、腹胀有一定疗效，但确切临床疗效尚待证实。

（三）心理和行为疗法

症状严重而顽固，经一般治疗和药物治疗无效者应考虑予以心理行为治疗，包括心理治疗、认知疗法、催眠疗法和生物反馈疗法等。

四、护理

（一）评估

1.一般情况

患者的年龄、性别、职业、婚姻状况、健康史、心理、既往史、饮食习惯等。

2.身体状况

主要是评估腹部不适的部位、性状、时间等；了解腹泻的次数、性状、量、色、诱因及便秘的情况。

(二)护理要点及措施

1.饮食的护理

IBS不论哪种类型都或多或少与饮食有关，腹泻为主型IBS患者80％的症状发作与饮食有密切的相关性。因此，应避免食用诱发症状的食物，因个人而异，通常应避免产气的食物，如牛奶、大豆等。早期应尽量低纤维素饮食，但便秘型患者可进高纤维素饮食，以改善便秘症状。

2.排便及肛周皮肤护理

可以通过人为干预，尽量改变排便习惯。对于腹泻型患者，观察粪便的量、性状、排便次数并记录。多卧床休息，少活动。避免受凉，注意腹部及下肢保暖。做好肛门及周围皮肤护理，便后及时用温水清洗，勤换内裤，保持局部清洁、干燥。如肛周皮肤有淹红、糜烂，可使用抗生素软膏涂擦，或行紫外线理疗。对于便秘型患者可遵医嘱给予开塞露等通便药物。

3.心理护理

IBS多发生于中青年，尤以女性居多。多数患者由于工作、家庭、生活等引起长期而过度的精神紧张，因此应该给予患者更多的关怀，自入院开始尽可能给予他们方便，使他们对新的环境产生信任感和归属感。在明确诊断后更要耐心细致的给他们讲解病情，使他们对所患疾病有深刻的认识，避免对疾病产生恐惧，消除紧张情绪。耐心细致的讲解，也会使患者产生信任感和依赖感，有利于病情缓解。

(三)健康教育

(1)指导患者应保持良好的精神状态，注意休息，适当运动(如散步、慢跑等)，以增强体质，保持心情舒畅。

(2)纠正不良的饮食及生活习惯，戒除烟酒，作息规律，保证足够的睡眠时间，睡前温水泡足，不饮咖啡、茶等兴奋性的饮料。

(3)如再次复发时应首先通过心理、饮食调整。效果不佳者应到医院就诊治疗。

（王加梅）

第十一章

肛肠外科护理

第一节　痔

痔是肛垫的病理性肥大、移位及肛周皮下血管丛血流淤滞形成的团块。痔是一种常见病、多发病,其发病率占肛门直肠疾病的首位,约为80.6%。随着年龄的增长,发病率逐渐增高。任何年龄皆可发病,但以20～40岁为最多。主要表现为便血、肿物脱出及肛缘皮肤突起三大症状。

一、病因与发病机制

痔的确切病因尚不完全明了,可能与以下学说有关。

(一)肛垫下移学说

1975年Thomson提出肛垫病理性肥大和下移是内痔的原因,也是目前临床上最为接受的痔的原因学说。肛垫具有协助肛管闭合、节制排便。若肛垫发生松弛,导致肛垫病理性肥大、移位,从而形成痔。

(二)静脉曲张学说

早在18世纪Huter在解剖时发现痔内静脉中呈连续扩张为依据,认为痔静脉扩张是内痔发生的原因。但现代解剖已证实痔静脉丛的扩张属生理性扩张,内痔的好发部位与动脉的分支类型无直接联系。

(三)血管增生学说

认为痔的发生是由于黏膜下层类似勃起的组织化生而成。

(四)慢性感染学说

直肠肛管区的感染易引起静脉炎,使周围的静脉壁和周围组织纤维化、失去弹性、扩张而形成痔。

此外,长期饮酒、嗜食刺激性食物、肛周感染、长期便秘、慢性腹泻、妊娠分娩及低膳食纤维饮食等因素都可诱发痔的发生。

二、临床表现

临床上,痔分为内痔、外痔、混合痔及环形痔4种(图11-1)。

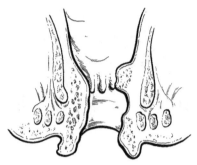

图 11-1　痔的分类

（一）内痔

临床上最多见，占64.1％。主要临床表现是无痛性便血和肿物脱出。常见于右前、右后和左侧。根据内痔的脱出程度，将内痔分为四期。①Ⅰ期：便时带血、滴血或喷射状出血，色鲜红，便后自行停止，无肛内肿物脱出。②Ⅱ期：常有便血，色鲜红，排便时伴有肿物脱出肛外，便后可自行还纳。③Ⅲ期：偶有便血，便后或久站、久行、咳嗽、劳动用力、负重远行增加腹压时肛内肿物脱出，不能自行还纳，需休息或手法还纳。④Ⅳ期：痔体增大，肛内肿物脱出肛门外，不能还纳，或还纳后又脱出。

1.便血

便血特点是无痛性、间歇性便后出鲜血，是内痔及混合痔的早期的常见症状。便血较轻时表现为大便表面附血或手纸上带血，继而滴血，严重时则可出现喷射状出血。长期出血可导致患者发生缺铁性贫血。

2.肿物脱出

常是晚期症状。轻者可自行回纳，重者需手法复位，严重时，因不能还纳，常可发生嵌顿、绞窄。

3.肛门疼痛

单纯性内痔无疼痛，当合并有外痔血栓形成内痔、感染或嵌顿时，可出现肛门剧烈疼痛。

4.肛门瘙痒

痔块外脱时常有黏液或分泌物流出，可刺激肛周皮肤引起肛门瘙痒。

（二）外痔

平时无感觉，仅见肛缘皮肤突起或肛门异物感。当排便用力过猛时，肛周皮下静脉破裂形成血栓或感染，出现剧烈疼痛。

（三）混合痔

兼有内痔和外痔的症状同时存在。

三、辅助检查

（一）直肠指诊

内痔早期无阳性体征，晚期可触到柔软的痔块。其意义在于除外肛管直肠肿瘤性疾病。

（二）肛门镜检查

肛门镜检查是确诊内痔的首选检查方法。不仅可见到痔的情况，还可观察到直肠黏膜有无充血、水肿、溃疡、肿块等，以及排除其他直肠疾病。

（三）直肠镜检查

图文并茂，定位准确，防止医疗纠纷，可准确诊断痔、直肠肿瘤等肛肠疾病。

（四）肠镜检查

对于年龄超过 45 岁便血者，应建议行电子结肠镜检查，除外结直肠肿瘤及炎症性肠病等。

四、治疗要点

痔的治疗遵循 3 个原则：①无症状的痔无须治疗，仅在合并出血、痔块脱出、血栓形成和嵌顿时才需治疗；②有症状的痔重在减轻或消除其主要症状，无须根治；③首选保守治疗，失败或不宜保守治疗时才考虑手术治疗。

（一）非手术治疗

1.一般治疗

一般治疗适用于痔初期及无症状静止期的痔。

（1）调整饮食：多饮水，多吃蔬菜、水果，如韭菜、菠菜、地瓜、香蕉、苹果等，忌食辣椒、芥末等辛辣刺激性食物。多进食膳食纤维性食物，改变不良的排便习惯。

（2）热水坐浴：改善局部血液循环，有利于消炎及减轻瘙痒症状。便后热水坐浴擦干、便纸宜柔软清洁、肛门要保温、坐垫要柔软。

（3）保持大便通畅：通过食物来调整排便，养成定时排便，每 1～2 天排出 1 次软便，防止便秘或腹泻。

（4）调整生活方式，改变不良的排便习惯，保持排便通畅，禁烟酒。

2.药物治疗

药物治疗是内痔首选的治疗方法，能润滑肛管，促进炎症吸收，减轻疼痛，解除或减轻症状。局部用痔疾洗液或硝矾洗剂（张有生方）熏洗坐浴，可改善局部血液循环，有消肿、止痛作用；肛内注入痔疮栓剂（膏）或奥布卡因凝胶，有止血、止痛和收敛作用。

3.注射疗法

较常用，适用于Ⅰ期、Ⅱ期内痔。年老体弱、严重高血压、有心、肝、肾等内痔患者均可适用。常用的硬化剂有聚桂醇注射液、芍倍注射液、消痔灵注射液等。

4.扩肛疗法

扩肛疗法适用于内痔、嵌顿或绞窄性内痔剧痛者。

5.胶圈套扎疗法

胶圈套扎疗法适用于单发或多发Ⅰ～Ⅲ期内痔的治疗。

6.物理治疗

物理治疗包括 HCPT 微创技术、激光治疗及铜离子电化学疗法等。

（二）手术治疗

当非手术治疗效果不满意，痔出血、脱出严重时，则有必要采用手术治疗。常用的方法主要有以下 6 种。

1.内痔结扎术

常用于Ⅱ～Ⅲ期内痔。

2.血栓外痔剥离术

血栓外痔剥离术适用于血栓较大且与周围粘连者或多个血栓者。

3.外剥内扎术

目前临床上最常用的术式,是在 Milligan-Morgan 外切内扎术和中医内痔结扎术基础上发展演变而成,简称外剥内扎术。适用于混合痔和环状痔。

4.分段结扎术

分段结扎术适于环形内痔、环形外痔、环形混合痔。

5.吻合器痔上黏膜环切术

该方法微创、无痛,是目前国内外首选的治疗方法(图 11-2)。主要适用于Ⅱ～Ⅳ期环形内痔、多发混合痔、以内痔为主的环状混合痔,也适用于直肠前突和直肠内脱垂。由于此手术保留了肛垫,不损伤肛门括约肌,故与传统手术相比具有术后疼痛轻、住院时间短、恢复快、无肛门狭窄及大便失禁、肛门外形美观等优点,临床效果显著。

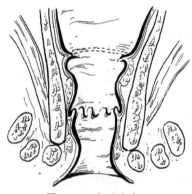

图 11-2　术后吻合口

6.选择性痔上黏膜切除术

选择性痔上黏膜切除术是一种利用开环式微创痔吻合器进行治疗的手术方式。适用于Ⅱ～Ⅳ期内痔、混合痔、环状痔、严重脱垂痔、直肠前突、直肠黏膜脱垂等。可准确定位目标组织,做到针对性切除,并保护非痔脱垂区黏膜组织,该术式更加符合肛管形态和生理,有效预防术后大出血、肛门狭窄等并发症,值得临床推广应用。

五、护理评估

(一)术前评估

1.健康史

(1)了解患者有无长期饮酒的习惯,有无喜食刺激性食物或低纤维素饮食的习惯。

(2)有无长期便秘、腹泻史,长期站立、坐位或腹压增高等因素。或有痔疮药物治疗、手术史;有无糖尿病、血液疾病史。

(3)了解患者有无肛隐窝炎、肛周感染、营养不良等情况促进痔的形成。

(4)家族中有无家族性息肉、家族中有无大肠癌或其他肿瘤患者。

(5)既往是否有溃疡性结肠炎、克罗恩病、腺瘤病史、手术治疗史及用药情况。

2.身体状况

(1)注意观察患者的生命体征、神志、尿量、皮肤弹性等。

(2)排便时有无疼痛及排便困难,大便是否带鲜血或便后滴血、喷血,有无黏液,有无脓血、便血量、发作次数等。

（3）注意患者的营养状况，有无消瘦、头晕、眼花、乏力等贫血的体征。

（4）肛门有无肿块脱出，能否自行回纳或用手推回，有无肿块嵌顿史。

（5）直肠指诊肛门有无疼痛、指套退出有无血迹、直肠内有无肿块等。

3.心理-社会状况

（1）疾病认知：了解患者及家属对疾病相关知识的认知程度，评估患者及家属对所患疾病及站立方法的认识，对手术的接受程度，对痔传统手术或微创手术知识及术前配合知识的了解和掌握程度。

（2）心理承受程度：患者和家属对接受手术及手术可能导致的并发症带来的自我形象紊乱和生理功能改变的恐惧、焦虑程度和心理承受能力。

（3）经济情况：家庭对患者手术及并发症进一步治疗的经济承受能力。

（二）术后评估

1.手术情况

了解麻醉方式、手术方式，手术过程是否顺利，术中有无出血、出血部位、出血量，有无输血及输血量。

2.病情评估

观察患者神志和生命体征变化，生命体征是否平稳，切口敷料是否渗血，出血量多少，引流是否通畅，引流液的颜色、性质和引流量，切口愈合情况，大便是否通畅，有无便秘或腹泻等情况。

3.切口情况

切口渗出、愈合情况，有无肛缘水肿、切口感染，引流是否通畅，有无假性愈合情况。定期进行血常规、血生化等监测，及时发现出血、切口感染、吻合口出血、吻合口瘘等并发症的发生。

4.评估手术患者的肛门直肠功能

有无肛门狭窄、肛门失禁，包括排便次数、控便能力等。

5.心理-社会状况

患者对术后康复知识的了解程度。评估患者有无焦虑、失眠，家庭支持系统等。

六、护理诊断

（一）恐惧

与出血量大或反复出血有关。

（二）便秘

与不良饮食、排便习惯及惧怕排便有关。

（三）有受伤的危险

出血与血小板减少、凝血因子缺乏、血管壁异常有关。

（四）潜在并发症

尿潴留、肛门狭窄、排便失禁等。

七、护理措施

（一）非手术治疗护理/术前护理

1.调整饮食

嘱患者多饮水，多进食新鲜蔬菜、水果，多食粗粮，少食辛辣刺激性食物，忌烟酒。养成良好生活习惯。适当增加运动量,促进肠蠕动,切忌久站、久坐、久蹲。

2.热水坐浴

便后及时清洗,保持局部清洁舒适。必要时用 1:5 000 高锰酸钾溶液或复方荆芥熏洗剂熏洗坐浴,控制温度在 43～46 ℃,每天 2 次,每次 20～30 分钟,可有效改善局部血液循环,减轻出血、疼痛症状。

3.痔块还纳

痔块脱出时应及时还纳,嵌顿性痔应尽早行手法复位,防止水肿、坏死;不能复位并有水肿及感染者用复方荆芥熏洗剂坐浴,局部涂痔疮膏,用手法再将其还纳,嘱其卧床休息。注意动作轻柔,避免损伤。

4.纠正贫血

缓解患者的紧张情绪,指导患者进少渣食物,术前排空大便,必要时灌肠,做好会阴部备皮及药物敏感试验,贫血患者应及时纠正。贫血体弱者,协助完成术前检查,防止排便或坐浴时晕倒受伤。

5.肠道准备

术前 1 天予以全流质饮食,手术当天禁食,术前晚口服舒泰清 4 盒,饮水 2 500 mL 或术晨 2 小时甘油灌肠剂 110 mL 灌肠,以清洁肠道。

(二)术后护理

1.饮食护理

术后当天应禁食或给予无渣流食,次日半流食,以后逐渐恢复普食。术后 6 小时内尽量卧床休息,减少活动。6 小时后可适当下床活动,如厕排尿、散步等,逐渐延长活动时间,并指导患者进行轻体力活动。

2.疼痛护理

因肛周末梢神经丰富,痛觉十分敏感,或因括约肌痉挛、排便时粪便对创面的刺激、敷料堵塞过多导致大多数肛肠术后患者创面剧烈疼痛。疼痛轻微者可不予处理,但疼痛剧烈者应给予处理。指导患者采取各种有效止痛措施,如分散注意力、听音乐等,必要时遵医嘱予止痛药物治疗。

3.局部坐浴

术后每次排便或换药前均用 1:5 000 高锰酸钾溶液或痔疾洗液熏洗坐浴,控制温度在 43～46 ℃,每天 2 次,每次 20～30 分钟,坐浴后用凡士林油纱覆盖,再用纱垫盖好并固定。

4.保持大便通畅

术后早期患者有肛门下坠感或便意,告知其是敷料压迫刺激所致;术后 3 天内尽量避免解大便,促进切口愈合,可于术后 48 小时内口服阿片酊以减少肠蠕动,控制排便。术后第 2 天应多吃新鲜蔬菜和水果,保持大便通畅。如有便秘,可口服液体石蜡或麻仁软胶囊等润肠通便药物,宜用缓泻剂,忌用峻下剂或灌肠。避免久站、久坐、久蹲。

5.避免剧烈活动

术后 7～15 天应避免剧烈活动,防止大便干燥,以防痔核或吻合钉脱落而造成继发性大出血。

6.并发症的观察与护理

(1)尿潴留:因手术、麻醉刺激、疼痛等原因造成术后尿潴留。若术后 8 小时仍未排尿且感下腹胀痛、隆起时,可行诱导、热敷或针刺帮助排尿。对膀胱平滑肌收缩无力者,肌内注射新斯的明

1 mg(1 支),增强膀胱平滑肌收缩,可以排尿,必要时导尿。

(2)创面出血:术后 7～15 天为痔核脱落期,因结扎痔核脱落、吻合钉脱落、切口感染、用力排便等导致创面出血。如患者出现恶心、呕吐、头昏、眼花、心慌、出冷汗、面色苍白等并伴肛门坠胀感和急迫排便感进行性加重,敷料渗血较多,应及时通知医师行相应消除处理。

(3)切口感染:直肠肛管部位由于易受粪便、尿液等的污染,术后易发生切口感染。应注意术前改善全身营养状况;术后 2 天内控制好排便;保持肛门周围皮肤清洁,便后用 1：5 000 高锰酸钾液坐浴;切口定时换药,充分引流。

(4)肛门狭窄:术后观察患者有无排便困难及大便变细,以排除肛门狭窄。术后 15 天左右应行直肠指诊如有肛门狭窄,定期扩肛。

八、护理评价

(1)患者便血、脱出明显减轻或消失。

(2)患者及家属知晓所患疾病名称、手术术式、优缺点及相关知识,能复述并遵从护士指导。

(3)患者是否能正确面对手术,积极参与手术的自我护理并了解手术并发症的预防和处理,如大出血、切口感染、肛门狭窄等。未发生并发症或并发症被及时发现和处理。

(4)患者排便正常、顺畅,无腹泻、便秘或排便困难。肛周皮肤完整清洁无损。

九、健康教育

(1)指导患者合理搭配饮食,多饮水,多食蔬菜,水果及富含纤维素的食物,少食辛辣等刺激性食物,忌烟酒。

(2)指导患者养成良好的排便习惯,保持排便通畅,避免久蹲、久坐。

(3)便秘时,应增加粗纤维食物,必要时口服适量蜂蜜或润肠通便药物。

(4)出院后近期可坚持熏洗坐浴,保持会阴部卫生清洁,并有利于创面愈合。

(5)术后适当活动,切勿剧烈活动。若出现创面出血,随时与医师联系,及早处理。

(6)术后早期做提肛运动,每天 2 次,每次 30 分钟,促进局部血液循环。一旦出现排便困难或便条变细情况时,应及时就诊,定期进行肛门扩张。

(李　军)

第二节　出口梗阻型便秘

出口梗阻型便秘又称直肠型便秘或盆底肌功能不良,是指排便出口组织、器官发生形态结构改变,导致大便不能顺利通过肛门排出,约占慢性便秘的 60%,本病以青壮年女性为多见、直肠无力型见于老年人。在传统分类所指的出口梗阻型便秘中,有相当比例的患者存在或合并存在肛门直肠形态结构异常,特别是在与手术有关的研究报道中。

一、病因与发病机制

在导致出口梗阻型便秘的常见病因中,临床将其分型为以下 3 种。

（一）盆底肌松弛综合征

盆底肌松弛综合征包括直肠内脱垂、直肠前突、直肠内套叠、直肠瓣肥大。

（二）盆底肌失弛缓综合征

盆底肌失弛缓综合征包括耻骨直肠肌综合征、盆底肌痉挛综合征（包括耻骨直肠肌痉挛、肛门痉挛）、会阴下降综合征、内括约肌失弛缓症，与罗马Ⅲ标准中的功能性排便障碍中的不协调排便属于同义词。不协调性排便是指在试图排便时耻骨直肠肌、肛门括约肌未能松弛，或松弛不足，或反而收缩；既往也有将不协调收缩翻译为矛盾收缩。

（三）肠外梗阻型

如子宫后倾、盆底肿瘤、炎症等。部分出口梗阻患者同时存在形态结构改变和排便功能障碍，临床上难以区分二者在慢传输型便秘的症状产生中孰因孰果，或各自所占百分比，这也是在现阶段一些学者仍主张沿着出口梗阻型便秘来表述这类慢性便秘的理由。出口梗阻型便秘包括了比功能性排便障碍更广泛的疾病谱。

二、临床表现

（1）排便困难、费时费力。

（2）排便肛门有不尽感及肛门坠胀。

（3）排便时肛门有持续压力下降感。

（4）会阴部有下坠感。

（5）排便大多数需灌肠。

（6）需在肛门周围加压才能排便，或者需用手指插入阴道或直肠才能排便。

（7）将卫生纸卷插入直肠诱导排便。

（8）肛门处有疝或陷窝的感觉。

（9）肛门直肠指检时肠内可存在泥样粪便，用力排便时，肛门外括约肌呈矛盾性收缩。

（10）结肠慢传输试验中，72小时多数标志物滞留在直肠内不能排除。

（11）肛门直肠测压时显示：①肛管直肠静息压升高；②用力排便时肛门外括约肌矛盾性收缩或直肠壁的感觉阈异常。

三、辅助检查

便秘患者除了血、尿、便三大常规，以及血生化、腹部彩超、胸片、心电图等检查外，为了明确诊断，还需要完善以下专科检查。

（一）直肠指诊

通过检查患者模拟排便的动作，对其肛门内外括约肌、耻骨直肠肌的张力情况及功能是否协调有一个基本评估。

（二）肛门镜或直肠镜检查

通过肛门镜或直肠镜经肛门缓缓进入检查肛管直肠局部之病变，有无痔疮、肛乳头纤维、溃疡、炎症、直肠瓣变异等，必要时可取组织病理检查。

（三）电子结肠镜

通过安装于肠镜前端的电子摄像探头观察大肠黏膜颜色有无变化，肠腔有无狭窄、有无溃疡、炎症、息肉、肿瘤等，此检查需要完全清洁灌肠，否则不能检查彻底。

（四）钡灌肠

通过肛门注入钡剂拍片观察大肠的长短、有无冗长、下垂、盘曲、有无畸形、狭窄、扩张、袋形是否正常及大肠位置是否正常等来判断是否存在巨结肠、结肠冗长症、脾曲综合征、盆底疝等，此检查前后需要清洁灌肠。

（五）胃肠运输实验

通过口服含有特殊标志物的胶囊并服后 8 小时、24 小时、48 小时、72 小时拍片观察标志物的位置来判断胃肠蠕动功能的异常。若 72 小时拍片标志物不能超过 80% 即可诊断为结肠慢传输型便秘，此检查期间不能应用任何影响胃肠道的药物。

（六）排粪造影检查

排粪造影检查又称为动态性或排空型造影检查，是一种模拟排便的过程。它是通过向患者直肠内注入造影剂（硫酸钡），动态观察静息、提肛、力排及排空后状态下直肠及肛管形态、功能位置及位置变化的特殊造影检查方法。用以了解直肠、肛管及盆底结构有无功能性及器质性改变，明确引起出口梗阻型便秘诊断的重要依据。

1.静息状态

直肠注入钡剂后，患者保持静息自然状态。

2.提肛状态

遵医师嘱咐，患者用力向上收紧肛门病适时保持。

3.力排状态

遵医师嘱咐，患者用力将钡剂排出肛门。

（七）肛门直肠压力测定

为研究某些肛门直肠疾病和排便异常提供病理生理依据。正常排便应该有内外括约肌、盆底肌同步迟缓，排便压的有效升高及排便通道的畅通无阻。排便时，结肠及直肠松弛，内外括约肌、耻骨直肠肌均处于张力收缩状态，排便阻力大于排便动力，粪便得以储存；排便时，结、直肠肌收缩，肠腔内压力增高，腹肌也收缩使腹压增高，而内括约肌、耻骨直肠肌、外括约肌均反射性松弛，肛管压力迅速降低，上述压力梯度逆转，排便动力大于排便阻力，粪便排出肛门。这两种状态下肛管、直肠、盆底的功能变化及各器官协调功能均能通过压力变化而表现出来，通过测压的方法，了解并量化评估肛门直肠维持自制和排便功能，对诊断出口梗阻型便秘有重要临床意义。评估流程：①安静状态下测压；②持续收缩肛门，收缩状态下测压；③持续用力排便，模拟排便测压；④肛管功能长度测定。肛门直肠测压。

（八）盆底表面肌电评估

盆底肌电图是一种无创的，应用于表面电极测量盆底横纹肌复合体的表面肌电活动水平，以此研究盆底横纹肌综合肌动作电位的活动方式。对整个盆底肌群Ⅰ、Ⅱ型肌纤维功能进行评估，辅助诊断、鉴别诊断盆底疾病，指导治疗方案的设定，了解患者盆底肌功能恢复进展及评价治疗的效果。同时有助于判断便秘有无肌源性和神经源性病变，了解有无直肠-肛门括约肌协调运动异常。

（九）球囊逼出试验

球囊逼出试验是检查直肠排便功能的一项辅助检查，其对判断盆底肌功能和直肠感觉功能有重要意义。

(十)盆腔动态多重造影

通过腹腔穿刺,向腹腔内注入造影剂(碘普罗胺),安置导尿管,排空小便,向膀胱内注入造影剂(碘普罗胺),在阴道(女性)内放置造影纱布(碘普罗胺),直肠内注入造影剂(硫酸钡),在患者行排便动作中,动态拍片,了解整个盆腔内组织器官在排便过程中的改变,能全面了解盆底的功能状态,此项检查前后需清洁灌肠。

(十一)胃肠心理评估

心理评估对治疗慢性便秘非常重要,有研究显示近50%的功能性便秘患者均存在不同程度的心理异常,如通过焦虑评估量表、抑郁评估量表、气质量表等评分,综合评估患者是否存在因便秘疾病本身造成的心理精神异常、影响的程度如何,是否需要药物干预等。

在出口型便秘检查中其中排粪造影检查、肛门直肠测压、球囊逼出实验、盆腔多重造影检查对诊断出口梗阻型便秘尤为重要,也是诊断与鉴别慢传输型便秘的重要辅助检查。

四、治疗要点

(一)保守治疗

1.合理饮食

(1)保证充足的水分摄入,晨起空腹温水或蜂蜜水 500 mL,每天 1 500~2 000 mL。

(2)保证膳食纤维摄入,成人每天摄入纤维含量 25~35 g,如糙米、玉米、大麦、米糠等杂粮、胡萝卜、薯类、四季豆等根茎和海藻类食物。

(3)每天摄入 1~2 个香蕉、苹果。

(4)每天一杯酸牛奶。

(5)建议不饮酒及服用咖啡因的饮料,它们会加重大便的干燥。

(6)优质蛋白:每天保证鸡蛋 1 个、瘦肉 100~150 g,牛奶 250~500 mL 和豆腐 100 g。

(7)油脂:适量增加烹饪油用量(心血管疾病患者慎用)。

2.适当运动

每天达到 30 分钟,每周能有 5 天时间。

(1)健康散步,40 分钟以上,坚持 12 周,其他全是运动跑步、跳绳、游泳等。

(2)锻炼腹肌训练:如仰卧起坐、吹气球。

(3)锻炼肛门括约肌力量:如提肛运动。

(4)促进肠蠕动:仰卧,顺时针方向,自右下腹开始,顺时针按摩腹部,2~3 指,用力中等,每次约 1 分钟,每天重复 10 次。

3.生物反馈治疗

生物反馈治疗作为便秘的一线疗法,具有无痛苦、治愈率高、安全无不良反应等特点。每个患者耐受力不同,直肠感觉阈值不同,盆底肌力不同,接受电刺激、肌电促发电刺激及 Kegel 模板训练治疗方案不同。在治疗过程中通过让患者充分认识所患疾病的病情,强调患者自主盆底肌肉训练,增强患者自我意识和自我调节能力,改善盆底血供;增强盆底神经肌肉兴奋性,改善盆底肌松弛、痉挛的病症,促进肠蠕动,增加便意,最终达到治疗的目的。一般推荐 2~3 个月 1 个疗程,病情严重,反复发作者建议适当延长疗程,每个疗程 10 次,每天 1 次,每次 30~40 分钟。如果配合规范的球囊训练,可取得较好的治疗效果和稳定的愈合。

4.小球囊盆底肌功能锻炼

小球囊盆底肌功能训练前期准备同小球囊逼出实验,将球囊置于患者肛门 5～10 cm,指导患者做收缩和放松肛门肌肉,时间为 20 分钟,每天总共 60 次。

5.每天晨起坚持锻炼

时间为 20～30 分钟。

6.建立正确的排便习惯

(1)养成正确的排便习惯,每天晨起或餐后 2 小时内尝试排便,因为此时肠活动最活跃,即使无便意每次排便 5～10 分钟,养成排便习惯。

(2)不能抑制便意及刻意忍耐,有便意应立即去排便。

(3)排便时集中精力,不可阅读、玩手机、吸烟等。

7.合理使用泻剂

在医师指导下使用泻剂,长期服用泻剂易引起药物依赖,加重便秘。

(1)益生菌:双歧杆菌,也可服用妈咪爱、酸奶等益生菌制剂。

(2)乳果糖:每次 15～30 mL,15～45 mL/d。普芦卡必利(力洛)半片或 1 片/天(若能正常排便无须继续服用)。上述药物无效可加福松,应避免长期服用刺激性泻药如番泻叶、果导片等。

8.精神心理治疗

在治疗过程中应强调精神心理治疗的重要性,包括健康教育、心理治疗、认知行为治疗、药物治疗等。必要时遵医嘱给予抗焦虑抑郁药物治疗。

(二)手术治疗

经肛手术治疗包括经肛吻合器直肠切除术、直肠瓣缝扎悬吊术、经会阴直肠前突修补术、盆底抬高术等。

五、护理评估

(1)患者的职业、饮食习惯、排便习惯及诱发饮食。

(2)患者年龄、对疾病的认识及心理状况。

(3)排便需服泻药及其他方式辅助排便。

(4)患者有无便意或便意淡漠。

(5)患者肛门有无坠胀、有无腹胀等症状。

六、护理诊断

(一)焦虑、恐惧

与患者对自身疾病及手术效果有关。

(二)疼痛

与术后切口有关。

(三)部分生活自理能力缺陷

与手术伤口及卧床有关。

(四)知识缺乏

与对便秘相关知识及术后康复知识有关。

(五)睡眠形态紊乱

与伤口疼痛有关。

(六)自我形象紊乱

与手术部位有关。

(七)潜在并发症

尿潴留、出血、感染、排便困难、肛门坠胀。

七、护理措施

(一)术前护理

1.心理护理

患者术前常有情绪紧张、焦虑、注意力高度集中或恐惧,对治疗心存顾虑,对治疗相关知识缺乏,担心术后恢复效果。护士应帮助患者做好充分的心理准备,耐心讲解疾病相关知识,对疾病进行健康宣教,讲解手术的优点,并向患者成功手术案例,使患者接受手术,树立战胜疾病的信心。

2.术前常规准备及肠道准备

(1)饮食:术前1天清淡易消化饮食,术前6小时禁食、4小时禁饮。

(2)皮肤、肠道准备:术前备皮,术前晚、术晨行清洁灌肠。

(3)术前建立静脉通道给予术前抗生素及林格液静脉滴注。

(二)术后护理

1.一般护理

观察患者意识、面色,测量患者体温、脉搏、呼吸、血压,注意观察创口敷料有无渗血、脱落,发现异常及时报告医师,及时给予更换敷料并加压包扎,严密观察病情变化。

2.体位

术后回病房遵医嘱去枕平卧4小时,禁饮、禁食。手术当天减少活动,除需下床如厕外需在床上休息,避免早坐位或下蹲,防止肛内缝合处裂开。下床时需动作缓慢、搀扶,不可离人。

3.饮食护理

嘱患者4小时后麻醉清醒后可适量饮水,若无恶心、呕吐等不适,给予正常饮水同时可给予半流质饮食,如稀饭、面条、藕粉等,避免进食刺激或胀气的食物,如豆类、牛奶、洋葱等。术后第2天遵医嘱给予普食,进食富含纤维素的食物和足够的水分,禁辛辣燥热的食物。

4.疼痛护理

术后伤口疼痛是肛肠手术患者最常见的症状,也是患者最担心的,麻醉作用消失后患者会开始感觉到疼痛。

(1)术后应定时评估患者有无疼痛、疼痛的性质、症状。通过建立疼痛评分表,及时、准确、客观地对患者术后疼痛做出评分,根据评分采取相应的护理措施。

(2)术后必要时给予患者镇痛泵使用,此方法止痛效果明显,在使用镇痛泵的过程中,观察患者有无头晕、恶心欲吐等症状,镇痛泵一般在72小时停用。

(3)若患者疼痛不能耐受者,应立即报告医师,遵医嘱给予肌内注射止痛针。

(4)给予患者心理支持,分散其注意力,嘱患者听音乐、看书等,疏导不良心理,消除疑虑,保持乐观情绪。

5.小便护理

(1)观察患者术后有无便意感,有无小腹胀痛,叩诊膀胱是否充盈。嘱患者下床小便时可听流水声、按摩腹部诱导排便。

(2)若观察患者小便自解困难,叩诊膀胱充盈,给予热敷小腹,并报告医师,遵医嘱给予口服特拉唑嗪或肌内注射新斯的明。仍不能自解者遵医嘱给予床旁留置导尿管。

6.大便护理

一般情况下患者术后当天不会有大便排出,术后第一天嘱患者尽量不排便。

(1)嘱患者每天清晨温水或蜂蜜水温服,嘱患者养成排便习惯,晨起或餐后2小时如厕排便,避免久蹲、努挣。

(2)术后的患者常因精神紧张,由于伤口疼痛惧怕排便,担心大便影响伤口愈合,护士应加强患者健康宣教,讲解疼痛的机制,解释术后排便的重要性,消除患者的紧张、顾虑情绪,嘱患者自然放松,是肛门括约肌处于松弛状态,改变肛直角,使大便顺利排出,必要时给予止痛药。便后给予中药坐浴,换药。

7.睡眠形态紊乱的护理

(1)评估导致患者不寐的具体原因,尽量减少或消除患者睡眠形态的因素。

(2)为患者安排合理的运动、活动,减少白天卧床、睡眠时间,帮助患者适应环境及生活方式的改变,夜间患者睡眠时,除必要的操作,不宜干扰患者休息。

(3)有计划性地对患者进行心理疏导,减轻患者焦虑、抑郁、恐惧等心理状态,从而改善患者的睡眠。

(4)药物指导给予抗抑郁药物(草酸艾司西酞普兰片)。

8.自我形象紊乱的护理

护士在为患者进行操作时应注意保护患者的隐私。

9.术后并发症的护理

(1)出血:严密观察患者伤口敷料,是否有渗血渗液。严密观察患者的生命体征、脉搏、心率、呼吸、神志、体温。观察患者排便时有无带血,嘱患者勿用力排便,以免引起伤口出血。如患者伤口敷料有鲜红色血液渗出,应立即通知医师并协助医师进行止血甚至抢救处理。

(2)排便困难:术后患者因恐惧排便引起伤口疼痛,担心伤口愈合,刻意忍耐便意,导致粪便干硬不易排出。观察患者术后第2天起有无自行排大便,有无腹胀,有无强烈的便意感,如3~4天仍未排便必要时遵医嘱给予清洁灌肠。

(3)肛门坠胀:术后1周观察患者有无肛门坠胀感,指导患者适当的提肛运动或膝胸卧位,以减轻患者肛门坠胀感。

八、护理评价

患者术后焦虑情绪得到缓解,心态平和,积极配合治疗。术后患者疼痛得到缓解,自诉伤口疼痛可耐受,疼痛评分2~3分。小便均自解、通畅,偶有大便排出困难的患者,遵医嘱给予清洁灌肠后,腹胀等不适均缓解,至患者出院大便每天1~2次。通过以上护理措施,对提出的护理诊断均得到缓解和消除。

九、健康教育

（1）保持心情舒畅，适量活动、避免久蹲、久坐。

（2）饮食原则宜食清淡易消化食物，可食粗纤维食物，适量水果。

（3）每天水的摄入量在 2 000～2 500 mL，清晨空腹温水或蜂蜜水 500 mL。

（4）保持大便通畅，并观察有无便血，发现异常及时报告医师。

（5）腹部按摩嘱患者仰卧，按摩者以顺时针方向，自右下腹开始，沿结肠走行方向缓慢进行，一般使用 2～3 根手指，用力中等，每一圈用时约 1 分钟，每天重复 10 次。

（6）每天坚持做提肛运动，缓解肛门坠胀，促进伤口愈合；院外指导督促患者排便训练，注意劳逸结合，避免过度劳累，定期随访。

（李　军）

第三节　结肠慢传输型便秘

结肠慢传输型便秘是指排便次数减少，无便意或少便意，粪便坚硬，排便困难。肛门直肠指诊时直肠内无粪便或触及坚硬粪便，而肛管括约肌和用力排便功能正常；全胃肠或结肠传输时间延长；缺乏出口梗阻型便秘的证据，如排粪造影和肛门直肠测压正常。

一、病因及发病机制

目前结肠慢传输型便秘的发生的病因、病理尚未完全明了，可能与以下因素相关。

（一）摄入纤维素量不足

当摄入纤维素量不足，尤其是膳食纤维不足，粪便内的含水量和容积减少，对肠壁的刺激减弱，肠蠕动降低，肠内容物通过时间延长，水分过度重吸收，导致粪便干结、排出困难。

（二）药物

许多药物可以引起便秘，如抗抑郁药、抗癫痫药、抗组胺药、抗震颤麻痹药、抗精神疾病药、解痉药、钙通道阻滞剂、利尿剂、单胺氧化酶抑制剂、阿片类药、拟交感神经药、含铝或钙的抗酸药、钙剂、铁剂、止泻药、非甾体抗炎药，此外，长期口服刺激性泻剂（含蒽醌类：大黄、番泻叶、芦荟等）也可导致便秘。

（三）器质性疾病

肠道疾病（结直肠肿瘤、憩室、肠腔狭窄或梗阻、巨结肠），神经系统疾病（自主神经病变、脑血管疾病、认知障碍或痴呆、多发性硬化、帕金森病、脊髓损伤），肌肉疾病（淀粉样变性、皮肌炎、硬皮病、系统性硬化）。

（四）内分泌紊乱

结肠慢传输型便秘多发于育龄期妇女，女性激素紊乱可能在发病中占据重要作用。研究发现血清孕酮的浓度升高，能使肠道平滑肌舒张，推进性蠕动减弱，结肠传输减慢，内分泌和代谢性疾病（严重脱水、糖尿病、甲状腺功能减退、甲状旁腺功能亢进、多发内分泌腺瘤、重金属中毒、高钙血症、高或低镁血症、低钾血症、卟啉病、慢性肾病、尿毒症）多可引起结肠蠕动减慢，导致便秘。

二、临床表现

(一)症状

主要表现为长期便次减少,可 3～7 天排便 1 次,缺乏便意,腹胀,食欲缺乏,有食欲,不敢正常进食,进食后腹胀加重,或有便意,排便费力,蹲厕后不能排出粪便,或每次排出少量粪便,粪便干结,排便时间较长,一般在 15～45 分钟,甚至更长,甚至不能排出粪便仅能排气,口服刺激性泻剂能排便,必须依赖泻剂排便,且疗效逐渐减弱至消失,甚至最后使用泻剂也完全不能排便。部分患者伴有下腹隐痛、口苦、口干、口臭、呃逆、面色晦暗、心情烦躁、焦虑、抑郁、睡眠障碍等全身症状。

(二)体征

结肠慢传输型便秘患者多无特殊体征,超过 7 天未排便者常可见腹部膨隆,腹部触诊可扪及腹腔内有条索状硬结形成,其中左下腹常见,直肠指检可扪及直肠中上段有成形干结粪块形成,嘱患者行排便动作,粪块未见明显下移,合并盆底疝患者可触及直肠前壁饱满、向下冲击感。

三、辅助检查

此辅助检查同出口梗阻型便秘,其中结肠运输试验、排粪造影、多重动态造影、内镜检查是主要诊断结肠慢传输型便秘的重要专科检查。

四、治疗要点

治疗方式主要分为两大类:非手术治疗和手术治疗。

(一)非手术治疗

为首选方式,目的在于减轻和/或消除便秘的症状。

1.一般治疗

一般治疗包括多进食膳食纤维、多饮水,养成良好的定时、定时的排便习惯等。

2.药物治疗

主要为泻剂,以促动力药为主,但对含有蒽醌类物质的刺激型泻剂要合理应用,不宜长期服用,以免损害肠神经系统,导致结肠无力,并可诱发"结肠黑变病"。

(二)手术治疗

经完善检查,排除器质性等因素,经过严格的非手术治疗,效果不明显者,对患者的生活质量影响严重,应尽早考虑手术治疗。

手术治疗包括经腹腔镜结肠次全切除吻合、升-直吻合术;全结肠切除回-直吻合术;全结直肠切除、回肠贮袋肛管吻合术。

五、护理评估

(1)患者的职业、饮食、排便习惯、诱发因素。

(2)排便需要泻药和灌肠协助。

(3)无便意或便意淡漠、腹胀、腹痛。

(4)结肠镜检查排除器质性病变。

(5)心理-社会状况。

六、护理诊断

(一)焦虑、恐惧
与担心手术及术后恢复效果有关。

(二)粪性皮炎
与术后早期排便次数较多有关。

(三)疼痛
与手术创面有关。

(四)知识缺乏
与缺乏相关知识及术后功能锻炼有关。

(五)自我形象紊乱
与造瘘有关。

(六)部分生活自理能力缺陷
与术后卧床、留置导管有关。

(七)活动无耐力
与术后疼痛、长时间卧床、禁食有关。

(八)舒适度的改变
与术后留置导管有关。

(九)潜在并发症
肠梗阻、吻合出血或吻合口瘘、肛门坠胀、大便失禁、尿路感染、切口感染、皮下气肿、深静脉血栓。

七、护理措施

(一)术前护理
1.心理护理

(1)评估患者的心理状况,了解患者胃肠心理评估结果,是否存在抑郁、焦虑、自杀倾向。

(2)加强护患沟通,护士具备敏锐的观察力和预见性,了解患者需求,及时发现患者情绪变化。

(3)向患者介绍腹腔镜手术最大的特点,让患者及家属对手术有初步的认识,举例手术恢复效果较好的患者,并请在院做同样手术的患者向患者分享经验及恢复效果,提高患者对疾病治疗的信心,同时做好家属的宣教,得到家属的心理支持,减轻患者的心理负担。

2.完善便秘专科检查

患者检查期间护士应知晓患者检查进展及检查项目。根据检查注意事项指导患者完成相关辅助检查,了解患者检查结果和心理变化。

3.术前1周功能锻炼

(1)术前指导患者有效咳痰,翻身叩背增强患者术后依从性。

(2)指导患者进行肺功能锻炼,包括吹气球、爬楼梯,改善患者呼吸功能,提高患者对手术的耐受力,降低围术期风险。

(3)术前给予盆底肌功能锻炼生物反馈治疗、低频脉冲电治疗、肌电图监测。

4.营养支持

(1)术前清淡饮食,遵医嘱给予肠内营养支持口服肠内营养剂。

(2)给予肠外营养支持,因全营养制剂渗透压较高,外周静脉输注时及易损伤血管,易造成静脉炎,给予中心静脉置管或经外周静脉中心置管。

5.皮肤、肠道准备

(1)术前1天,给予全腹部至大腿部位备皮,并做好清洁。特别注意需指导家属清洁患者肚脐。

(2)术前1周左右开始进行肠道准备,术前1天行全肠道清洁,口服复方聚乙二醇电解质散兑温开水2 000 mL口服。

(3)术前一晚、术晨给予清洁灌肠。

6.其他准备

术晨更衣、床旁安置胃管、尿管,避免术中误伤膀胱。

(二)术后护理

1.密切观察病情变化、合理的体位

(1)患者术后由监护室观察2～3天转入普通科室,遵医嘱根据患者病情给予心电监护和氧气吸入,观察患者生命体征,体温、脉搏、呼吸、血压、氧饱和度,观察患者意识及配合程度。

(2)体位:给予半卧位休息,利于腹腔引流管引流。

2.心理护理

在与便秘患者心理护理过程中应注重沟通交流,以热情、尊重、倾听、理解贯穿干预全过程,详细收集患者的资料,向患者讲解术后相关注意事项,取得患者及家属配合,做好患者宣教工作,鼓励家属参与到患者心理支持活动中。

3.饮食护理

医嘱禁饮禁食,待肠蠕动功能恢复后改为流质饮食如乌鱼汤、口服肠内营养剂100 mL,每天2次。饮食指导应遵循循序渐进的原则,少量多餐,患者可2～3小时进一次餐,每天进食5～6次,术后第3天给予半流质饮食,如稀饭、面条、蛋花、馄饨、藕粉等,1周后可软食,嘱其清淡营养、高蛋白、高能量饮食。根据患者肠功能恢复及排便情况逐渐过渡至普食。

4.疼痛护理

由于该疾病采用腹腔镜手术,大部分患者术后疼痛症状较轻。责任护士定时评估患者术后有无疼痛、疼痛的程度、性质及症状和体征。通过对患者疼痛评分来确定给予相应的护理措施。术后一般患者会配备PCA镇痛泵,护士应针对PCA镇痛泵的使用给予患者和家属进行讲解,并操作演示,评估对其掌握情况。定期巡视病房,评估患者疼痛的程度,给予患者心理护理。

5.营养支持及药物治疗

术后患者因禁食禁水,经中心静脉置管给予患者肠外营养支持,护士应做好深静脉置管的护理,每2小时冲管1次,根据深静脉置管护理常规进行护理。同时观察患者排气情况,待肠蠕动恢复给予肠内营养支持。

6.引流管护理

建立导管评估表,对中、高危风险患者护士应加强巡视,术后严密观察各种引流管引流液的颜色、性状、量。术后指导患者卧床时用安全别针将引流袋固定于床边;下床活动时,应夹毕导尿管,将导尿管固定于耻骨联合下;其他引流管可固定在患者上衣衣襟处;时刻保持引流管通畅,避免其受压、打折、牵拉,严防管路脱出、自拔。若血浆引流管出现大量血性引流液,要警惕患者出现腹部内部出血,应及时通知医师,并配合积极治疗。

7.功能锻炼

(1)术后转入普通病房,当天可指导患者端坐卧位,协助患者早期下床活动,活动应遵循先坐起-床旁站立-行走的原则。注意防止患者应突然站立导致直立性低血压。活动时应有专人陪护,防止发生跌倒。

(2)盆底肌功能及腹肌锻炼,嘱其每天坚持做提肛运动,每天 3 组,每组提肛 100 次,持续5～10 分钟即可。术后 20 天左右给予生物反馈治疗、低频脉冲治疗。

8.睡眠形态紊乱的护理

(1)评估导致患者睡眠质量差的具体原因,尽量减少或消除患者睡眠形态的因素。

(2)为患者安排合理的运动、活动,减少白天卧床、睡眠时间,帮助患者适应环境及生活方式的改变,夜间患者睡眠时,除必要的操作,不宜干扰患者休息。

(3)有计划性地对患者进行心理疏导,减轻患者焦虑、抑郁、恐惧等心理状态,从而改善患者的睡眠。

(4)遵医嘱给予耳穴埋豆。

(5)药物指导给予抗抑郁药物(草酸艾司西酞普兰片)。

9.自我形象紊乱

(1)鼓励患者以各种方式表达形体改变所致的心理感受,确定患者对自身改变的了解程度及这些改变对其生活方式的影响,接受患者所呈现的焦虑和失落,使患者在表达感受的同时获得情感上的支持。

(2)帮助患者及家属正确认识疾病所致的形体外观改变,提高对形体改变的认识和适应能力,给予患者健康宣教。

(3)指导患者身体改观的方法,如衣着合体和恰当的装饰等;鼓励患者参加正常的社会交往活动。

10.并发症护理

(1)肛门坠胀:持续盆底肌及腹肌功能锻炼,给予提肛运动,每天提肛运动 3 组,每组 100 次,或给予消炎止痛药坐浴。如患者自觉肛门坠胀明显指导患者做膝胸卧位,可缓解肛门坠胀感。

(2)肠梗阻:严密观察患者有无腹痛、腹胀等症状,观察患者排气、排便,发现异常及时报告医师,嘱其早期下床活动,卧床时勤翻身,术后指导患者咀嚼口香糖,促进肠蠕动,防止肠粘连。用白酒将小茴香浸润合并 TDP 照射熨烫腹部。

(3)吻合口瘘及吻合口出血:观察患者大便的颜色、性状及生命体征,体位、脉搏、呼吸、血压;观察患者有无腹胀、腹痛、血浆引流颜色、性状、量。

(4)下肢静脉血栓:评估患者下肢有无肿胀、麻木感,下肢是否屈伸灵活,以便及时发现异常情况,同时协助患者进行下肢的被动屈伸运动,间断按摩下肢,防止深静脉血栓形成。

(5)皮下气肿护理:观察面部皮下扪及有无捻发音,有无咳嗽、胸痛、呼吸频率的变化,皮下气肿一般 1～2 天可自愈。

八、护理评价

针对结肠慢传输型便秘提出以上护理问题采取相应的护理措施,患者无不良反应及不适,其护理诊断均得到缓解及消除。

九、健康教育

（1）通过口头讲解教育、向患者发放健康教育手册、试听播放等不同方式给予患者健康宣教。

（2）向患者讲解慢传输型便秘定义，使其正确认识便秘。

（3）向患者讲解需要改变的生活方式，如饮食、活动、作息等，养成良好的排便习惯，（具体方式同出口梗阻型便秘保守治疗）。

（4）保持乐观、开朗的情绪，丰富生活内容，使气血调达，心气和顺。

（5）治疗过程中做好患者安全宣教，防止患者跌倒、坠床、烫伤的发生。

（李　军）

第十二章

针灸科护理

第一节　毫针疗法与护理

一、毫针的构造、规格、检查

(一)毫针的构造

毫针分为针尖、针身、针根、针柄、针尾五个部分(图 12-1)。

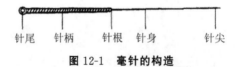

针尾　针柄　　针根　针身　　　针尖

图 12-1　毫针的构造

针尖亦称针芒,是针身的尖端锋锐部分;针身亦称针体,是针尖至针柄间的主体部分;针根是针身与针柄连接的部分;针柄是针根至针尾的部分;针尾亦称针顶,是针柄的末端部分。

(二)毫针的规格

毫针的规格,是以针身的直径和长度区分的。毫针的长度规格见表 12-1。毫针的粗细规格见表 12-2。

表 12-1　毫针的长度规格表

规格(寸)		0.3	1	1.5	2	2.5	3	4	4.5	5	6
针身长度(mm)		15	25	40	50	65	75	100	115	125	150
针柄长	长柄(mm)	25	35	40	40	40	40	55	55	55	56
	中柄(mm)	—	30	35	35	—	—	—	—	—	—
	短柄(mm)	20	25	25	30	30	30	40	40	40	40

表 12-2　毫针的粗细规格表

号数	26	27	28	29	30	31	32	33	34	35
直径(mm)	0.45	0.42	0.38	0.34	0.32	0.30	0.28	0.26	0.24	0.22

一般临床以粗细为 28～32 号(0.38～0.28 mm),长短为 1～3 寸(25～75 mm)的毫针最为常用。

(三)毫针的检查

1.检查针尖

检查针尖主要检查针尖有无卷毛或钩曲现象。

2.检查针身

检查针身主要检查针身有无弯曲或斑剥现象。

二、针刺法的练习

针刺法的练习,主要包括指力练习、手法练习和实体练习。

(一)指力练习

用松软的纸张,折叠成长约 8 cm、宽约 5 cm、厚 2～3 cm 的纸块,用线如"井"字形扎紧,做成纸垫。练针时,左手平执纸垫,右手拇、示、中三指持针柄,如持笔状地持 1～1.5 寸毫针,使针尖垂直地抵在纸块上,然后右手拇指与示、中指交替捻动针柄,并渐加一定的压力,待针穿透纸垫后另换一处,反复练习。纸垫练习主要是锻炼指力和捻转的基本手法(图 12-2)。

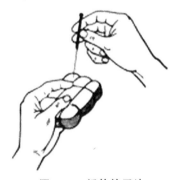

图 12-2 纸垫练习法

(二)手法练习

手法的练习主要在棉团上进行。

取棉团,用棉线缠绕,外紧内松,做成直径为 6～7 cm 的圆球,外包白布一层缝制即可练针。可练习提插、捻转、进针、出针等各种毫针操作手法。做提插练针时,以执笔式持针,将针刺入棉球,在原处做上提下插的动作,要求深浅适宜,幅度均匀,针身垂直。在此基础上,可将提插与捻转动作配合练习,要求提插幅度上下一致,捻转角度来回一致,操作频率快慢一致,达到动作协调、得心应手、运用自如、手法熟练的程度(图 12-3)。

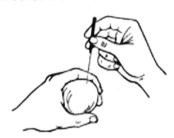

图 12-3 棉团练习法

(三)实体练习

通过纸垫、棉团练针掌握了一定的指力和手法后,可以在自己身上进行试针练习,亲身体会指力的强弱、针刺的感觉、行针的手法等。自身练针时,要求能逐渐做到进针无痛或微痛,针身挺直不弯,刺入顺利,提插、捻转自如,指力均匀,手法熟练。同时仔细体会指力与进针、手法与得气的关系以及持针手指的感觉和受刺部位的感觉。

三、针刺前的准备

(一)针具选择

选择针具时,应根据患者的性别、年龄、形体的肥瘦、体质的强弱、病情的虚实、病变部位的表里深浅和腧穴所在的部位,选择长短、粗细适宜的针具。《灵枢·官针》曰:"九针之宜,各有所为,长短大小,各有所施也"。

(二)体位选择

针刺时,患者体位的选择原则是要有利于腧穴的正确定位,便于针灸的施术操作和较长时间的留针而不致疲劳。临床常用体位主要有以下几种。

1.仰卧位

指患者身体平卧于床,头面、胸腹朝上的体位。适宜于取头、面、胸、腹部腧穴和上、下肢部腧穴(图 12-4)。

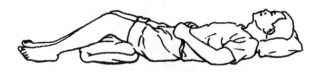

图 12-4　仰卧位

2.侧卧位

指患者身体一侧着床,头面、胸腹朝向一侧的体位。适宜于取身体侧面少阳经腧穴和上、下肢部分腧穴(图 12-5)。

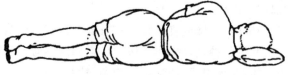

图 12-5　侧卧位

3.俯卧位

指患者身体俯伏于床,头面、胸腹朝下的体位。适宜于取头、项、脊背、腰骶部腧穴和下肢背侧及上肢部分腧穴(图 12-6)。

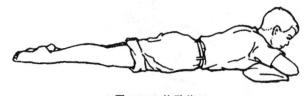

图 12-6　俯卧位

4.仰靠坐位

指患者身体正坐,背靠于椅,头后仰,面朝上的体位。适宜于取前头、颜面和颈前等部位的腧穴(图 12-7)。

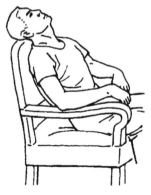

图 12-7　仰靠坐位

5.俯伏坐位

指患者身体正坐,两臂屈伏于案上,头前倾或伏于臂上,面部朝下的体位。适宜于取后头和项、背部的腧穴(图 12-8)。

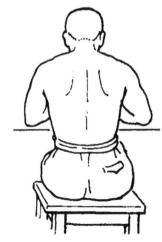

图 12-8　俯伏坐位

6.侧伏坐位

指患者身体正坐,两臂侧屈伏于案上,头侧伏于臂,面部朝向一侧的体位。适宜于取头部的一侧、面颊及耳前后部位的腧穴(图 12-9)。

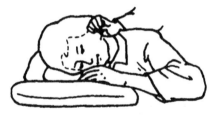

图 12-9　侧伏坐位

在临床上除上述常用体位外,对某些腧穴则应根据腧穴的具体不同要求采取不同的体位。同时也应注意根据处方所取腧穴的位置,尽可能用同一种体位针刺取穴。如因治疗要求和某些腧穴定位的特点而必须采用两种不同体位时,应根据患者的体质、病情等具体情况灵活掌握。对初诊、精神紧张或年老、体弱、病重的患者,有条件时应尽量采取卧位,以防患者感到疲劳或晕针等。

(三)消毒

针刺治病要有严格的无菌观念,切实做好消毒工作。针刺前的消毒范围包括:针具器械、医者的双手、患者的施术部位、治疗室用具等。

1.针具器械消毒

目前国内外在有条件的地区提倡使用一次性针具,对于普通针具、器械的消毒以高压蒸汽灭菌法较常用。

(1)高压蒸汽灭菌法:将毫针等针具用布包好,放在密闭的高压蒸汽锅内灭菌。一般在 $1\sim1.4 \ kg/cm^2$ 的压力,$115\sim123 \ ℃$ 的高温下,保持 30 分钟以上,可达到消毒灭菌的要求。

(2)药液浸泡消毒法:将针具放入 75% 乙醇内浸泡 $30\sim60$ 分钟,取出用消毒巾或消毒棉球擦干后使用。也可置于器械消毒液内浸泡,如"84"消毒液,可按规定浓度和时间进行浸泡消毒。直接和毫针接触的针盘、针管、针盒、镊子等,可用 2% 戊二醛溶液浸泡 $15\sim20$ 分钟后,达到消毒目的时才能使用。经过消毒的毫针,必须放在消毒过的针盘内,并用消毒巾或消毒纱布遮盖好。

(3)环氧乙烷气体消毒法:根据国际 ISO 标准,提倡使用环氧乙烷气体消毒。一般多采用小型环氧乙烷灭菌器。灭菌条件为:温度 $55\sim60 \ ℃$,相对湿度 $60\%\sim80\%$,浓度 800 mg/L,时间 6 小时。已消毒的毫针,应用时只能一针一穴,不能重复使用。

2.医者手指消毒

针刺前,医者应先用肥皂水将手洗刷干净,待干,再用 75% 乙醇棉球擦拭后,方可持针操作。持针施术时,医者应尽量避免手指直接接触针身,如某些刺法需要触及针身时,必须用消毒干棉球作隔物,以确保针身无菌。

3.针刺部位消毒

在患者需要针刺的穴位皮肤上用 75% 乙醇棉球擦拭消毒,或先用 2% 碘酊涂擦,稍干后,再用 75% 乙醇棉球擦拭脱碘。擦拭时应从腧穴部位的中心点向外绕圈消毒。当穴位皮肤消毒后,切忌接触污物,保持洁净,防止重新污染。

4.治疗室内的消毒

针灸治疗室内的消毒,包括治疗台上的床垫、枕巾、毛毯、垫席等物品,要按时换洗晾晒,如采用一人一用的消毒垫布、垫纸、枕巾则更好。治疗室也应定期消毒净化,保持空气流通,环境卫生洁净。

四、进针法

针刺操作时,一般应双手协同操作,紧密配合。《难经·七十八难》说:"知为针者信其左,不知为针信其右"。《标幽赋》更进一步阐述其义:"左手重而多按,欲令气散;右手轻而徐入,不痛之因"。临床上一般用右手持针操作,主要是拇、示、中指夹持针柄,其状如持笔(图 12-10),故右手称为"刺手"。左手爪切按压所刺部位或辅助针身,故称左手为"押手"。

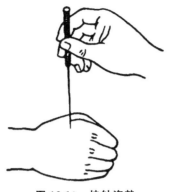

图 12-10 持针姿势

刺手的作用主要是掌握针具,施行手法操作;进针时,运指力于针尖,而使针刺入皮肤,行针时便于左右捻转、上下提插和弹震刮搓以及出针时的手法操作等。

押手的作用主要是固定腧穴的位置,夹持针身协助刺手进针,使针身有所依附,保持针垂直,力达针尖,以利于进针、减少疼痛和协助调节、控制针感。

临床常用进针方法有以下几种。

(一)单手进针法

单手进针法多用于较短的毫针。右手拇、示指持针,中指端紧靠穴位,指腹抵住针体中部,当拇、示指向下用力时,中指也随之屈曲,将针刺入,直至所需的深度(图 12-11)。此法三指并用,尤适宜于双穴同时进针。此外,还有用拇、示指夹持针体,中指尖抵触穴位,拇、示指所夹持的针沿中指尖端迅速刺入,不施捻转。针入穴位后,中指即离开应针之穴,此时拇、示、中指可随意配合,施行补泻。

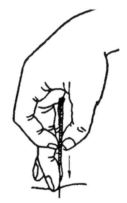

图 12-11 基本单手进针法

(二)双手进针法

1.指切进针法

指切进针法又称爪切进针法,用左手拇指或示指端切按在腧穴位置的旁边,右手持针,紧靠左手指甲面将针刺入腧穴(图 12-12)。此法适用于短针的进针。

2.夹持进针法

夹持进针法或称骈指进针法,即用左手拇、示二指持捏消毒干棉球,夹住针身下端,将针尖固定在所刺腧穴的皮肤表面,右手捻动针柄,将针刺入腧穴(图 12-13)。此法适用于长针的进针。

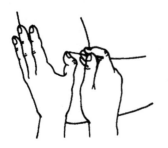

图 12-12　指切进针法

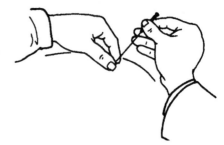

图 12-13　夹持进针法

临床上也有采用插刺进针的,即单用右手拇、示二指夹持消毒干棉球,夹住针身下端,使针尖露出 2～3 分,对准腧穴的位置,将针迅速刺入腧穴,然后将针捻转刺入一定深度,并根据需要适当配合押手行针。

3.舒张进针法

用左手拇、示二指将针刺入腧穴部位的皮肤向两侧撑开,使皮肤绷紧,右手持针,使针从左手拇、示二指的中间刺入。此法主要用于皮肤松弛部位的腧穴(图 12-14)。

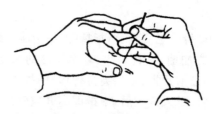

图 12-14　舒张进针法

4.提捏进针法

用左手拇、示二指将针刺入腧穴部位的皮肤提起,右手持针,从捏起的上端将针刺入。此法主要用于皮肉浅薄部位的腧穴,如印堂穴等(图 12-15)。

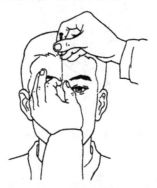

图 12-15　提捏进针法

(三)针管进针法

针管进针法即备好塑料、玻璃或金属制成的针管,针管长度比毫针短 2～3 cm,以便露出针柄。针管的直径,以能顺利通过针尾为宜。进针时左手持针管,将针装入管内,针尖与针管下端平齐,置于应刺的腧穴上,针管上端露出针柄 2～3 cm,用右手示指叩打针尾或用中指弹击针尾,即可使针刺入,然后退出针管,再运用行针手法(图 12-16)。

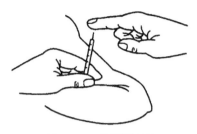

图 12-16　针管进针法

五、针刺的方向、角度和深度

(一)针刺的方向

针刺的方向是指进针时针尖对准的某一方向或部位,一般依经脉循行的方向、腧穴的部位特点和治疗的需要而定。

1.依循行定方向

依循行定方向即根据针刺补泻的需要,为达到"迎随补泻"的目的,在针刺时结合经脉循行的方向,或顺经而刺,或逆经而刺。一般认为,当行补法时,针尖与经脉循行的方向一致;行泻法时,针尖与经脉循行的方向相反。

2.依腧穴定方向

为保证针刺安全,根据腧穴所在部位的特点,某些部位必须朝向某一特定方向或部位。如针刺哑门穴时,针尖应朝向下颌方向缓慢刺入;针刺廉泉穴时,针尖应朝向舌根方向缓慢刺入;针刺背部的某些腧穴,针尖要朝向脊柱等。

3.依病情方向

依病情方向即根据病情的治疗需要,为使针刺的感应到达病变所在的部位,针刺时针尖应朝向病所,以使"气至病所"。

(二)针刺的角度

针刺的角度是指进针时针身与皮肤表面所形成的夹角(图 12-17),一般分为以下 3 种。

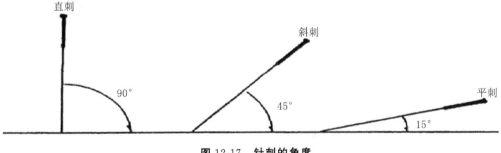

图 12-17　针刺的角度

1.直刺

针身与皮肤表面成 90°左右垂直刺入。此法适用于人体大部分腧穴。

2.斜刺

针身与皮肤表面成45°左右倾斜刺。此法适用于肌肉浅薄处或内有重要脏器,或不宜直刺、深刺的腧穴。

3.平刺

针身与皮肤表面成15°左右沿皮刺入,又称横刺、沿皮刺。此法适用于皮薄肉少部位的腧穴,如头部腧穴等。

(三)针刺的深度

临床常根据患者的体质、年龄、病情、部位等方面确定进针的深度。

(1)年龄:年老体弱,气血衰退;小儿娇嫩,稚阴稚阳,均不宜深刺。中青年身强体壮者,可适当深刺。

(2)体质:形瘦体弱者宜浅刺;形盛体强者宜深刺。

(3)病情:阳证、新病宜浅刺;阴证、久病宜深刺。

(4)部位:头面、胸腹及皮薄肉少处的腧穴宜浅刺;四肢、臀、腹及肌肉丰满处的腧穴宜深刺。

六、行针与得气

毫针进针后,为使患者产生针刺感应,或进一步调整针感的强弱以及使针感向某一方向扩散、传导而采取的操作方法,称为"行针",亦称"运针"。行针手法包括基本手法和辅助手法两类。

(一)基本手法

行针的基本手法是毫针刺法的基本动作,古今临床常用的主要有提插法和捻转法两种。两种基本手法临床施术时既可单独应用,又可配合应用。

1.提插法

将针刺入腧穴一定深度后,施以上提下插的操作手法。针由浅层向下刺入深层的操作谓之插,从深层向上引退至浅层的操作谓之提,如此反复地上下纵向运动的行针手法,称为提插法(图12-18)。提插幅度的大小、层次的变化、频率的快慢和操作时间的长短,应根据患者的体质、病情、腧穴部位和针刺目的等不同灵活掌握。使用提插法时,指力一定要均匀一致,幅度不宜过大,一般以3～5分为宜;频率不宜过快,每分钟60次左右,保持针身垂直,不改变针刺角度、方向和深度。一般认为行针时提插的幅度大,频率快,刺激量就大;反之,提插的幅度小,频率慢,刺激量就小。

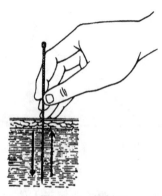

图12-18 提插法

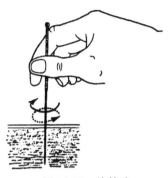

图 12-19　捻转法

2.捻转法

将针刺入腧穴一定深度后,施以向前向后捻转动作的操作手法。这种使针在腧穴内反复前后来回旋转的行针手法,称为捻转法(图 12-19)。捻转角度的大小、频率的快慢、时间的长短等,需根据患者的体质、病情、腧穴的部位、针刺目的等具体情况而定。使用捻转法时,指力要均匀,角度要适当,一般应掌握在 180°左右,不能单向捻针,否则针身易被肌纤维等缠绕,引起局部疼痛和导致滞针而出针困难。一般认为捻转角度大,频率快,刺激量大;捻转角度小,频率慢,刺激量小。

(二)辅助手法

行针的辅助手法,是行针基本手法的补充,是为了促使得气和加强针刺感应的操作手法。临床常用的行针辅助手法有以下几种。

1.循法

针刺不得气时,可以用循法催气。其法是医者用顺着经脉的循行径路,在腧穴的上下部轻柔地按揉或叩打(图 12-20)。《针灸大成·三衢杨氏补泻》指出:"凡下针,若气不至,用指于所属部分经络之路,上下左右循之,使气血往来,上下均匀,针下自然气至沉紧。"说明此法能推动气血,激发经气,促使针后易于得气。

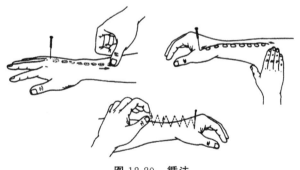

图 12-20　循法

2.弹法

弹法是指在留针过程中,以手指轻弹针尾或针柄,使针体微微振动,以加强针感,助气运行的方法(图 12-21)。《针灸问对》曰:"如气不行,将针轻弹之,使气速行。"本法有催气、行气的作用。

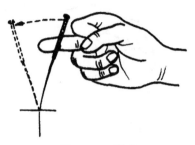

图 12-21　弹法

3.刮法

刮法是指毫针刺入一定深度后,经气未至,以拇指或示指的指腹抵住针尾,用拇指或示指或中指指甲,由下而上或由上而下频频刮动针柄,促使得气的方法。本法在针刺不得气时用之可激发经气,如已得气者可以加强针刺感应的传导和扩散(图 12-22)。

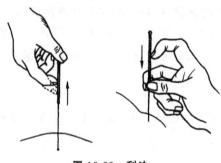

图 12-22　刮法

4.摇法

摇法是指毫针刺入一定深度后,手持针柄,将针轻轻摇动,以行经气的方法。《针灸问对》有"摇以行气"的记载。其法有二:一是直立针身而摇,以加强得气的感应;二是卧倒针身而摇,使经气向一定方向传导(图 12-23)。

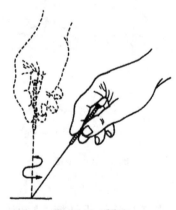

图 12-23　摇法

5.飞法

针后不得气者,用右手拇、示指执持针柄,细细捻搓数次,然后张开两指,一搓一放,反复数次,状如飞鸟展翅,故称飞法(图 12-24)。《医学入门·杂病穴法》载:"以大指次指捻针,连搓三下,如手颤之状,谓之飞。"本法的作用在于催气、行气,并使针刺感应增强。

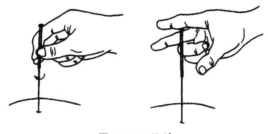

图 12-24　飞法

6.震颤法

震颤法是指针刺入一定深度后,右手持针柄,用小幅度、快频率的提插手法,使针身轻微震颤的方法。本法可促使针下得气,增强针刺感应(图 12-25)。

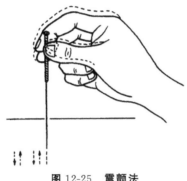

图 12-25　震颤法

(三)得气

古称"气至",近称"针感",是指毫针刺入腧穴一定深度后,施以提插或捻转等行针手法,使针刺部位获得"经气"感应,谓之得气。

针下是否得气,可以从两个方面分析判断。一是患者对针刺的感觉和反应,另一是医者对刺手指下的感觉。针刺腧穴得气时,患者的针刺部位有酸胀、麻重等自觉反应,有时出现热、凉、痒、痛、抽搐、蚁行等感觉,或呈现沿着一定的方向和部位传导、扩散现象。少数患者还会出现循经性肌肤震颤等反应,有的还可见到针刺腧穴部位的循经性皮疹带或红、白线等现象。当患者有自觉反应的同时,医者的刺手亦能体会到针下沉紧、涩滞或针体颤动等反应。若针刺后未得气,患者无任何特殊感觉或反应,医者刺手亦感觉针下空松、虚滑。正如窦汉卿《标幽赋》所说:"轻滑慢而未来,沉涩紧而已至……气之至也,如鱼吞钩饵之浮沉;气未至也,如闲处幽堂之深邃。"这是对得气与否所作的最形象的描述。

得气与否以及气至的迟速,不仅直接关系针刺的治疗效果,而且可以借此推测疾病的预后。《灵枢·九针十二原》说:"刺之要,气至而有效。"临床上一般是得气迅速时疗效较好,得气较慢时效果就差,若不得气时就可能无治疗效果。《金针赋》也说:"气速效速,气迟效迟。"在临床上若刺之而不得气时,要分析经气不至的原因。或因取穴定位不准确,手法运用不当,或为针刺角度有误,深浅失度,对此就应重新调整腧穴的针刺部位、角度、深度,运用必要的针刺手法,以促使得气。如患者病久体虚,正气虚怠,以致经气不足;或因其他病理因素,感觉迟钝、丧失而不易得气时,可采用行针催气,或留针候气,或用温针,或加艾灸,以助经气的来复,而促使得气。若用上法而仍不得气者,多属正气衰竭,当考虑配合或改用其他治疗方法。临床上常可见到,初诊时针刺得气较迟或不得气者,经过针灸等方法治疗后,逐渐出现得气较速或有气至现象,说明机体正气渐复,疾病向愈。

七、针刺补泻

《灵枢·九针十二原》说:"虚实之要,九针最妙,补泻之时,以针为之。"《备急千金要方·用针略例》指出:"凡用针之法,以补泻为先。"可见针刺补泻是针刺治病的一个重要环节,也是毫针刺法的核心内容。

补法泛指能鼓舞正气,使低下的功能恢复正常的针刺方法;泻法泛指能疏泄邪气,使亢进的功能恢复正常的针刺方法。针刺补泻是通过针刺腧穴,采用适当的手法激发经气以补益正气、疏泄邪气,调节人体的脏腑经络功能,促使阴阳平衡而恢复健康的方法。古代医家在长期的医疗实践中,创造和总结出不少针刺补泻手法,现择要简述如下。

(一)单式补泻手法

1.捻转补泻

针下得气后,捻转角度小,用力轻,频率慢,操作时间短者为补法;捻转角度大,用力重,频率快,操作时间长者为泻法。也有以左转时角度大,用力重者为补;右转时角度大,用力重者为泻。

2.提插补泻

针下得气后,先浅后深,重插轻提,提插幅度小,频率慢,操作时间短者为补法;先深后浅,轻插重提,提插幅度大,频率快,操作时间长者为泻法。

3.疾徐补泻

进针时徐徐刺入,少捻转,疾速出针者为补法;进针时疾速刺入,多捻转,徐徐出针者为泻法。

4.迎随补泻

进针时针尖随着经脉循行去的方向刺入为补法;针尖迎着经脉循行来的方向刺入为泻法。

5.呼吸补泻

患者呼气时进针,吸气时出针为补法;吸气时进针,呼气时出针为泻法。

6.开阖补泻

出针后迅速揉按针孔为补法;出针时摇大针孔而不揉按为泻法。

7.平补平泻

进针得气后,施以均匀的提插、捻转手法,适用于虚实不明显或虚实夹杂的病证。

(二)复式补泻手法

1.烧山火法

将针刺入腧穴应刺深度的上1/3(天部),得气后行捻转补法或紧按慢提九数;再将针刺入中1/3(人部),如上施术;然后将针刺入下1/3(地部),如上施术;继之退至浅层,称为一度。如此反复操作数度,使针下产生热感。在操作过程中,可配合呼吸补法(图12-26)。多用于治疗冷痹顽麻、虚寒性疾病等。

2.透天凉法

先将针刺入腧穴应刺深度的下1/3(地部),得气后行捻转泻法或紧提慢按六数;再将针紧提至中1/3(人部),如上施术;然后将针紧提至上1/3(天部),如上施术,称为一度。如此反复操作数度,使针下产生凉感。在操作过程中,可配合呼吸泻法(图12-27)。多用于治疗热痹、急性痈肿等实热性疾病。

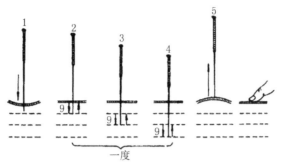

图 12-26　烧山火法

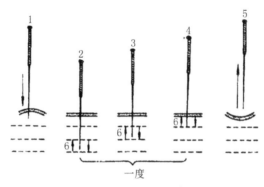

图 12-27　透天凉法

(三)影响针刺补泻效应的因素

1.机体所处的功能状态

在不同的病理状态下,针刺可以产生不同的调整作用(即补泻效果)。当机体处于虚惫状态而呈虚证时,针刺可以起到扶正补虚的作用。若机体处于虚脱状态时,针刺还可以起到回阳固脱的作用;当机体处于邪盛状态而呈实热、邪闭的实证时,针刺可以起到清热启闭、祛邪泻实的作用。例如,胃肠功能亢进而痉挛疼痛时,针刺可解痉止痛;胃肠功能抑制而蠕动缓慢、腹胀纳呆时,针刺可加强胃肠蠕动,提高消化功能,消除腹胀、增进食欲。大量的临床实践和实验研究表明,针刺当时的机体功能状态,是产生针刺补泻效果的主要因素。

2.腧穴作用的相对特异性

腧穴的主治功用不仅具有普遍性,而且具有相对特异性。人体不少腧穴,如关元、气海、命门、膏肓、背俞穴等,都能鼓舞人体正气,促使功能旺盛,具有强壮作用,适宜于补虚益损。此外,很多腧穴,如水沟、委中、十二井、十宣等穴,都能疏泄病邪,抑制人体功能亢进,具有祛邪作用,适宜于祛邪泻实。当施行针刺补泻时,必须结合腧穴作用的相对特异性,才能产生针刺补泻的效果。

3.针具及手法轻重因素

影响针刺补泻因素与使用的针具粗细、长短,刺入的角度、深度,行针时的幅度、频率等有直接关系。一般来说,粗毫针的指力要重,刺激量大;细毫针用的指力较轻,刺激量就小。毫针刺入腧穴的角度、深度不同,其刺激的轻重程度也不同,一般直刺、深刺的刺激量要大些,平刺、浅刺的刺激量要小些。行针时的幅度、频率不同,与针刺手法轻重密切相关。提插幅度大、捻转角度大、频率快者,其刺激量就大。反之,其刺激量就小。

八、留针与出针

(一)留针法

留针指将针刺入腧穴施术后,使针留置穴内。留针的目的是为了加强针刺的作用和便于继续行针施术。留针的方法有静留针和动留针两种。静留针法指在留针过程中不再行针;动留针法指在留针过程中作间歇性行针。一般病证只要针下得气而施以适当的补泻手法后,即可出针或留针10～20分钟。但对一些特殊病证,如急性腹痛,破伤风、角弓反张,寒性、顽固性疼痛或痉挛性病证,需适当延长留针时间,有时留针可达数小时,以便在留针过程中作间歇性行针,以增强、巩固疗效。在临床上留针与否或留针时间的长短,不可一概而论,应根据患者具体病情而定。

(二)出针法

出针又称起针、退针,指将针拔出的方法。在施行针刺手法或留针达到预定针刺目的和治疗要求后,即可出针。

出针的方法,一般以左手拇、示二指持消毒干棉球轻轻按压于针刺部位,右手持针做轻微地小幅度捻转,并将针缓慢提至皮下(不可单手用力过猛),静留片刻,然后出针。出针时,依补泻的不同要求,分别采取"疾出"或"徐出"以及"疾按针孔"或"摇大针孔"的方法出针。出针后,除特殊需要外,都要用消毒棉球轻压针孔片刻,以防出血或针孔疼痛。

当针退出后,要仔细查看针孔是否出血,询问针刺部位有无不适感,检查核对针数有否遗漏,还应注意有无晕针延迟反应现象。

九、针刺意外的护理与预防

(一)晕针

在针刺过程中患者出现头晕目眩,面色苍白,胸闷心慌,恶心,甚至四肢厥冷,出冷汗,脉搏微弱或神志昏迷,血压下降,大便失禁等晕厥现象,称为晕针。

1.原因

多见于初次接受治疗的患者,可因精神紧张,体质虚弱,过度劳累、饥饿,或大汗、大泻、大失血后,或体位不适,或操作者手法过重,刺激量过大而引起。

2.护理

立即停止针刺,将针迅速取出。患者平卧,头部放低,松开衣带,注意保暖。清醒者给饮温开水或糖水,即可恢复。如已发生晕厥,用指掐或针刺急救穴,如水沟、素、内关、足三里,灸百会、关元、气海等穴。若症状仍不缓解,可配合其他急救措施。

3.预防

对初次接受针治者,要做好解释工作,解除恐惧、紧张心理;正确选取舒适持久的体位,尽量采用卧位,选穴宜少,手法要轻;对劳累、饥饿、大渴的患者,应嘱其休息、进食、饮水后再予针治;针刺过程中,应随时注意观察患者的神色,询问其感觉,有头晕心慌时应停止操作或起针,让患者卧床休息。此外,应注意室内空气流通,消除过冷、过热等因素。

(二)滞针

在针刺入腧穴后,操作者感觉针下涩滞,捻转、提插、出针均感困难,而患者则感觉疼痛的现象。

1.原因

患者精神紧张,针刺后局部肌肉强烈挛缩,或因行针时捻转角度过大过快和持续单向捻转等,而致肌纤维缠绕针身所致。

2.护理

嘱患者消除紧张,使局部肌肉放松,操作者揉按穴位四周,或弹动针柄。如仍不能放松时,可在附近再刺一针,以宣散气血、缓解痉挛,将针起出。若因单向捻针而致者,需反向将针捻回。

3.预防

对精神紧张及初诊者,应先做好解释工作,消除顾虑。进针时应避开肌腱,行针手法宜轻巧,捻转角度不宜过大过快,避免连续单向捻转。

(三)弯针

弯针是指进针时或将针刺入腧穴后,针身在体内发生弯曲的现象。

1.原因

进针手法不熟练,用力过猛过快;或针下碰到坚硬组织;或因患者在留针过程中改变了体位;或因针柄受外力碰撞;或因滞针处理不当。

2.护理

发生弯针后,切忌用力捻转、提插。应顺着针弯曲的方向将针慢慢退出,若患者体位改变,则应嘱患者恢复原来的体位,使局部肌肉放松,再行退针。

3.预防

操作者手法要熟练,指力要轻巧,避免进针过猛、过速。患者的体位要舒适,留针期间不得随意变动体位。针刺部位和针柄不得受外物碰压。

(四)断针

又称折针,是指针体折断在人体内。

1.原因

多由于针具质量差,或针身、针根有剥蚀损伤,术前疏于检查;或针刺时将针身全部刺入,行针时强力提插、捻转;或留针时患者体位改变;或遇弯针、滞针未及时正确处理,并强力抽拔;或因外物碰压。

2.护理

嘱患者不要惊慌,保持原有体位,以免残端向深层陷入。若断针尚有部分露于皮肤之外,可用镊子或血管钳拔出。若断端与皮肤相平,可轻轻下压周围组织,使针体显露,再拔。若折断部分全部深入皮下,须在 X 线下定位,手术取出。

3.预防

针前仔细检查针具,不符合要求者剔除不用;针身不可全部刺入;避免过猛过强的捻转、提插;针刺和留针时患者不能随意更换体位;发生弯针、滞针时应及时处理,不可强行硬拔。

(五)血肿

血肿是指针刺部位出现的皮下出血而引起肿痛的现象。表现为出针后皮肤青紫或肿起,局部疼痛。

1.原因

针尖弯曲带钩,使皮肉受损,或刺伤血管所致。

2.护理

若微量的皮下出血而出现小块青紫时,一般不必处理,可自行消退。若局部肿胀疼痛较剧,青紫面积大而且影响活动功能时,可先做冷敷止血后,再做热敷,促使瘀血消散吸收。

3.预防

仔细检查针具,熟悉人体解剖部位,针刺时避开血管;针刺手法不宜过重,切忌强力捣针,并嘱患者不可随便移动体位。出针时立即用消毒干棉球揉按压迫针孔。容易出血的穴位有太阳、百会、合谷等。

(六)气胸

1.原因

凡胸背部或锁骨上窝针刺过深或角度不当,均可能造成创伤性气胸。症状表现为胸闷、胸痛、咳嗽,重则呼吸困难、面色苍白、发绀、晕厥等,处理不当可造成死亡。

2.护理

发现气胸后应立即报告医师,让患者卧床或半坐卧位休息,配合医师进行对症处理,如吸氧、输液、观察生命体征,必要时行胸腔穿刺抽气。

3.预防

凡是胸背部或锁骨上窝腧穴均应浅刺或斜刺,切忌刺入过深。

(七)大出血

1.原因

由于腧穴定位不正确,刺入较大动脉,如颈、腹腔、股动脉均可造成大出血。

2.护理

立即用消毒纱布压迫出血部位,同时报告医师进行抢救,观察患者生命体征,必要时输液、输血。

3.预防

进针时避开大血管处。

十、注意事项

(1)患者在饥饿、疲劳、精神高度紧张时不宜立即进行针刺,体弱者(身体瘦弱、气血亏虚)不宜用强刺激。孕妇、妇女行经期尽量不采用针刺法。

(2)针刺时尽量取卧位,进针后立即盖好衣被,以防感冒。

(3)针刺时严格按无菌技术进行操作,一个穴位使用一枚针,防止交叉感染。

(4)针刺时应避开皮肤瘢痕、感染、溃疡、肿瘤部位,有自发出血倾向者不宜针刺。

(5)对胸、胁、腰、背脏腑所居之处的腧穴,以及眼区、项部、脊椎部的腧穴应严格掌握进针的深度、角度,以防止事故的发生。

(6)针刺过程中应随时观察患者全身状态,有无不良反应。

(马秀连)

第二节　灸法与护理

灸法是以艾绒为原材料,加工制成艾炷或艾条,点燃后在体表腧穴或患处进行熏灼,借助灸火热力和艾绒药效,通过经络腧穴的传导作用以刺激机体,达到防治疾病目的的一种方法。常用的灸法包括艾条灸、艾炷灸和温针灸。

一、艾条灸

艾条灸是把艾绒制成艾条,将其一端点燃后对准腧穴或患处进行施灸的一种方法。常用的方法有温和灸、雀啄灸和回旋灸。

(一)目的

借助灸火的热力和艾绒的功效,刺激经络腧穴,达到温经通络、祛风散寒、消肿止痛、扶阳固脱、防病保健等作用。

(二)适应证

慢性虚弱性疾病及风寒湿邪为患的病证,如肢体麻木、风湿痹痛、腹痛、胃痛、呕吐、泄泻、脱肛等。

(三)禁忌证

实热证、阴虚发热者;孕妇的腹部、腰骶部禁灸。

(四)评估

(1)患者年龄、病情、既往史。

(2)女性患者应了解是否处于妊娠期。

(3)患者施灸部位的皮肤情况、对温度的敏感程度。

(4)患者文化程度、目前心理状态及合作程度。

(五)操作准备

1.环境准备

环境整洁,空气清新,光线明亮,温度适宜,注意遮挡。

2.物品准备

治疗盘内放艾条、打火机、小口瓶、弯盘、纱布、治疗单等。

3.护士准备

衣帽整齐,洗手,戴口罩。

4.患者准备

核对患者基本信息,做好解释,以取得患者和/或家属对执行该操作的知情同意。协助患者取安全舒适体位。

(六)操作程序

(1)松解患者衣着,暴露施灸部位,注意保暖,必要时床帘遮挡。根据医嘱选择施灸部位,实施相应的施灸方法。

(2)将艾条的一端点燃,与施灸部位皮肤保持一定距离,进行施灸。①温和灸时将艾条燃端对准确定的腧穴或患处,距离施灸部位皮肤 2～3 cm,以患者局部皮肤有温热感而无灼痛感为宜。一般每个部位灸 10～15 分钟,以局部皮肤出现红晕为度。②雀啄灸时将艾条燃端距离施灸部位皮肤 2～5 cm,如鸟雀啄食般一上一下不停移动,进行反复熏灸。一般每个部位灸 5 分钟左右。③回旋灸时将艾条燃端距离施灸部位皮肤 3 cm 左右,左右来回或旋转移动,反复熏灸。一般每个部位可灸 20～30 分钟。

(3)施灸过程中,注意询问患者有无不适,及时将艾灰弹入弯盘中,防止灼伤皮肤和烧坏衣物。

(4)灸至局部皮肤出现红晕而不起疱为宜。施灸时间应根据不同施灸方法及患者的体质而定。对于小儿或皮肤感觉迟钝的患者,操作者可将手指置于施灸处皮肤两侧,测知患者局部受热程度,以便随时调整施灸距离,防止局部烫伤。

(5)施灸完毕,将燃烧的艾条插入小口瓶中灭火。

(6)后续处理:①用纱布清洁施灸处皮肤。协助患者穿衣,取舒适体位,整理床单位,告知注意事项,酌情开窗通风,再次核对医嘱。②按规定分类处理用物,③洗手,记录。

二、艾炷灸

艾炷灸是将艾绒制成大小不等的圆锥形艾炷,直接或间接置于腧穴或患处进行施灸的一种方法。艾炷大小可视患者病情及施灸部位而定,小者如麦粒,中者如半截枣核,大者如半截橄榄。每燃尽一个艾炷,称为一壮。

艾炷灸可分为直接灸和间接灸。直接灸可分为瘢痕灸和无瘢痕灸;间接灸可分为隔姜灸、隔蒜灸、隔盐灸和隔附子饼灸。本部分重点介绍隔姜灸。

(一)目的

借助灸火的热力和艾绒的功效,使局部产生温热的刺激,并借助姜片的功效,达到散寒止痛、温胃止呕、温经通络、防病保健等作用。

(二)适应证

慢性虚弱性疾病及风寒湿邪为患的病证,如呕吐、腹痛、腹泻、痛经、风寒痹痛、肢体麻木等。临床常灸足三里、中脘、气海、关元、神阙、三阴交等穴位。

(三)禁忌证

实热证、阴虚发热者;孕妇的腹部、腰骶部禁灸。颜面、五官、大血管、关节活动处不宜采用瘢痕灸。

(四)评估

(1)患者年龄、病情、既往史。

(2)女性患者应了解是否处于妊娠期。

(3)患者施灸部位的皮肤情况、对温度的敏感程度。

(4)患者文化程度、目前心理状态及合作程度。

(五)操作准备

1.环境准备

环境整洁,空气流通,光线明亮,温度适宜,注意遮挡。

2.物品准备

治疗盘内放艾炷(根据患者病情及施灸部位准备大小合适的艾炷)、血管钳、打火机、线香、生姜片(切成直径 2～3 cm,厚 0.2～0.3 cm 的薄片,中间用针刺数孔)、弯盘、纱布、治疗单等。

3.护士准备

衣帽整齐,洗手,戴口罩。

4.患者准备

核对患者基本信息,做好解释,以取得患者和/或家属对执行该操作的知情同意。协助患者取安全舒适体位。

(六)操作程序

(1)松解患者衣着,暴露施灸部位,注意保暖,必要时床帘遮挡。根据医嘱选择施灸部位和施灸方法。

(2)将生姜片置于施灸部位,再将艾炷置于姜片上,将艾炷顶端点燃施灸,艾炷燃尽除灰,换炷再灸。

(3)施灸过程中,注意观察施灸部位皮肤的变化,及时询问患者有无灼痛感。

(4)灸至局部皮肤出现红晕而不起疱为宜。施灸壮数视施灸部位及患者病情而定。

(5)施灸完毕,将艾灰置于盛水的弯盘中灭火。

(6)后续处理:①用纱布清洁施灸处皮肤。协助患者穿衣,取舒适体位,整理床单位,告知注意事项,酌情开窗通风,再次核对医嘱。②按规定分类处理用物。③洗手,记录。

三、温针灸

温针灸是将毫针刺法与灸法相结合的一种方法,使艾绒燃烧产生的热力通过毫针针身传入施治部位,达到加强针刺效果的一种治疗方法。

(一)目的

借助针刺和艾绒的功效,使局部产生针感和温热的刺激,达到温通经脉、行气活血、祛寒除痹的作用。

(二)适应证

适用于寒盛湿重,经络壅滞之证,如关节痹痛、肢体麻木、腹痛等。

(三)禁忌证

实热证、阴虚发热者;孕妇的腹部、腰骶部;耳、眼、鼻部禁用。对针刺恐惧者,应慎灸。

(四)评估

(1)患者年龄、病情、既往史。

(2)女性患者应了解是否处于妊娠期。

(3)患者施灸部位的皮肤情况、对疼痛的耐受程度。

(4)患者文化程度、目前心理状态及合作程度。

(五)操作准备

1.环境准备

环境整洁,空气清新,光线明亮,温度适宜,注意遮挡。

2.物品准备

治疗盘内放 1～2 cm 长的艾条段、镊子、打火机、线香、毫针(根据针刺部位及患者病情选择合适的针具)、无菌棉签、75%乙醇、硬纸片、弯盘、纱布、治疗单、利器盒、污物盒及医疗垃圾收集盒等。

（六）操作程序

（1）松解患者衣着，暴露施灸部位，注意保暖，必要时床帘遮挡。根据医嘱选择施灸部位。

（2）消毒施治部位皮肤。

（3）遵医嘱选择相应的进针方法，将毫针刺入施治部位，通过提插、捻转等手法调节针感，得气后留针。

（4）根据施灸部位选择大小适宜的剪口方块硬纸片套在针身周围，紧贴皮肤放置，防止艾灰脱落烫伤皮肤。

（5）将 2 cm 长的艾条段穿插在针柄上，点燃艾条段近皮肤端进行施灸，使热力沿针身传至穴位。针柄上的艾条段必须放置牢固，防止艾条脱落灼伤皮肤或烧坏衣物，同时艾条段不可过大，以免发生弯针或断针。

（6）施灸过程中，注意观察施灸部位皮肤的颜色，及时询问患者有无灼痛感，观察有无针刺意外的发生。艾条段燃尽后换炷再灸，可连续灸 2～5 壮。

（7）施灸完毕，去除艾灰，并将艾灰置于盛水弯盘中灭火，取走硬纸片，起出毫针，用无菌棉签轻按针孔片刻。清点晕针数目，以防遗漏。

（8）后续处理：①用纱布清洁施灸处皮肤。协助患者穿衣，取舒适体位，整理床单位，告知注意事项，酌情开窗通风，再次核对医嘱。②按规定分类处理用物。③洗手，记录。

四、灸法护理

（1）严格掌握禁忌证，凡实证、热证、阴虚发热证，以及面部、大血管和黏膜附近，孕妇胸腹部和腰骶部均不宜灸。

（2）施灸时，严密观察艾条的燃烧情况，防止艾火灼伤皮肤、烧坏衣被，如有发生，应立即采取相应措施。

（3）艾灸后皮肤局部出现水疱时，小型水疱，无需处理，大水疱用无菌注射器抽出疱内液体，并用消毒纱布覆盖，防止感染。

（4）施灸后，患者切忌吹风，宜保暖，协助患者穿好衣服，记录施灸腧穴、壮数、留针时间，以及有无反应等情况并签名。

（马秀连）

参 考 文 献

[1] 张晓艳.临床护理技术与实践[M].成都:四川科学技术出版社,2022.

[2] 任丽,孙守艳,薛丽.常见疾病护理技术与实践研究[M].西安:陕西科学技术出版社有限责任公司,2022.

[3] 潘红丽,胡培磊,巩选芹,等.临床常见病护理评估与实践[M].哈尔滨:黑龙江科学技术出版社,2022.

[4] 李艳.临床常见病护理精要[M].西安:陕西科学技术出版社,2022.

[5] 于翠翠.实用护理学基础与各科护理实践[M].北京:中国纺织出版社,2022.

[6] 王雪菲,彭淑华,邹永光.临床危重患者护理常规及应急抢救流程[M].武汉:华中科学技术大学出版社,2022.

[7] 肖芳,程汝梅,黄海霞,等.护理学理论与护理技能[M].哈尔滨:黑龙江科学技术出版社,2022.

[8] 朱燕.儿科疾病护理与健康指导[M].成都:四川科学技术出版社,2022.

[9] 杨青,王国蓉.护理临床推理与决策[M].成都:电子科学技术大学出版社,2022.

[10] 王芳,白志仙,赵蓉.肿瘤患者放疗护理指导手册[M].昆明:云南科技出版社,2022.

[11] 王玉春,王焕云,吴江,等.临床专科护理与护理管理[M].哈尔滨:黑龙江科学技术出版社,2022.

[12] 申璇,邱颖,周丽梅,等.临床护理常规与常见病护理[M].哈尔滨:黑龙江科学技术出版社,2022.

[13] 李红芳,王晓芳,相云,等.护理学理论基础与护理实践[M].哈尔滨:黑龙江科学技术出版社,2022.

[14] 苏文婷,赵衍玲,马爱萍,等.临床护理常规与常见病护理[M].哈尔滨:黑龙江科学技术出版社,2022.

[15] 纪代红,王若雨.内科临床护理问答[M].北京:科学出版社,2022.

[16] 栾彬,李艳,李楠,等.现代护理临床实践[M].哈尔滨:黑龙江科学技术出版社,2022.

[17] 郭娟.护理基本技术[M].北京:北京大学医学出版社,2022.

[18] 董海静,朱婷婷,纪莉莎.新编实用护理与管理[M].沈阳:辽宁科学技术出版社有限责任公司,2022.

［19］陈晓侠,赵静,张艳玲.临床实用护理基础［M］.沈阳:辽宁科学技术出版社有限责任公司,2022.

［20］高华鹤.常见疾病临床护理［M］.沈阳:辽宁科学技术出版社有限责任公司,2022.

［21］刘莉华,王冬梅,张燕.护理综合实训［M］.北京:中国医药科技出版社,2022.

［22］张军.现代护理教育［M］.武汉:武汉大学出版社,2022.

［23］陈若冰,朱慧,安晓倩.内科护理［M］.北京:中国医药科技出版社,2022.

［24］罗羽,谭静.护理伦理学［M］.重庆:重庆大学出版社,2022.

［25］杨方英,吴婉英,胡斌春.肿瘤护理专科实践［M］.北京:人民卫生出版社,2022.

［26］赵衍玲,梁敏,刘艳娜,等.临床护理常规与护理管理［M］.哈尔滨:黑龙江科学技术出版社,2022.

［27］张红芹,石礼梅,解辉,等.临床护理技能与护理研究［M］.哈尔滨:黑龙江科学技术出版社,2022.

［28］纪欢欢,孟萌,侯涛.神经外科疾病护理常规［M］.北京:化学工业出版社,2022.

［29］任秀英.临床疾病护理技术与护理精要［M］.北京:中国纺织出版社,2022.

［30］杨春,李侠,吕小花,等.临床常见护理技术与护理管理［M］.哈尔滨:黑龙江科学技术出版社,2022.

［31］李佳.护理基础与疾病护理要点［M］.北京:中国纺织出版社,2022.

［32］马英莲,荆云霞,郭蕾,等.临床基础护理与护理管理［M］.哈尔滨:黑龙江科学技术出版社,2022.

［33］孙慧,刘静,王景丽,等.基础护理操作规范［M］.哈尔滨:黑龙江科学技术出版社,2022.

［34］石晶,张佳滨,王国力.临床实用专科护理［M］.北京:中国纺织出版社,2022.

［35］安旭姝,曲晓菊,郑秋华.实用护理理论与实践［M］.北京:化学工业出版社,2022.

［36］李敏.人性化整体护理对手术室护理效果的影响［J］.中外女性健康研究,2022(11):144-146.

［37］唐楠,张宏晨,王艳红,等.临床综合护理技能课程中 BOPPPS 教学模式的应用［J］.护理学杂志,2022,37(15):77-79.

［38］蒋芙蓉,李细珍,谢婵娟."互联网＋居家护理"在带管出院患者中的应用［J］.当代护士:上旬刊,2022,29(1):162-164.

［39］邓俊,李晶,陶珍晖,等.应用循证护理持续改善护理质量［J］.中国卫生质量管理,2022,29(1):63-65.

［40］刘俊香,丁洪琼,张真容.微信公众平台在急救护理混合式教学中的应用［J］.护理研究,2022,36(17):3179-3181.